歌声の科学

The Science of the Singing Voice

ヨハン・スンドベリ[著]
Johan Sundberg

榊原健一[監訳]
伊藤みか, 小西知子, 林 良子[訳]

東京電機大学出版局

The Science of The Singing Voice by Johan Sundberg

Copyright ©1987 by Northern Illinois University Press.
Translation Copyright ©2007 by Tokyo Denki University Press.
All rights reserved.
Japanese translation rights arranged with Johan Sundberg
through Japan UNI Agency, Inc., Tokyo.

本書の全部または一部を無断で複写複製（コピー）することは，著作権法上での例外を除き，禁じられています。小局は，著者から複写に係る権利の管理につき委託を受けていますので，本書からの複写を希望される場合は，必ず小局（03-5280-3422）宛ご連絡ください。

はじめに

　本書は，歌唱における人間の声について，会話などの音声と比較しつつ，これまでの研究の成果を解説，議論することを目的としている。このような目的をもった本の必要性を感じたのは，この分野の研究成果は，天文学から音楽学まで広い分野にわたる多種多様な雑誌に発表されており，しばしば必要な論文を探し出すことが困難だからである。私は，20年間にわたり歌声の研究を行うという，おそらく他に例のない幸運な機会を得て，系統的な研究を行い，また幸運に恵まれ，多くの興味深い論文を書くことができた。

　本書では，通常とは異なる方法で歌声を取り扱う。通常歌唱に関して使われる用語は，人によって別の意味で使われることがあり，このことからここでは通常使われる用語の多くを用いない。その代わりに，音声学，音響学，および医学から用語を借りてきて用いることとした。これにより，多くの用語に関して誤解の起きる可能性をなくすことができればと思う。

　本書は，人間の声の機能を不思議に思う人のために書かれたものである。本書を読むにあたって，歌手の人たちにあまりなじみのないと思われる数学や医学の特別な知識は要求しない。とはいうものの，本書は，読者に読解するための努力をまったく要求しないというわけではない。おそらく音声学に関するいくつかの（章や）節では，読者にはペースを落として読み進めてもらうこととなるだろう。

　本書を Gunnar Fant に捧げる。彼の研究所で25年の間研究をするという素晴らしい機会を得て，日々触れることができた彼の研究に関する基準，また，音声生成理論に進歩をもたらした彼の研究成果による基本的貢献から，多くの恩恵に預かった。歌声の科学，そして私自身，その多くを彼に負っている。

　本書は，原著をスウェーデン語で書き，それを私自身が英語に翻訳したものである。この本を書き上げるにあたって，北イリノイ大学出版の忍耐強いスタッフの皆様から多くの励ましを頂いた。また，ほかにもたくさんの人々から，本書を書くにあたり，多大なる助力を頂いた。

　私の歌の先生である Dagmar Gustafson と，私が長年在籍してきたストックホルム・バッハ合唱団のリーダである Anders Öhrwall のおふたりは，どのようにすれば声を楽器のように使うことができるかを示してくれたという点で，私の音楽的な素養を作り上げる上で特に重要な方々である。また，Jan Gauffin, Erik Jansson, Anders Askenfelt, Sten Ternström

はじめに

をはじめとするKTH（スウェーデン王立工科大学）の音声コミュニケーション・音楽音響学部の多くのメンバーもいろいろ重要な貢献をしてくれた。さらに，Björn Fritzell，Peter Kitzing，Rolf Leadersonをはじめとする音声学を研究する友人たちは，私に音声医学の重要性について教えてくれた。Thomas RossingおよびRichard Millerは，英文原稿を読み，多くの価値ある助言を下さった。歌声研究の深遠な場所で何年もすごすのには，スウェーデン建国300年記念国立銀行から繰り返し行われた助成が不可欠であったことを書き添える。

目　次

はじめに　i

1　声とは　……………………………………………………………………… 1

2　発声器官　……………………………………………………………………… 6
解 剖 学　6
生 理 学　9

3　呼　　吸　……………………………………………………………………… 25
圧力とは何か　26
メカニズム　27
話声および歌声における肺気量　32
話声および歌声における声門下圧　35
話声および歌声における空気流量　38
声門抵抗　39
圧力，空気流，音波　40
呼吸と発声　48

4　喉頭音源　……………………………………………………………………… 50
声　区　50
制　御　52
制 御 系　58
声帯振動　63
スペクトル　65
波　形　76
喉頭音源の理論的モデル　89
喉頭音源と声道　91

5　調　　音　……………………………………………………………………… 93
フォルマントと調音　95
男性，女性，子供のフォルマント周波数　101
テノール，バリトン，バス歌手におけるフォルマント周波数　110

iii

目　次

　　　　フォルマント周波数と喉頭の垂直方向の位置　112
　　　　男性オペラ歌手でのフォルマント周波数　115
　　　　女性オペラ歌手のフォルマント周波数　124
　　　　声種と声道長　130
　　　　教育学的観点から　133

6　合唱歌唱　135
　　　　発音周波数はどれくらい同じなのか　135
　　　　音程合わせの精度　137
　　　　ソロ vs. 合唱　142
　　　　母音の固有ピッチ　145
　　　　いくつかのその他の疑問　146

7　話声，歌，感情　148
　　　　感情音声　149
　　　　感情表現を伴う歌唱　154
　　　　感情発声　155
　　　　感情的な発声の調音　156
　　　　感情による身体の動きと音　157
　　　　議　論　157

8　知覚に関するラプソディ　159
　　　　自分の声の感覚と聴取　159
　　　　身体の振動　162
　　　　ビブラート　165
　　　　ビブラートとピッチ　172
　　　　ビブラートと母音明瞭性　174
　　　　特別に高いピッチにおける母音の判別　177
　　　　音を合わせる，外す　179

9　声の障害　184
　　　　原　因　185
　　　　発声障害時の声帯振動　188
　　　　発声障害における喉頭音源　191
　　　　ウォームアップ　195
　　　　治療と展望　196

参考文献　198
訳者あとがき　207
索　引　209

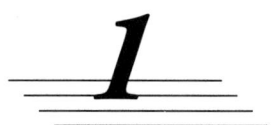

声とは

　この章の見出しの「声とは」という質問は，一見したところ，簡単に答えが得られるように思える。しかし，この質問は，声に関するいくつかの基本的な用語について考えさせたり，それらの用語が実際に何を意味しているのかを問うたりする，意義のある質問である。実際，「声」「発声器官」「話声」「歌」「音声」はどういう意味なのだろうか。

　話したり歌ったりするとき，われわれは声を用いるということにはだれも異論がないだろう。話したり歌ったりするとき，口唇，舌，顎，喉頭などを動かし，同時に，肺から声帯へ空気を送り込む。このようにして，われわれは音を作り出し，それを「音声」とよぶ。音声とは話声または歌声のことで，目的に応じてよび方が異なる。また，声として，例えば，咳払い，囁き，笑いなど，話声や歌声と異なる音を作り出すことができる。これらの音を音声と分類することにほとんど異論はないだろう。これらのことから次の定義が示唆される。

　　　肺から送られた空気流が声帯による作用を受け，咽頭，口腔，場合によっては鼻腔
　　　により変化させられ，作られた音を，音声とする。

　この定義は，声というものが，振動する声帯と声道に関連づけられていることを意味している。われわれが声を生成するときに用いるさまざまな構造物のことを，「発声器官」とよぶ。したがって，発声器官は呼吸器，声帯，および声道と鼻腔を含む。通常，われわれは発声器官を，音を出す道具とみなすことができ，歌手は発声器官という道具を楽器として用いる。

　発声器官によって，われわれはさまざまな音声を生成することが可能である。さまざまな種類の音声には，話声にも含まれている。つまり，音が適切な列として並べられた場合に，「話声」となる。「歌唱」では，話声および話声とは異なる音の両方が用いられる。歌唱で用いられるそれらの音を「歌声」とよび，必要に応じて，より一般的な「ノート」や「トーン」といった音を表す言葉でよぶこともある。歌声は程度の差はあれ話声の変化した

1

1 声とは

ものと考えることができる。

　「話声」とよばれる声について考えてみよう。話声は，人間同士のコミュニケーションのための音響的な符号の構成要素である。この定義によると，決まった言葉を発声した話声は常に同じで，だれが発声したかによらないということになるが，この考え方は明らかに誤りである。話声（例えば，/i:/という音）の厳密な意味での音としての特徴は，多くの異なる要因を反映し，それら異なる要因に依存している。これらの要因の1つに，個人としての話者の発音あるいは発話習慣がある。発話習慣は，地理的および社会的に育った環境により異なる傾向がある。

　発声習慣以外の他の要因も，個々の話声の厳密な意味での音としての特徴を生み出すのに貢献している。その要因の1つは，個人の声の音色にとって非常に重要な，個人のもつ発声器官の特徴である。発声器官の特徴の違いによる結果として，発声した人が男性，女性，子供のだれであるかによって，同じ母音でも随分違う音となる。なぜなら，咽頭，口腔の形や大きさが，発話者個人の声としての音響的特徴を作り出すからである。これらの話声の音響的な違いは，男性，女性，子供といったような集団間だけでなく，個々人の間にも存在する。つまり，同じ歳で同じ性別の個人間の声の音色の大きな違いは，「形態的な差」すなわち個人個人の発声器官の細部の違いによるものなのである。これらのことについては第5章において再び触れる。結論としては，同じ言語情報をもつ話声の音響的な細かい特徴の違いは，個人間の声の違いに起因する，ということである。

　個人の声の音色にとって，声道の形状などの特性が重要であるだけでなく，声帯の機械的特徴（長さ，厚さ，粘性）もまた非常に重要である。声帯の機械的特徴の違いが，異なる人間が異なるピッチで話すことの一因となっている。通常，成人男性のみが低いピッチの声を生成することが可能な声帯の形状をもっており，このことにより，低いピッチは成人男性の声の典型的な特徴となっている。

　とはいうものの，声に関する生まれつきの制約はそれほど強いものではなく，個人のもつ声の音色を変えることは可能で，例えば，ボイストレーニングにより実際かなり違った声にすることができる。もちろん，役者などは，声の特徴を変化させるこの能力を利用しているといえる。声の音響的性質は，個人の声道や声帯の形状に依存しているだけでなく，発声者が，発声器官というものをどのような習慣で用いているかにも依存している。このことは，一般的によく知られている事実であり，発声の教育や訓練によって声が音響的に変化することからも知ることができる。これらの変化は，声のもつすべての性質が生得的なものであれば不可能である。

　だからといって，声の特徴を変化させるのが簡単だといっているわけではない。むしろ反対に，発声によってかかる負担に耐えられるように個人の発声習慣を改善するのはとても大変である。重要なことは，個人に託された声帯や声道の可能性を最大限に引き出すことである。

この章のはじめに,「声とは何を意味するか」という問いを提起した。ここまでの議論で,この問いに対して満足いく形で答えることができたのだろうか。残念ながら,問いに答を与えるという点では,ここまで述べてきたことはひょっとしたら単に混乱を招いただけかもしれない。「声」という用語は,「発声器官」と同じ意味ではないし,「話声」あるいは「歌声」とも同じ意味をもっているわけではない。「声」というのものは,もう少し個人的なものである。さらにいえば,すべての音声が有声すなわち声帯の作用を受けることによって生成された音であるというわけでもない。これは,少し不思議に思うかもしれないが,ささやき声のような声帯振動を伴わない発声による連続した音から個人を識別することも可能である。本当のことを言えば,われわれが「声」という用語を厳密に定義をしようとすることを放棄しさえすれば,「声」という用語が意味することを正しく理解できるようにも思える。

　明らかに,われわれは上の議論ですでにジレンマに陥っている。このような状況で多くの場合,最も有効な打開策は,何でもいいから乱暴に結論を出してしまう,ということである。この解決方法をよしとすれば,本書においては,「声」という用語を声帯振動を伴う発声器官により作られた音の意味で用い,より正確には,まず声帯の振動により,次に喉頭の他の部分,咽頭,口腔,場合によっては鼻腔によって,変化させられた肺からの気流,という意味で用いることとする。したがって,本書でいう「声」とは,「有声音」と同義であることとする。声の音色(声の音としての特徴)は,ある部分は発声器官の用い方によって決定し,ほかのある部分は発声器官の形態によって決定される。本書では,発声器官がどのような構造をもっているか,どのように働くか,何が個人の声の音色を決定するかについて述べる。

　導入部でのありふれた流れの議論を締めくくる前に,読者に本書の内容について簡単に説明しておこうと思う。第2章「発声器官」では,どのように発声器官が構成されているか(解剖),われわれが発声器官を用いるとき,発声器官はどのように働くか(生理)について述べる。ここでは,われわれは発声器官により音を生成することが可能であるという事実について説明を行う。また,第2章では,なぜ声帯が振動し始めるか,なぜ声帯が振動すると音が生成されるか,数種類ある母音はなぜ互いに異なるのか,どのようにして母音の音色的特徴が舌形状,口唇,顎の開きによって制御されるのかについて述べる。

　第3章「呼吸」においては,われわれの呼吸器系がどのように働き,どのように呼吸器官を発声に用いているかを図を用いて詳細に説明する。呼吸器系における異なる特徴量(例えば,肺気量,空気流,空気圧)について述べ,それらの特徴量すべてが客観的に計測可能であることを述べる。また,話声と歌声におけるこれらの特徴量の違いについて説明する。発声機能の向上は,しばしば,呼吸習慣の変化によって得られるという,よく知られている事実について議論し,可能な説明を述べる。

　第4章「喉頭音源」は,本書の中心的な章である。声の原料を構成する声帯の振動によ

1　声とは

り生成される音を対象として取り上げる。この声帯振動により生成される音は，一般的に「喉頭音源」とよばれる。この章では，声帯の振動モード，および，声帯振動によりもたらされる声の音色にとって重要な役割を果たす音響的影響に関して，科学的研究により最近得られた結果を紹介し議論する。ここでは，発声努力，ピッチ，発声の種類の違いが喉頭音源に与える影響に関する，現在知られている知見について説明する。また，男性と女性の声，裏声声区と正常発声声区（本書では地声声区と呼ぶ）といったさまざまな種類の声によって異なる喉頭音源についての研究成果を述べる。音声学や音声科学になじみのない読者の方々は，この章は注意深く読まれることを勧める。

　第5章「調音」もまた重要な章である。口唇や顎の開き，舌形状，喉頭の垂直方向の位置，あるいは，本書で後で使う用語でいえば「調音」によって，声の音響的性質に，どのような影響が及ぼされるかについて記述する。最初の節では，声道共鳴あるいはフォルマントへの調音の影響について述べる。フォルマルントは母音の声質を決定し，また，個人の声の音色の大部分を決定する。続く3つの節では，内容はより専門的になる。男性と女性の声，テノール歌手とバス歌手などの異なった声の種類におけるフォルマント周波数の違いについて説明する。男性，女性のオペラ歌手に関するフォルマント周波数選択に関する特性量については別々の節で説明する。男性オペラ歌手のいわゆる「歌手のフォルマント」（実際にはフォルマントではないが）と女性オペラ歌手のピッチに依存したフォルマント周波数選択については，2つの節にわたって考察する。フォルマント周波数と声道の形状の関係についてもまた，議論を行う。

　声を音楽的な目的に用いている多くの人は，合唱歌手である。とはいうものの，合唱歌唱を対象とした研究は非常に少ない。おそらく，ソロ歌唱に比べると，一般的に壮大さや華々しさにおいて劣ると考えられることが理由であろう。第6章「合唱歌唱」では，合唱発声の話題に関するいくつかの論文について要点を述べる。

　第7章「話声，歌と感情」は，個人の感情の状態が，声の用い方にどのように影響を及ぼすかについて述べる。感情が声に影響を与えるということは，すでによく知られていることである。実際，ストレスがいくつかの声の病気の原因となることなどが，一般的に知られている。またそれだけでなく，声を聞くことによって，われわれはしばしば発声者の感情状態を正しく推察することが可能である。感情状態を正しく推察する能力は，よい歌手の歌を鑑賞する際の感動の体験に当然のことながら重要な役割を果たす。この章では，話声，歌声における声の振舞いへの，感情の影響について論じたいくつかの論文を紹介する。

　第8章「知覚に関するラプソディ」は，音声を聞くときに関係する現象，特に歌唱において起こる現象について述べることにページを割く。最初の節では，発話者あるいは歌手と聴取者が声を非常に異なった形で知覚するという事実を説明する。歌手または発話者の自分の声の知覚における聴覚像の歪みを，歌手や発話者が発声の制御において用い，特に

歌手において知覚される身体の振動の感覚として説明する。その他の節においては，主に歌声に見られるビブラート，母音の音色，高いピッチの歌声における母音識別，歌声における音高の正確さ不正確さなど音声のいくつかの性質の知覚について述べる。

最終章「声の障害」は，スウェーデンの音声医学者Björn Fritzell（スウェーデンのHuddinge病院の音声医学教室長）の著書（1973）の一部を簡潔に要約したものである。この章では，音声障害によって声帯振動や喉頭音源がどのような影響を受けるかについて記述した論文の紹介も行う。この章の目的の1つは，読者の方々が，無茶な声の使用によるある種類の音声障害を避けるための手助けをすることにある。読んだ後も読んでいる最中にも読者の方々が進歩し喜びを感じ，声がとても健康であることを，著者は願っている！

導入部としてのこの章で，用語に関してもう一言，付け加えておきたい。2人の声の専門家の間で，同じ用語が時々反対のことを意味することがある。これは著者がかかわった実験の結果からも示唆されることである（Sundberg and Askenfelt, 1983）。1対の異なる音色的特徴をもつ合成歌声の上昇する音階を繰り返し29人の声の専門家である被験者に提示を行った。被験者の課題は，彼ら自身の用語を用いて2つの音階において使われた歌唱技法を評定することであった。これら声の専門家である被験者が評定に用いた形容詞の膨大なリストには，明らかに反対の意味で用いられている似通った用語の例がいくつか存在した。したがって，支え，投射といったような基本概念を含む伝統的な用語の使い方をすると，誤解をまねく危険性が大きい。したがって，歌手において広く用いられている用語の多くは，この本では意識的に使用を避けることとする。

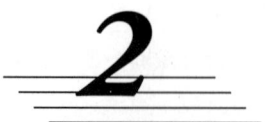

発声器官

　この章では，発声器官がどのように作られているかについて見ていこう。この章の前半では，いわゆる概観的な記述を行い，後半は発声機能の後にある機械的な機構について説明を行う。医学的な用語を用いるので，最初発声器官の解剖について触れ，次に発声器官の生理について触れる。

解 剖 学

　発声器官は，呼吸器官，声帯，声道の異なる3つのシステムから成り立っている。これらのシステムの構造に関する詳細な説明を以下に行うが，図2.1，図2.2を注意深く見ることで補ってもらいたい。さらに詳しい内容を勉強したいと思う読者には，Zemlin (1968) あるいは Shearer (1979) を勉強されることを勧める（私は，ヒトの摘出喉頭の解剖に立ち合う機会を得るまで，喉頭の構造についての明確な理解を得るための自分の努力は無駄であったことを告白すべきだろう。したがって，読者の方々には，好奇心，忍耐力，気力をもって読まれることをお願いしたい）。

　肺は，スポンジ状の構造をもち，胸郭内部につり下がっている。スポンジ構造の中にある小さい空間は気管支とよばれる管につながっている。これら気管支は，気管とつながっており，声帯が気管の上端となっている。声帯[1]は，襞（ひだ）の形状をした筋肉群からなっており，粘膜に覆われている。声帯は，新生児では約3 mmの長さをもち，成人女性では9〜13 mm，成人男性では15〜20 mmへと成長する。声に対する声帯長の重要性は，最近，科学的にSawashima et al. (1983) により解明され，声帯が長いほど，声域の低い領域がより低くなることがわかっている。彼らはまた，声帯長と身長とは有意な相関はなく，むしろ，首周

---

[1] 訳注：声帯は英語では最近は vocal fold（声帯襞）とよばれるが，vocal cord（声帯）ともよばれている。しかしながら，実際は cord（帯）というよりも fold（ひだ）であるので，本書では，声帯と書きつつ，それに相当する英語の訳語は vocal fold を指して用いることとする。

解剖学

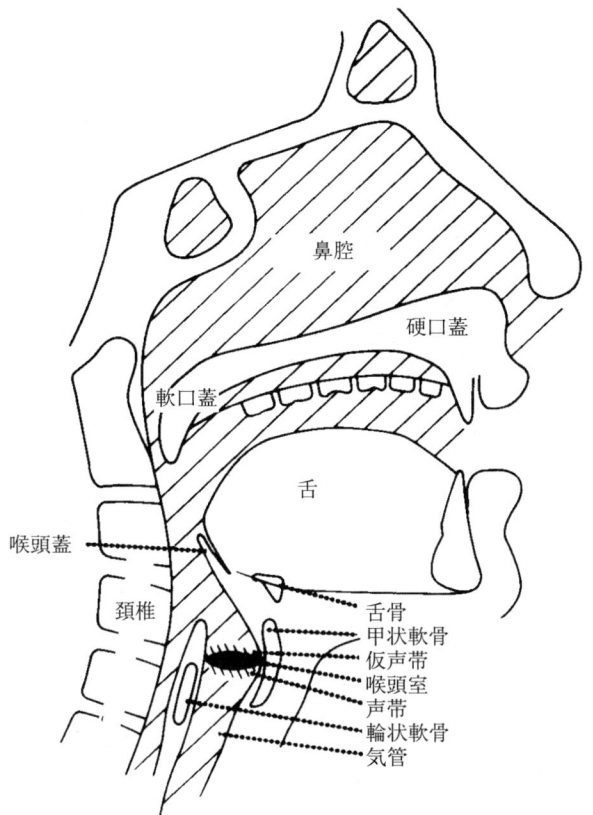

図 2.1 正中面での発声器官の形状を図示したもの。

りの長さと有意な相関があることも明らかにした。

両側の声帯の隙間のことを，声門とよぶ。声帯は，甲状軟骨の角の近くの裏側表面より始まり，後方に向かって走行し，両側それぞれの声帯は，披裂軟骨に付着する。甲状軟骨の前方の隆起は，多くの成人男性で簡単に確認することができ（特に，痩せた男性に），アダムの林檎ともよばれる。よって，アダムの林檎は，喉頭の声帯の場所を示していることになる。

披裂軟骨は，非常に素早く動くことが可能である。回転運動により，両声帯の後端を引き離したり，くっつけたりすることにより，声門の開閉を行う。披裂軟骨が両声帯を接近させる運動のことを内転，またその反対の運動，つまり，両声帯を引き離す運動のことを外転とよぶ。ややこしいことに，英語での2つの用語，adduction（内転）とabduction（外転）は非常に似通っているが，ラテン語の *ab* が離れることを意味し（例えば abstinence），*ad* が近づくことを意味する（例えば addition）ことを思い起こせば，意味は簡単に思い出すことができるだろう。2つの単語を区別する調音を行うことによって，ひょっとしたら声によって作られる音というものに興味をもつことになるかもしれない。

内転は無声から有声，外転は有声から無声へと変換する運動である。有声音を発音する

7

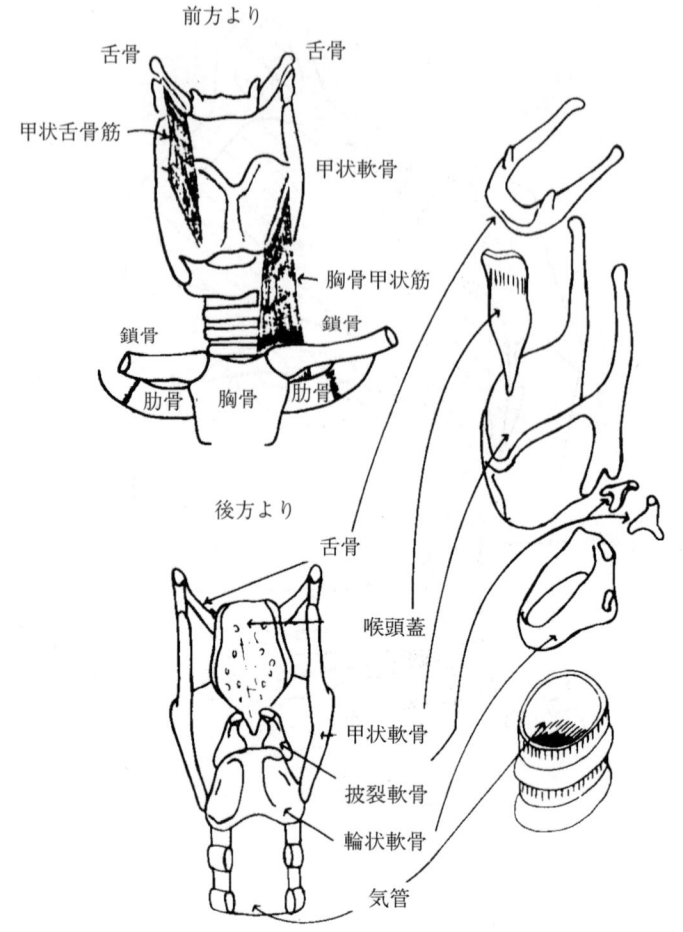

図2.2 喉頭のさまざまな軟骨。舌骨と2つの気管軟骨輪も見える（Shearer, 1979より）。

ためには，声帯は内転する必要があり，無声音を発音するためには，声帯は外転する必要がある。"dissect"のような単語を発音する場合，声帯は/s/の音の直前まで内転している必要がある。そして/s/の発声中は外転している必要があり，母音の発声のために再び内転し，そして最後の/k//t/のところで再び外転する。明らかに，音声生成時に，披裂軟骨は非常に迅速かつ精確な動作を行っている。

　声帯の数ミリメートル上に，粘膜で覆われた，声帯に似た1対の襞がある。この襞のことを，室襞（ventricular folds）または仮声帯（false vocal folds）とよぶ。ここでは，「仮」というのは，室襞＝仮声帯にとって失礼なので，仮声帯という名称の使用は避けたいものである[2]。声帯と仮声帯の間の小さな空間は，喉頭室（モルガニー洞ともよぶ）である。声帯が下端となる，小さい管状の空間は，喉頭管とよばれる。喉頭室の後方は，披裂軟骨に

---

[2] 訳注：という原著者の主張であるが，日本では仮声帯というよび方の方が広く知られているので，仮声帯の方を以後使いたい。

よって仕切られていて，前方は，甲状軟骨と喉頭蓋の下部によって仕切られている。側面は，これらの構造を接続する組織によって成り立っている。喉頭管は，かなり狭い短い管で，長さは1～2 cmくらいである。喉頭管は，より広く長い管である咽頭の下端につながっている。したがって，咽頭は部分的に喉頭管の周りを囲むようになっている。喉頭管の左右の両側には，咽頭の下端である洋梨状の形をした梨状窩（梨状陥凹）が存在する。

咽頭の下端では，後方は梨状窩が披裂部のすぐ後にあり，消化器官への入口となっている。通常は閉じているが，嚥下の際には，食べ物や飲み物がこの入口を通っていく。食べ物や飲み物は，肺にとっては好ましくない。このことから，気道につながる喉頭管の入口は，嚥下が始まるとすぐに閉じる。この喉頭管の入口の閉鎖においては，喉頭蓋が重要な役割を果たしている。もし，嚥下時に喉頭管の入口を閉じるのに失敗すると，胃に入るべきものが気道に入り，激しく咳込み，間違って侵入してきた物質を吐き出そうとする。

咽頭の後部は頸椎により構成され，側方の壁は括約筋群により構成されている。前方の壁は，下方は喉頭管およびスプーンのような形をした喉頭蓋で，上方は舌となっている。舌は，舌骨を起始とし，多くの筋肉によって構成されている。舌根は，喉頭蓋の上の方の先端の上方に走行し，舌根と喉頭蓋の上部先端との間には空間が存在する。咽頭の上端は，軟口蓋によって構成され，軟口蓋は鼻腔への入口として機能し，口腔の最後方の部分を構成する。

咽頭と口腔を併せたものを声道とよぶ。鼻腔は，前方で半分ずつに分かれており，開口部である鼻孔となっている。鼻腔の上部は，上顎洞および前頭洞という他の空間と続く狭い道になっている。上顎洞および前頭洞は，頭蓋骨の構造の中に位置している。これらの空間が化膿すると，副鼻腔炎となる。

声について勉強している学生の視点から見ると，ここで記した器官について重要なことは，われわれが多様な音を作ることを可能としていることである。多くの動物は変化にとぼしい音しか出さないが，ヒトは非常に多様な声を用いることによって音声や歌声のような複雑な音コミュニケーションのシステムが実現されているのである。このことが可能となるのには，声帯と声道の可変性が非常に重要である。声帯と声道の可変性は，非常に多くの筋肉を用いることで実現されている。ここまでの節では，これらの筋肉のいくつかについて言及した。声についてさらに学ぼうと思う読者を退屈させる危険性があるので，関係する筋肉すべてを列挙する代わりに，残りの筋肉のうち重要なものについて説明し，それら筋肉の機能および声の音色にどう関係するかについて見ていきたい。

生 理 学

機　能

これまでに述べたように，発声器官は，呼吸器官，声帯，声道の3つの単位で構成され

ている。3つの単位をなす器官は，それぞれの目的をもっている（図2.3参照）。呼吸器の声における目的は，肺にある空気を圧縮して声門や声道を通過する空気流を生成することである。

ここで，2つの重要な用語を導入し定義する必要がある。発声（phonation）は，声帯振動による音の生成のことを意味する。発声においては，空気流が声帯を通過することにより，声帯が最初に音を生成する。この音のことを，喉頭音源（voice source）[3]とよぶ。

喉頭音源は声道を通過し，それにより音響的に整形される。どのように声道により整形されるかは，声道形状に依存し，また，声道形状は調音により制御される。工学の語彙に慣れ親しんでいる人には，呼吸器を圧縮機，声帯を発振器，声道を共鳴器とよぶ方がしっくりくるかもしれない。この章やあとの章で，これらの用語については何度となく繰り返し見ていくことになる。読者の方々は，これらの器官が素晴らしい働きをしていることを間違いなく実感することになるだろう。では，まずはこれらの用語はどういうことを意味するのだろうか。

圧縮機は，通常，空気のような気体の体積を減らすことにより圧縮を行う。発振器は，ある種の信号を生成するもののよび名である。声の場合のように，音響発振器であれば，生成されるのは音響信号である。この音響信号は，小さく（実際，微細な），かつ，速い空気圧の変動からなる。有声音では，声帯振動が，この空気圧の変動を引き起こす。空気の流れが声帯を通過するとき，振動が開始し，空気の流れの通り道を開いたり閉じたりするのである。この開閉により，空気の流れは小さい空気のパルスの列へと切り分けられ，規則的な間隔で，声門上の空気圧を上昇させる。声門上の空気圧はやがて下がり，声帯が次

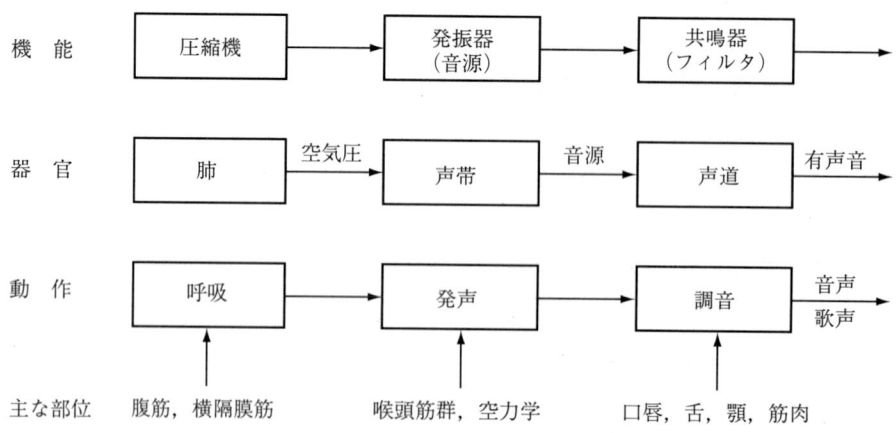

図2.3 発声器官の3つの構成要素に関する概略図：呼吸器官は過圧状態の空気を供給するコンプレッサとして働く。発声器官は声門を通過する空気流を音源となる空気のパルス列へと変換する発振器として動作する声帯からなる。声道は共鳴器として動作する。

---

[3] 訳注：voice source は直訳すれば「声の音源」で，単に「音源」と訳した方がすっきりするが，ここでは，声における音源という意味で「喉頭音源」という訳語をあてる。

の空気のパルスを通過させるとすぐに新たに上昇を開始する。よって，空気の流れる通り道の開閉を繰り返すことによって，振動する声帯は，空気圧の変動により作られる音響信号を生成するのである（図2.4を参照）。声帯による声門の開閉が同じ時間間隔で行われれば，生成された音はある周波数をもつことになる。少し考えればわかるように，周波数は声帯の振動周波数と等しい。これはまた生成された音の音高を定める周波数とも等しい。すなわち，ソプラノ歌手がA5[4]つまり880 Hzの音を歌うと，声帯の開閉は1秒間に880回起きる。

　発声器官において，音の生成を可能とする発振器は声帯だけというわけではない。発声器官の他の部位も，無声音を作り出す発振器としての働きをもつ。肺からの空気の流れは，ある程度の硬さをもつ壁による狭い間隙を通過させられるとき，乱流となる。それにより，雑音が生成され，信号はピッチを失う。雑音は，また，空気圧の変動とも対応しているが，この場合，空気圧の変動は，不規則で非周期的である。/f/のような無声音を発声する場合，下唇と，前歯の間の間隙が発振器の働きをする。また，雑音生成発振器は，同様に他の場所でも形成することが可能である。ささやき声では声帯は振動が起こらないほど過度に緊張をし，同時に，声帯により十分に狭い空気の通り道が作られ，乱流が起きて雑音が生成される。雑音生成器は，また舌背と軟口蓋との間でも形成され（ドイツ語のachの発音のときなど），舌尖と硬口蓋に沿ったいろいろな場所でも形成される（shaft, chief, sipの最初

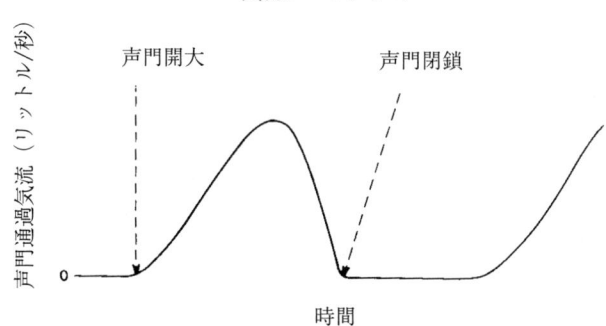

図2.4　声帯振動により生成された空気のパルスによる音源の波形を図示したもの。声帯が声門を閉じたとき，空気流は0になり，声帯が開いたとき，瞬間的に空気の流れが起こり，その流れはそれに続く声門閉鎖により，消失する。

---

[4] この本では，ピッチ周波数の音名によるラベル付けを用いる。そうすることが，とても良いと思えるし，また，論理的でもあるからである。それぞれのオクターブは，そのオクターブ自身の番号が振られそれぞれのオクターブはCで始まりBで終わる。オクターブ番号0は，聴覚系でピッチが知覚可能な最も低い音域にある。ピアノのキーボードは，通常，このオクターブ番号0で始まる。この音名のよび方のシステムは，あるオクターブが他のオクターブより低いかどうか，あるCが中央のC（それが，どういう意味でなのか）なのかどうかを判断する際の面倒臭さを解消してくれる。他の音名のラベル付けは間違いがよく起こるが…。A4のピッチ周波数が，440 Hzであるとすることによって，この音名のシステムは，簡単に記憶することができる。

の音の発音など)。

　質量とコンプライアンスという属性をもつものはすべて共鳴器となる。体積をもつ空気は，この両方の属性をもつ。空気がそれほど重くなくても，少しでも重さがあれば，質量を所有していることになる。ということは，その空気を圧縮することが可能で，最初の体積を取り戻そうとし (そうでなければ，ゴムのタイヤなどは意味がない)，これは，その少量の空気がコンプライアンスをもっていることを意味する。よって，声道内に閉じ込められた空気は，共鳴器としての働きを行う。

　共鳴器内の音は，ゆっくりと減衰する。共鳴器を叩くと再び音が発生し，発生した音はすぐには消えず，幾分ゆっくりと消えていく。ピアノの弦は，共鳴器の極端な例で，減衰は非常にゆっくりとしている。声道の場合は，減衰はそれよりもかなり速いが，場合によっては，声道内の音が減衰する様子を聞き取ることが可能である。声門を閉じて口を開けたままにして，指で喉頭の上あたりの首をポンと叩くと，速い減衰を聞くことができる。その音は，共鳴器の他の例としてついでに挙げておく空瓶か空の缶を叩いたときの音のような響きがする。

　もう1つの共鳴器の特徴は，音の周波数に依存して，ある条件のもと，音が共鳴器を通り抜けるのを許すということである[5]。このことを図示したのが，図2.5である。ある周波数の音は非常にたやすく共鳴器を通過し，それにより共鳴器から非常に大きい振幅で伝播していく。これらの特別な共鳴器に最適な適応をしたともいえる伝送周波数は，共鳴周波数とよぶ。共鳴器が人間の声道である場合は，フォルマント周波数とよぶ。フォルマント周波数と異なる周波数をもつ音が共鳴器を通過する場合，音は伝送中に振幅を小さくし，

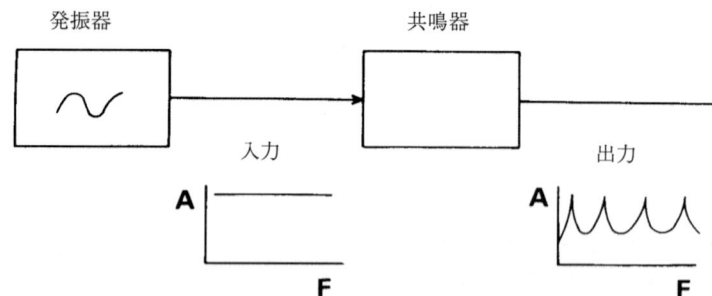

図2.5　声道共鳴器を図示したもの。声門の直上から口唇の開口部まで，伝送される音の周波数に依存して伝送効率を変化させる。声門直上において，振幅一定で，低域から広域まで周波数をスイープさせた音を入力すると，開口している口唇の端のところでは，周波数の関数として振幅が計測される。大きい振幅をもつ領域を共鳴，声道に関係する場合はフォルマントといい，振幅が最大となる中心の周波数はフォルマントの中心周波数であり，フォルマント周波数とよぶ。

---

[5] 正直にいえば，これはもう1つの特徴ではなく，すぐ前で述べた特徴そのものを違う言い方で表現したものである。

共鳴器は音を減衰させる。共鳴器は，ある周波数を共鳴させるともいえるし，共鳴器はある周波数に共鳴（声道の場合はフォルマント）をもっているということもできる。多くの共鳴器は，いくつか共鳴周波数をもっている。声道は，低い方から4ないし5つのフォルマントが最も重要である。低い方から2つのフォルマントは，母音の音色の大部分を決定する。フォルマントすべてが，声の音色を決定するのに非常に重要で，このことの詳細は，第5章で詳しく考察することとする。

なぜ，声帯は振動するのか

　空気が押し出されて十分に狭い声門を通過するとき，声帯は振動を開始する。この過程で，ベルヌーイ[6]力とよばれるものが，重要な役割を果たす。ベルヌーイ力は，ある物体が，空気のように流れる物質が自由に流れることを妨げ，ある流れの層が他の流れの層よりも長い距離を進行しなければならないときに作用する。このような条件下では，自由に流れる層よりも長い距離を進行しなければならない層の方が，速度が大きい。これらの速度の違いは，陰圧を作り出し，陰圧の力は自由進行波の流れの方向と垂直な方向に最大に働く。声門の中心を進行する空気流は，間隙を通過する際に抵抗を受けない。空気流の側方の層は，声帯によって曲げられ，中心を流れる層よりも長い距離を進行しなければならない。よって，ベルヌーイ力が生成される条件が整い，声帯に沿って陰圧が出現する。この陰圧は，声門間隙の中心線に向けて，声帯組織を引き込むように働く。これは，ベルヌーイ力が，声門を通過する空気流があればすぐに，声門を閉鎖するように働く，といっても同じである。図2.6に，この現象を図示している。

　興味をもちそうな人のために，ベルヌーイ力のよく知られた他の応用について書いておきたい。1つ目の例は，風上へと進行していく帆船である。風下の側では，帆のすぐ裏側の風の層は，帆から離れているところの層よりも長い距離を進行してきている。実際，帆は風下の方に向かって曲げられるのである。よって，ベルヌーイ力は，帆を前の方へと引っ張ろうとし，言い換えれば，船が前に進ませようとするのである。もう1つのベルヌーイ力の応用は，飛行機に見ることができる。翼は下側が平坦で，上側が丸くなっている。翼の上側の表面付近の空気流の層は，それよりも上方の空中にある層よりも長い距離を進行することになる。ベルヌーイ力は，飛行機を上に持ち上げるように働き，言い換えれば揚力を生成する。

　少々脱線したが，発声における声帯の話に戻ろう。ベルヌーイ力は，声帯を引き寄せる方向に引っ張るように働く。さらに，ベルヌーイ力は，空気流が声門を通過すると，ただちに出現する。これは，声帯が開くとすぐにベルヌーイ力が再び働き始め，それにより声門が閉鎖することを意味する。しかし，声門が閉じると，声門下の圧力は声門上の圧力よ

---

[6] ベルヌーイ（Bernoulli）は18世紀のスイスの物理学者で，物理の用語を用いてこの現象を記述した。

2 発声器官

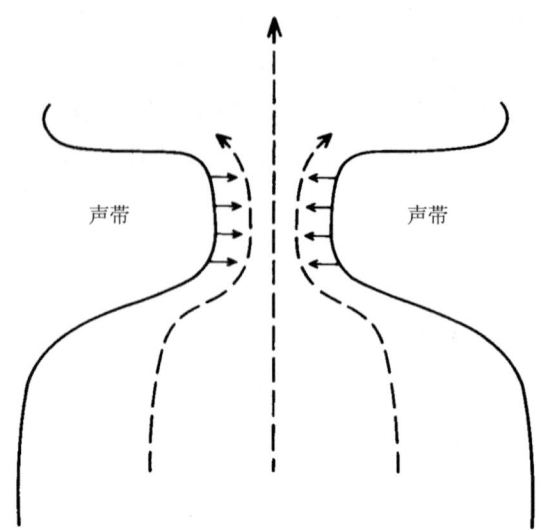

図 2.6 ベルヌーイ効果を図示したもの。声帯の間の中心を進行する空気流の層は，隣の声帯の形状にそって曲がって進行しなければならない層よりも短い距離を進行する。この進行する距離の差が，短い矢印で示される陰圧，あるいは吸引力を作り出す。この吸引力は，空気の流れが声門を通過するとすぐに声門を閉じようとする力として作用する。

りも高くなる。声帯が発声のために調節されていれば，声帯はこの圧力差に抵抗することは不可能である。抵抗できなければ，声門は開き，新しい空気のパルスを声門上へと放出するのである。そのとき，ベルヌーイ力が再び生み出され，声門を再び閉じる。この説明は，これらの過程を単純化した説明であるが，実際は，もっと複雑である。声帯の仕組みの非線形性が，決定的な役割を果たすのである。実際，声帯全体が，1つのかたまりとして動くのではない。実際には，繰り返される運動において，下部は，上部よりも少し先行して動く。まったく振動しない場合を除けば，そうである。この現象は複雑なので，このくらいの説明でとどめておきたい。

　ベルヌーイ力の働きだけが，振動する声門を閉じる要因なのではない。上述したように，内転にかかわる多くの筋肉があり，それらは収縮することで，声門開口幅を調節し，それにより声帯の振動が可能となる。また，声帯は弾性をもち，声帯の弾性力はベルヌーイ力と同じ方向に働く力となる。しかし，ベルヌーイ力がなければ，有声音を発声することはおそらく無理だろう。内転のための筋肉群，また，神経信号は，1秒間に数百回の周波数で筋収縮を作り出すには，あまりにも遅い。

　さほど遠くない昔に，多くの人が，神経と筋肉の働きだけで，声帯の振動が可能であると考えていた。脳が，神経信号を介して声帯が離れたり近づいたりするように命令していると考えられていた。別の言い方をすれば，声帯の振動の周期で送られる神経インパルスがあると思われていた。後に，正しくないと証明されたこの仮説は，フランス人のRaoul

Hussonによるものである。この仮説は，歌手が与えられたピッチで，冒頭から間違いなく歌えることを説明するという視点から考えれば，魅力的な仮説であった。しかしながら，われわれは必要な動作を得るために，どの筋肉が，どれくらい収縮するのかを推測する能力をもっている。例えば，指や手の動きを見なくてもピアノを弾けるように学習をする。また，われわれの多くは，目視することなしに，自分の両手の親指がくっつくように動かすことができる。いつ，どの筋肉を収縮させるかを推測する能力に関するこれらの例をもち出せば，事前に頭の中に描いたピッチで発声を行うことは，もはや説明できないことではない。これらのことにもかかわらず，Hussonの考えは科学論文で広く知られ，また擁護されてきたし，声門の構造についての理解に関して，非常に良い方向で影響力を与えた。明らかに多くの研究者がHussonの主張へ挑戦しようとして，おびただしい数の論文が書かれた。それによって，声門の構造への理解が実質的に深まっていったのである。

外転と内転

外転と内転という用語についてはすでに説明した。内転は発声を始めるために必要であり，外転は呼吸を行ったり，無声音を発声するのに必要である。よって，外転と内転を制御する筋肉群は，発声において重要である。内転は外側輪状披裂筋および披裂間筋によって実現される[7]。これらの筋肉の走行と働きを，図2.7に示す。これらの筋肉は，披裂軟骨の前方の突起を前方に引っ張り，声帯を接近させる。外転は後輪状披裂筋（後筋ともよぶ）によって実現される。後輪状披裂筋の走行と働きは，図2.7に示されている。後輪状披裂筋は，披裂軟骨の側方の突起を後に引っ張り，声帯を離れさせる。他の筋肉も収縮時に，外転させる働きをもつ。しかしながら，披裂間筋と外側輪状披裂筋が内転に，後輪状披裂筋が外転において，中心的な働きをする。

声帯振動の制御

前述したように，声帯振動により生成された音の周波数は，声帯の振動周波数と等しい。もし，440 HzのA4の音を歌ったら，声門は1秒間に440回開閉する。われわれはだれでも，発声により作った音のピッチを変えることができる。このことは歌声におけるメロディーとしてのピッチの変化に限らず，音声におけるピッチパターンなど極めて本質的であり，非常に多くの情報を伝達する。例えば，多くの言語において，疑問文と肯定文は，（とりあえず疑問符や終始符を考えなければ）言葉や綴りに関しては同一でも，ピッチパターンの違いによって1次的な意味の違いを作っている。有声音におけるピッチの変化は，明らかに声帯振動周波数の変化に対応している。次にわれわれは，どのようにして振動周波数の

---

[7] 規則的なものとして，筋肉の医学名については決まりと順序がある。筋肉の名前は，付着している構造物の名前を用いて付けられる。命名規則では，安定した構造をもつ筋肉の付着先が，筋肉の名前の最初にくる。例えば，甲状披裂筋は，安定した構造をもつ甲状軟骨と，より可動的である披裂軟骨の間を走行している。

2　発声器官

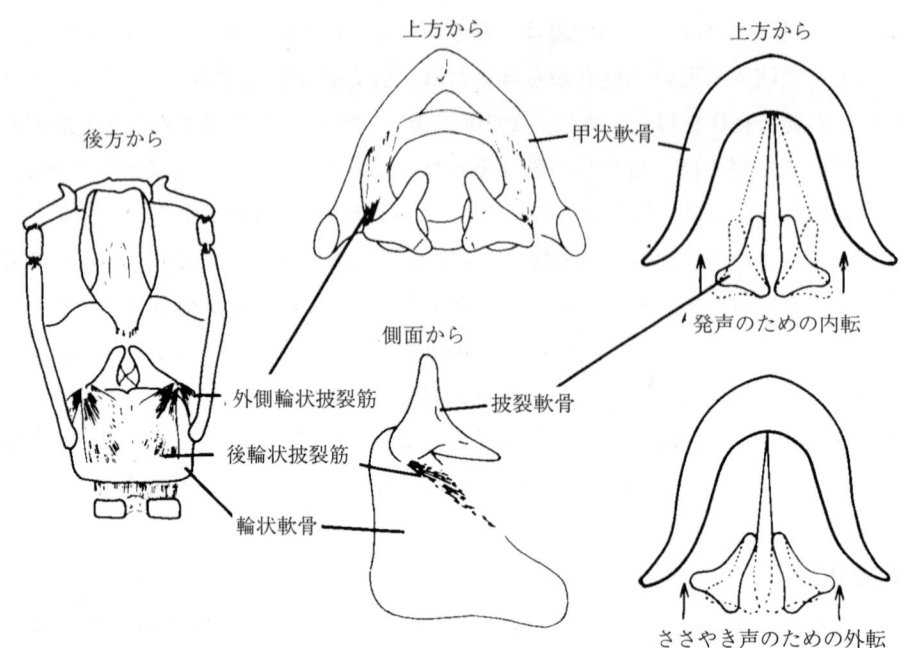

図2.7　声帯の内転，外転のための主要な筋肉。外側輪状披裂筋が収縮は，声帯を内転あるいは接近させる。後輪状披裂筋（後筋ともいう）の収縮は，声帯を外転あるいは分離させる。左図は，後方から喉頭を見た図で，中央上の図は，上方から喉頭を見た図である（声帯は省略してある）。その下の図は，輪状軟骨を側面から見た図である。右の図は，外側輪状披裂筋が収縮し，披裂間筋の収縮が付随しない場合（上）付随する場合（下）を描いたものである。これら外側輪状披裂筋，披裂間筋は，図には描かれていないが，披裂軟骨の後方に付着しており，収縮することにより，声門の後部を閉じる働きをもつ（Zemlin, 1968より）。

　変化が実現されるのかを見ていく。この話に進む前に，さらに，用語をその定義とともに導入しておきたい。以後，発声周波数という用語を，声帯の振動周波数の代わりに用いる。発声周波数はHzの単位で記述され，歌声のもつピッチと物理的な相関をもつ。
　何によって，われわれは発声周波数を制御しているのか。以下に述べる2つの要因が発声周波数の制御に影響を及ぼしている。1つは，声門下圧とよばれる肺からの空気の過圧，もう1つは，声帯の長さ，張力，振動する質量を決める喉頭筋群である。声門下圧の影響は，直接的で，声門下圧が上昇すると，発声周波数はそれほど大きくではないが上昇する。しかしながら，声門下圧が上昇することの発声への主な影響は，発声周波数を上昇させることより，むしろ，声を大きくするということにある。もし，母音の発声周波数を上昇させたとき，声が大きくならないようにするならば，声門下圧はあまり大きくしてはならない。その代わりに，声帯の物性を制御する筋肉に発声周波数の変化を実現する役割を担わす必要がある。仕掛けとしては，単に発声周波数に応じて声帯を異なる度合で引き延ばすということを行う。より長く，薄く，高い張力をもつことにより，発声周波数はより高くなる。声帯の張力は，声帯の前後端の距離，言い換えると甲状軟骨（前方にある）と披裂

軟骨（後方にある）との距離が長くなることにより起きる。通常，これは輪状甲状筋の収縮により実現される（図 2.8 参照）。

　輪状甲状筋が収縮すると，輪状軟骨が傾き，前の部分が甲状軟骨に接近する。声帯が付着している披裂軟骨は動かないように固定されており，輪状甲状筋の収縮は，声帯長を長くすることとなる。甲状軟骨と輪状軟骨の間の間隙は，発声周波数が上昇すると狭くなり，発声周波数を変化させながら，輪状軟骨と甲状軟骨の間の間隙を指で押さえておくと，間隙の広さの変化を感じることができる。また，発声周波数が上昇すると，喉頭蓋と披裂軟骨の間の距離も増加する。ファイバースコープもしくは喉頭鏡を用いれば，発声周波数が上昇すると，喉頭蓋と披裂軟骨の距離が長くなり，喉頭管への入口が広くなることを見ることができる。発声者によっては，高いピッチでの発声によって拡大した喉頭管の入口が，孵化したての雛が鳴いているように見えることもある。一方，発声周波数が低い場合，喉頭管の入口は，一般的に，実際にかなり狭くなる。このことにより，喉頭鏡を用いて声帯の観察を行う際，患者さんには，あまり低い声で発声しないようにお願いすることがしばしばある。

　筋電図（EMG）を用いて，筋肉に収縮の命令を出す神経信号を取り出し記録することができる。喉頭筋群に対するEMGによる計測はこれまでいくつか行われてきた。EMGを用いた計測により，輪状甲状筋のピッチ上昇に果たす役割が明らかにされてきた。特筆すべきは，発声周波数を下げるのにどの筋肉が関与しているかは，実は依然として，はっきりとわかっていないということである。外側甲状披裂筋（甲状筋層ともよばれる）が，発声周波数を下げる機能をもっていると思われているが，まだ明らかになっていない。外側甲状披裂筋は，図 2.9 に見られるように声帯と並行に，より外側を走行している。外側甲状披

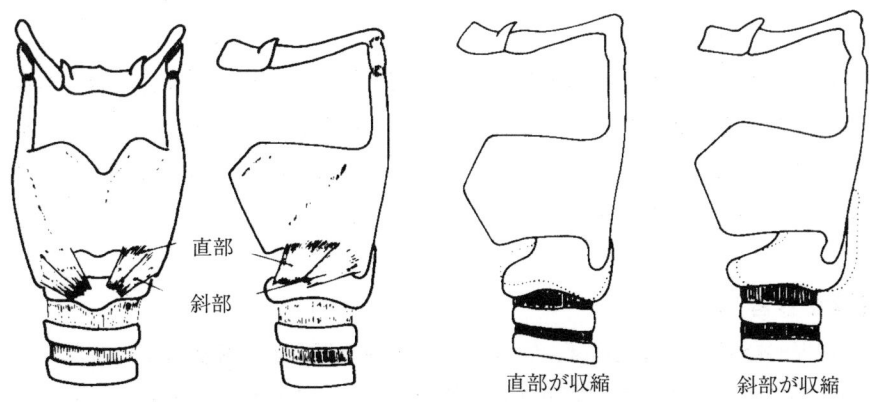

図 2.8 収縮することにより声帯を進展させる輪状甲状筋の機能を図示したもの。輪状甲状筋は，直部と斜部の2つの部分に分かれる。直部の収縮は輪状軟骨を傾け，それにより輪状軟骨と甲状軟骨の距離を短くする。その結果，甲状軟骨と披裂軟骨との距離が長くなり，声帯は進展させられる。斜部の収縮は，輪状軟骨を前方に動かし，甲状軟骨と輪状軟骨の距離を増加させ，その結果声帯を進展させることになる。

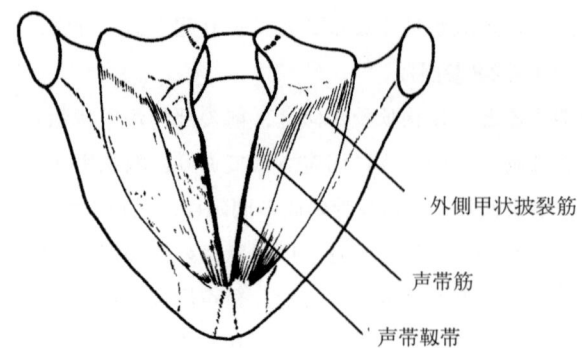

図2.9 甲状披裂筋の2つの束を図示したもの。(1) 内側甲状声帯筋あるいは簡単に声帯筋；(2) 外側甲状筋層筋。声帯筋が収縮すると，声帯は緊張する，甲状筋層筋が収縮すると声帯は短縮し，低い声となる。甲状筋層筋は，上に向かって延びており，収縮することにより喉頭管を狭める (Zemlin, 1968 より)。

裂筋は上向きに延びていて，収縮すると喉頭管の入口を狭める。よって，外側甲状披裂筋は，発声周波数を低くするということが正しければ，喉頭管の入口が狭まることが低いピッチでの発声と関連していることが説明できる。

　発声周波数は，喉頭筋と声門下圧との両方によって決定される。声門下圧が上昇すると，前述したように，声の強さもまた増加する。実際，声門下圧を上昇させることは，次の章で見るように，発声の強さを増加するための常套手段である。さて，声を強くしてピッチを一定に保とうとする場合，別の言い方をすれば，スウェル音（強度をクレッシェンドに変化させる音）を発声しようとした場合，声門下圧による発声周波数の上昇分をピッチを制御する筋肉により補償する必要がある。このことや，他のさまざまな喉頭筋の間の複雑な相互作用を考えれば，しっかりとした声の訓練なしに，スウェル音を一定のピッチで歌唱することが単に可能であるばかりか，むしろ簡単にできてしまうことは，実際，非常に驚くべきことである。だがこのことは，発声器官を操ることに関して，われわれが名人芸をもっているということを証明する多数の事実のうちの1つにしかすぎない。われわれは，あまり悩むこともなく，非常に複雑なことをするのである。われわれは無意識に実行し，ただ結果としての音に注意力を向ければよいのである。

空気流から音へ

　純粋に物理的な見地から見れば，音は，空気圧の微細な速い変動によって成り立っている。人間の聴覚によって音として知覚されるためには，これらの変動は，1秒間に20回以上20,000回以下でなければならない，言い換えると，20 Hz以上20,000 Hz以下の周波数をもたなければならない。加齢とともに聴力を失うと，特に可聴域の上限は著しく低くなってくる。さらに，空気の圧力の変化が小さすぎても（何も聞こえなくなる），大きすぎても（耳に苦痛を感じるほどの大きさだと聞くことができない）だめである。

空気の圧力を適切に変動させれば，音としてその変動を聞くことが可能である．発声器官は，その働きの結果，空気の圧力の変動を作り出す．なぜそのように空気の圧力の変動が作り出されるのかを頭に描くのはそれほど難しいことではない．少し単純化すれば，生成の過程は次のように述べることができる．各周期において，声帯が離れ喉頭管に少し空気を送り込み，喉頭管内の空気圧はいくらか高くなる．この空気圧の上昇が，急速に声道の方へ伝播し，喉頭管内の圧力は再び減少する．次に声帯が離れ，次の空気のパルスが喉頭管に送り込まれ，再び喉頭管内の圧力は上昇する．よって，空気の圧力は声帯振動と同期して変動するのである．これは，前述した音の生成と同様である．

　この声帯振動で作られる最初の音を喉頭音源とよぶことは，前に書いたとおりである．喉頭音源は，同じ周波数で同じ強さであえば，どんな有声音でも大体同じである．同じピッチとラウドネスをもつ別々の有声音の間に大きな違いがあるとすれば，それはわれわれが聞いているのは声帯発振器によって直接作られる音ではないからだと結論づけられる．声門から開口している口唇に進むまでの道で，何か本質的なことが音に起きているからなのである．

　前に述べたように，声道は共鳴器である．これは，声道の音を伝送する能力が伝送される音の周波数に強く依存していることを意味する．フォルマント周波数と等しい周波数の音が最適であり，それらは何の問題もなく，むしろ助けを受け伝送される．4〜5個のフォルマントが，人間の声道においては重要である．声帯発振器が，ファルマント周波数と等しい周波数をもつ純音を発した場合，この音は，周波数がファルマント周波数と合っていない他の純音よりも，はるかに大きな振幅で伝播する．

　発声中，声帯発振器は，すなわち振動する声帯は，純音を生成するのではない．実際には，いろいろな構成音からなる集合体あるいはスペクトルが生成されているのである．最も低い構成音を基本波，その他の構成音を上音とよぶ．基本波と上音を一緒にして，部分音とよぶ．これら部分音はすべて異なる周波数をもつ．そうでなければそもそも別の構成音になり得ない．これらの部分音の周波数は，調波列を形成する．調波列とは，第N番目の部分は，最も低い構成音つまり基本波のN倍の周波数をもつということを意味する．第2番目の部分音は，基本波の2倍の周波数をもち，第3番目の部分音は，基本波の3倍の周波数をもつ，などである．部分音の周波数は，単純に基本波の周波数の整数倍になっているのである．

　したがって，声帯発振器は，調波構造をもつ部分音の束全体を声道に送り込み，開いた口唇の開口端へと向かわせるのである．これらの部分音の束は異なるいろいろな周波数をもっているので，声道はさまざまな方法でこれら部分音を取り扱う．フォルマント周波数近くに存在する部分音は，声道を通り抜ける際に助けを受け，フォルマント周波数からもっと遠くに離れて存在する他の部分音よりも，強い音となって開いた口唇から伝播するのである．これらのことは，図2.10に図示してある．

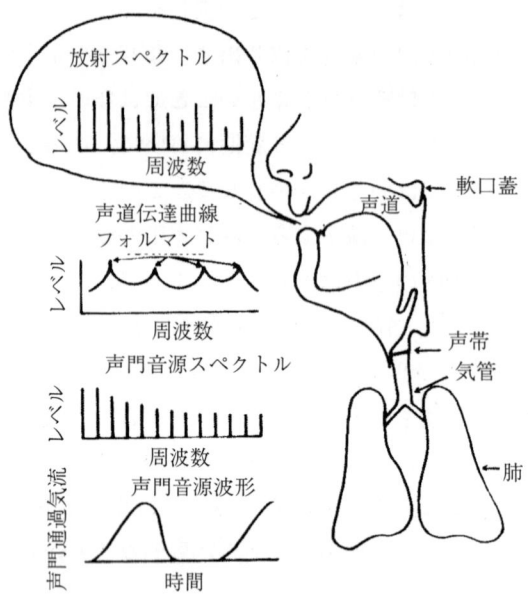

図 2.10 声の生成を図示したもの。声帯振動は，声のパルス列を生成し（右下），それは調波構造をもつ上音の系列に対応する。また，周波数に関して，振幅は単調に減少する（下から 2 つ目）。このスペクトルは，声道の伝達特性（ピーク，フォルマント，谷など）に従ってフィルタリングされている。開口した口唇から伝播するスペクトルにおいて，フォルマントとは，ピークの形で描かれている。フォルマントに最も近い部分音は，他の近くの部分音よりも大きい振幅になっている。

音の音色的な性質は（母音の音韻性，声質の両方に関して），強い部分音や弱い部分音がどの周波数にあるかということに依存している。母音に関しては，前述したように，その音色はフォルマント周波数に依存している。このことから，次のように結論づけてよい。

母音の音韻性や声質は声道のフォルマント周波数によって決定される。

これは記憶しておくべき重要なポイントである。すぐあとに見ていくように，声道の形状がフォルマント周波数を決定するのである。したがって，母音の音韻性や声質は，声道の形状に完全に依存しているのである。

フォルマント周波数の制御

フォルマント周波数は母音の音韻性や声質の決定に非常に重要であり，これらフォルマント周波数は何によって制御されるのかを問うことは非常に興味深い。この問いは，おおよそ次のように言い換えることができるだろう。何が声の音色を決定するのか。この言い換えは必ずしも前の問いとは同じではない，なぜなら声の音色は，声帯振動に起因する音源にも依存している部分があるからである。このことについては，またあとで見ていくこととする。

フォルマント周波数は，前述したように，声道の長さと形状に依存する。長さは，声門から開口部までの長さとして定義される。この長さは，声道長とよばれる。声道形状は，普通，長さの方向にそって変化する。このことを別の方法で表現すると，断面積が声門への距離に応じて違う値をとるということになる。よって，横軸を声道への距離，縦軸を声道断面積とすると，声道形状は曲線として記述できる。この声道形状の記述方法を，声道断面積関数とよぶ。いくつかの例を図2.11に示す。

声道長は，個人の形態によって決定される。例えば，子供は大人よりも短い声道長をもつ。成人女性は，成人男性よりも短い声道長をもつ。成人男性においては，声道長は約17～20 cmである。子供では，察しのとおり声道長は年齢に強く依存するが，7～10 cmくらいの短さだと思われる。

声道長は，ある程度変化させることが可能である。その1つとして，喉頭の上下動がある。喉頭が下がれば，もちろん，声道長は長くなる。さらに，口唇を突き出すことで，声道長を延ばすことが可能であるし，また，笑顔を作って口角を引き上げると，声道長は間違いなく，短くなる。歌ったり話したりしているときは，口角の位置が変わるだけでなく，喉頭も上下動するので，声道長は連続的に変化する。少なくとも通常の会話では，主にピッチや母音の種類に依存して声道長は変化する。

声道長のフォルマント周波数への影響は，非常に単純である。声道長が短いほど，フォルマント周波数は高くなる。声道長の母音の音韻性や声質に対する影響は，簡単に自分で試すことができる。/i:/（beatの）の母音を普通に発音し，それから口唇を突き出してみる。すると，突き出した口唇により母音は/y:/（フランス語のtu）へと変化する。同様に喉頭を下げた場合にも，似たような効果を試すことができる。

声道断面積関数とフォルマント周波数との関係は，もっと複雑である。同一の声道断面積関数の変化が，各フォルマントに，異なる度合で，しばしば異なる向きに変化を及ぼす。しかしながら，この現象を調音の観点から考えると，一定の傾向をもつ関係性が認められる。では，断面積関数を変化させるためにわれわれが用いる道具とは何であろうか。主な道具は，口唇，顎の開き，舌，軟口蓋，喉頭で，それらを調音器官とよぶ。

口唇は，丸くなったり，笑ったときのように横広になったりする。下顎は上下に動かすことができ，またある程度なら前後に動かすこともできる。舌は，さまざまな形状にさせることができる。上方かつ前方に膨らませて，硬口蓋に近づけたり，上方かつ後方に膨らませて軟口蓋に近づけたり，下方かつ後方に膨らませて咽頭腔を狭めたりすることができる。軟口蓋も挙上させたり下降させたりすることが可能である。軟口蓋が挙上すると，声道と鼻腔の間のつながりは閉鎖され，下降すると口腔と鼻腔の間が開いて通り道ができる。喉頭は上下動するだけでなく，さまざまな形状に変化すると考えることができる。特に，可動範囲の広い，披裂軟骨は，喉頭の形状の変化の要因となる。

一般論でいえば，調音器官の運動は，すべてのフォルマント周波数に影響を与える。大

2 発声器官

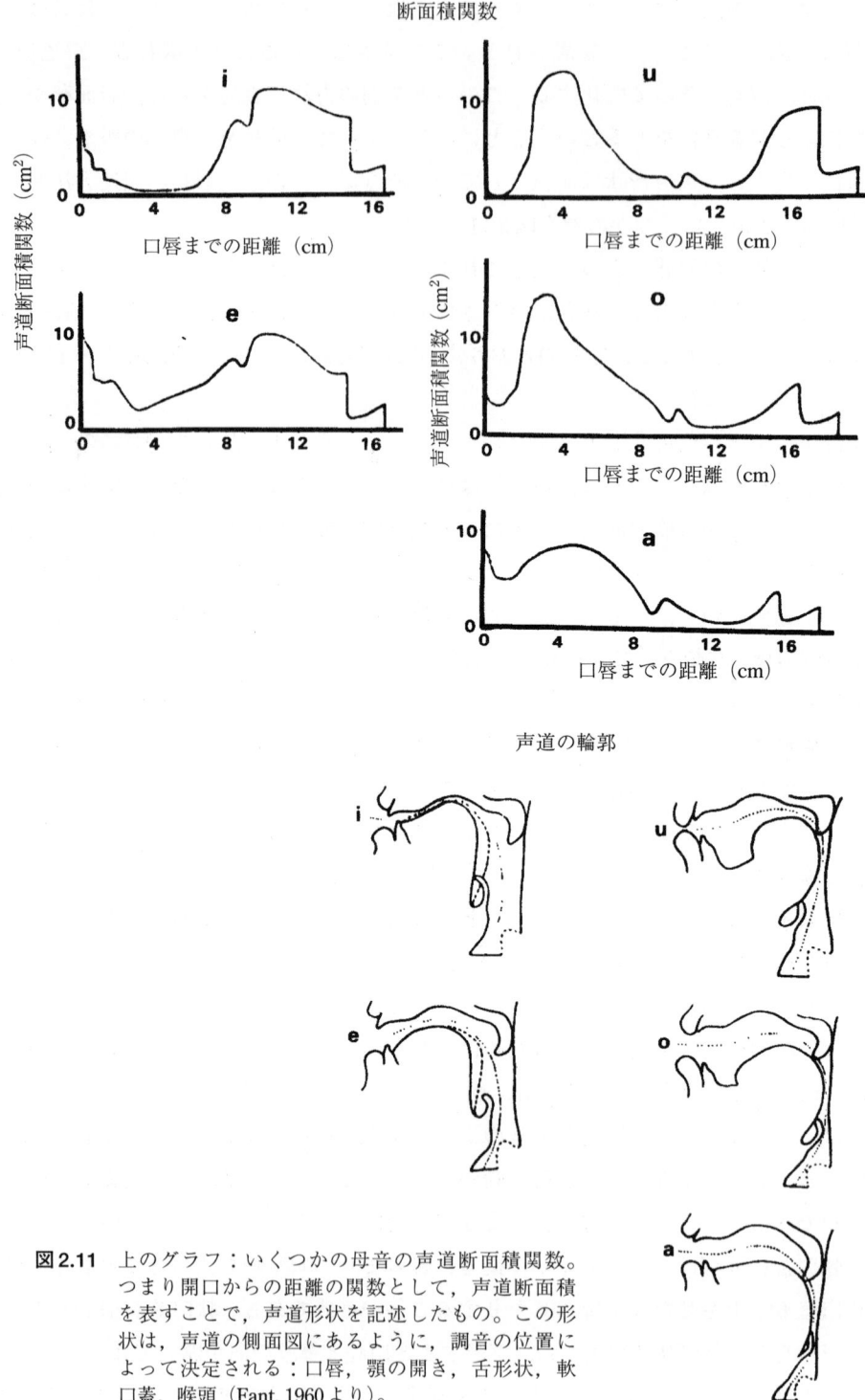

図 2.11 上のグラフ：いくつかの母音の声道断面積関数。つまり開口からの距離の関数として，声道断面積を表すことで，声道形状を記述したもの。この形状は，声道の側面図にあるように，調音の位置によって決定される：口唇，顎の開き，舌形状，軟口蓋，喉頭（Fant, 1960 より）。

生 理 学

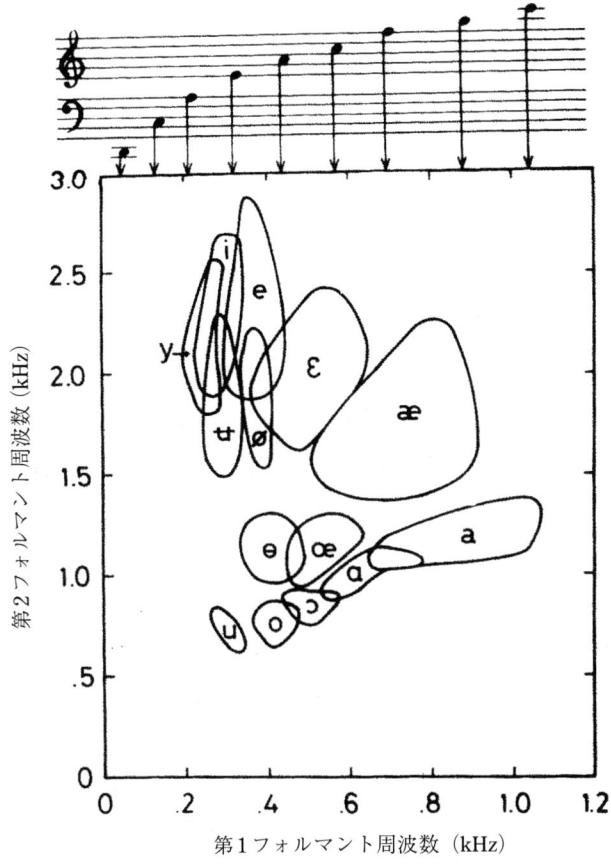

図2.12 いくつかのスウェーデン語の長母音について，2つの低いフォルマント周波数を示す．図の上は第1フォルマントを，音楽の記法で与えたものである．

　雑把な言い方であるが，口唇の開きが狭まったり，声道長が長くなると，すべてのフォルマント周波数は低くなるように影響を受けるといえる．それぞれのフォルマントについては，第1フォルマントは特に顎の開きに非常に敏感であり，顎の開きが大きくなると第1フォルマントの周波数は上昇する．第2フォルマントは，特に舌形状に敏感に影響を受ける．舌による狭めが，声道の前の方（つまり，硬口蓋母音の調音で）のとき，第2フォルマントは最も高くなる．舌が軟口蓋の領域で声道に狭めを形成すると，第2フォルマントは低くなり，舌が咽頭部を狭めている場合は若干それよりも低くなる．第2フォルマントは，/u:/（ドイツ語のBuch）のときのように，舌が軟口蓋の領域に狭めを形成し口唇が突き出されていると最も低くなる．多くの母音において，第3フォルマントは，特に，舌尖の位置に，もっと正確に言えば，前歯のすぐ後ろの空間の大きさに敏感に影響を受ける，この空間が大きければ，第3フォルマントの周波数は低くなる傾向がある．

　調音器官の運動により，特に低い方のフォルマント周波数を変化させることが可能であ

る。おおよその値は以下のようである。成人男性で，第1フォルマントは250〜1000 Hz，第2フォルマントは600〜2500 Hz，第3フォルマントは1700〜3500 Hzである。高い帯域にあるフォルマント，第4，第5フォルマントは変化が少ない。これらのフォルマントは，調音位置よりも，より声道長に依存している。第4フォルマントは，喉頭管の形状に強く関係している。

　われわれの多くは，おそらく，与えられた母音を調音器官の調節の特別なパターンに直観的に関連づけている。例えば，通常，母音/a:/（father）は，いくらか顎を開き，母音/i:/は，狭い顎の開きと関連づけられている。実際，このことはすべての母音にあてはまる。各母音は，調音器官の調節の特徴的なパターンに対応している。図2.11に，X線画像を用いて記録された声道の正中面の断面の像のいくつかの例を示す。

　更に，それぞれの調音はまた，母音のフォルマント周波数の特徴的な組み合わせに対応している。これは実際自明なことで，声道断面積関数は調音により決定され，フォルマント周波数は声道断面積関数により決定されていることを考えればよい。この関係性は非常に重要なので詳しく説明しておこう。各母音は，特徴的な調音に関連しており，調音によって作られる声道断面積関数はフォルマント周波数の特徴的な組み合わせを与える（特殊な場合も含め）。前述したように，母音の音韻性には，低い2つのフォルマント周波数が最も重要である。図2.12は，いくつかの母音の低い2つのフォルマント周波数を示している。図の中にある「島」は，島の中に第1，第2フォルマントの周波数が存在すれば，その島に対応する母音であるとみなす。例えば，第1フォルマントが350〜500 Hzで，第2フォルマントが600〜800 Hzにあるとき，母音は/o:/となる。図中にあるすべての母音は三角形の中に散らばっていて，3つの頂点付近に，/i:/, /a:/, /u:/があることに注目してほしい。母音/ə:/（heard）は，三角形の中心に位置している。

　これまで述べたように，フォルマント周波数は，さまざまな声質を決定するのと同様に，母音の音韻性を決定する。このことは，個人差により，同じ母音でもフォルマント周波数はやや異なって調整されることを意味する。実際，小さい子供が，自分のフォルマント周波数を，成人男性の典型的な値まで下げることは，まず不可能である。これは，図2.12において，それぞれの母音が点ではなくて，島として書かれている理由である。与えられた母音に対する2つの低いフォルマント周波数の正確な位置は，ほかの何よりも，発話者の声道という個人の形態に依存しており，さらに，発音の習慣にも依存している。母音の島における正確な位置はまた，声質を決めるのに大きく貢献する。しかしながら，後で議論するように，第3フォルマントやさらに高域にあるフォルマントが，低い2つのフォルマントよりも声質を決定するのに大きな役割を担っている。

3 呼 吸

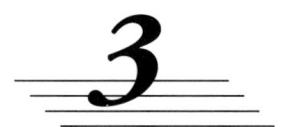

　教育経験からすると，発声器官を機能させる上で呼吸は非常に重要であるといえる。発声における問題は多くの場合，呼吸の習慣を変えることによって改善される。

　呼吸が発声にとって重要な役割をもっていることは，音響的には，少し不思議なことである。呼吸のメカニズムの中で声帯が必要とするのは，肺の中の空気の過剰な圧力でありこの圧力のことを以降，声門下圧とよぶ。声門下圧は，さまざまな筋群に属する筋肉のうち，ある筋肉を収縮させることによって生じ，異なった筋肉を用いた戦略を，それぞれが習慣的に用いていると思われる。具体例として，腹壁を膨らませたりくぼませたりして発声することを考えてみよう。声門下圧を作り出す役目をもつ筋群は声帯の機能に影響を与えてないと思われ，声門下圧を作り出す際の筋肉の選択は発声に影響を与えていないと考えてよい。

　逆に，与えられたある一定の声門下圧においては，声帯の振動の様式は喉頭筋系によって完全に決定される。しかしながら，声門下圧は，声の大きさ，発声周波数にとってもある程度重要な要因となっている。この声の大きさと発声周波数は，歌手が巧妙な制御を必要とする2つのパラメータである。異なる呼吸の方法によって，この巧妙な制御がそれぞれ可能となっていると考えることができる。これは，発声において，呼吸の戦略が重要であることの1つの説明であるといえる。

　呼吸が発声にとって実際的に最も重要であるという明白な事実を考慮すれば，おそらく次のような別の説明ができるであろう。筋肉のシステムが作り出す呼吸による声門下圧を制御する方法は，反射を生成し，喉頭筋系の筋活動に影響を与える。つまり，喉頭と肺は互いが密接に関係しているシステムなのである。実際，喉頭は肺の門番として働いている。したがって，反射に基づく何らかの相互関係が呼吸と発声法との間には存在するといえる。

　ボイストレーニングや音声訓練において呼吸に多くの注意が払われているという事実は，ある意味，呼吸器系の働きが目で見て普通にわかるという単純な事実によると思われる。これは，喉頭の働きが，音響的な出力として間接的にのみ観察でき，発声者も聴取者も見

ることができないのとは対照的である。

　本章では，これらの推測の真偽の確認は特に行わないが，具体的な考えをもたらす可能性のある話声や歌声における呼吸に関する事実について，いくらか述べる。

圧力とは何か

　呼吸器官がどのように働くかについて考察を始める前に，圧力とは何かについて解説しておこう。空気をはじめとする気体が，ゴム風船のような容器の中で圧縮されると，容器の中の圧力は上昇する。この圧力は，風船の表面に力を与え，それにより風船は膨張する。この力が，あまり強いと容器を壊してしまうことになる。風船の口を開けると，圧力は口を通して空気を押し出す。この口から通り出た空気流は，容器内の圧力が高い限り強く流れ出る。

　上で述べているのは，空気圧のうち圧力が大気圧よりも高い過圧のことであるが，空気圧は，場合によっては大気圧よりも低くなることもある。もし，タンクのような剛壁による容器から空気を吸引して取り出すと，タンク内の圧力は減少し圧力不足あるいは陰圧の状態が生じる。もし，容器の口が開いていれば，どれだけ圧力不足が生じているかに応じて速度が決まり，空気はタンクの中へと流れ込んでいく。

　空気圧の値は，一般的に等価な圧力を得られる水深を示す cm H_2O によって表される。これは，通常，空気圧が U 型の管の一部を水で満たした圧力計マノメータを用いて測定されるからである。片方の端は開いていて，空気に自由に接しており，もう片方の端に測ろうとする圧力を加える。圧力は，両側にまっすぐ伸びているの管の間に水位差を生じさせる。この水位差を圧力の測定に用い cm H_2O として表す。1 cm H_2O は，100 Pa，通常の大気圧の 1/1000 と等しい。

　声門を開いて行われる安静呼吸では，肺に存在する空気の量すなわち肺気量は，肺の大きさによって決定される。この場合，肺の中の空気圧はほぼ外気圧と同じである。吸気，呼気のときに，それぞれ非常にわずかな声門下圧の超過，不足が生じる。

　声門が閉鎖しているときは，もちろん肺の中の空気の量に変化はなく，呼気筋の活動により肺の体積が変化すると，圧力の超過が生じ陽圧となる。別の言い方をすれば，声門が閉鎖しているときは，声門下圧の陽圧としての大きさは，肺の中の空気を囲む構造物にかかる力によって決定される。もし，発声時のように，声門が完全に閉じていない場合は，陽圧である声門下圧の大きさは，声門を通過する空気流にかかる抵抗の影響を受ける。発声時には，通常，肺の中の過圧が用いられる（吸気発声は可能であるが，例外的なものである）。よって，これらのことから，声門下圧は，声門下の過圧と同義で用いる。

メカニズム

　肺はスポンジ状の構造をもっている。肺を身体から取り出し，空中につり下げると，急速に収縮してしまい，可能な限りの最も小さい体積まで，胸郭内で体積が小さくなる。これは，胸郭内でつり下がっているとき，肺は常に収縮しようとしていることを意味している。しかしながら，真空状態の中につり下がっていることにより，肺は収縮せずにいる。この点において，肺はゴム風船と同じであるということができる。肺が空気で満たされると，中に入っている空気の量に応じて生じる圧力によって，空気を外に押し出そうとする。これは，肺が，吸気によって取り込まれた空気の量に応じて増加する空気を押し出そうとする圧力によって，完全に受動的に働いていることを意味している。最大吸気の後は，肺の中の圧力は約 20 cm H_2O になる（Proctor, 1980）。

　胸郭もまた，声門下圧に関係する弾性システムである。2種類の肋間筋とよばれる筋肉が肋骨の間に結合している。吸気時に働く肋間筋である吸気肋間筋（訳注：内肋間筋）は，収縮すると胸郭の体積を増加させるように作用する。この吸気肋間筋は，吸気時の筋力を供給し，通常の呼吸時に頻繁に用いられる。筋収縮が消失すると，胸郭は膨張のない小さい体積に戻ろうとする。筋肉の働きではなく受動的に実現される呼気の力は，吸気肋間筋が収縮の後，弛緩するとすぐに生じる。このときの圧力は，深呼吸で吸気した場合には 10 cm H_2O くらいである。もう1種類の肋間筋は，呼気肋間筋（訳注：外肋間筋）で，正反対の機能をもっており，胸郭の体積を減少させるように働く。呼気肋間筋を呼気に用いると，受動的に吸気の力が生じる。深呼吸における呼気の後は，肺内の圧力は約 −20 cm H_2O である。

　まとめると，われわれの身体には吸気と呼気の両方において弾性力が存在しており，それらの力は肺気量に依存し作用する。よって，呼吸のメカニズムにおける特別な呼気と吸気の力が等しくなる肺気量の値が存在する。この肺気量の値のことを，機能的残気量（FRC: functional ressidual capacity）とよぶ。肺がFRCから外れて拡大または収縮をすると，すぐ元の状態に戻ろうとする受動的な力が働く。呼気，吸気において受動的な力と能動的な力の両方が，存在していると結論づけることができる。

　呼吸動作は，筋収縮によって肺を拡大させたり収縮させたりする2つの主要な筋群によって実現されている。第1の筋群は，上に述べた呼気や吸気にかかわる肋間筋である。第2の筋群は，腹壁や横隔膜の筋肉によって構成される。横隔膜は呼吸において重要な筋肉である。弛緩したときは，サラダボールを上下逆にしたような感じの形状をしている。端は，胸郭に下端に沿って肋骨に付着している（図3.1）。横隔膜筋が収縮すると，板のような平坦な形状となる。それにより，胸郭の下端は下降し，胸郭の体積は増加して，肺気量は大きくなる。これらの一連の動きにより声門下圧は下がり，気道が確保されているときは空気が肺の中に流れ込む。

3 呼　吸

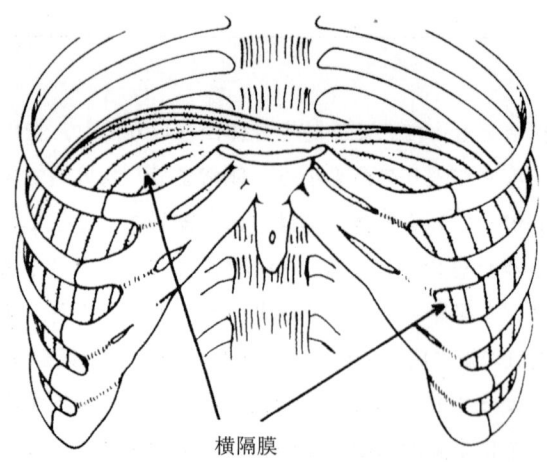
　　　　　　　　　　　横隔膜

図3.1 胸郭における横隔膜の位置。弛緩時：サラダボールを上下逆にしたようなドーム型。収縮時：平坦な形をとる。端は胸郭の下端にそって肋骨に付着。

　腹部内の体積を大きく変化させるのは簡単ではない。したがって，横隔膜筋を収縮させることにより，横隔膜が腹部内を下方へ圧迫し，それにより腹壁は外向きに押し出される。横隔膜の活動は，この現象によって，実際にはっきりと観察することができる。吸気時に腹壁が膨らんでいるのは，吸気において横隔膜筋が活動していることを示している。横隔膜による吸気を確かめるには，胸郭最下部の拡大もまた目印となる（Strohl and Fouke, 1985）。

　正立した姿勢において，腹壁を構成する筋肉によってのみ，横隔膜筋は上に膨らんだ形状を回復することが可能である。腹壁の筋肉は，収縮することにより腹部内の物を後方かつ上方に胸郭に向かって押し戻し，それにより胸郭の下部を仕切る横隔膜は上方へと動き，肺気量は減少する。このことから，腹壁の筋肉は呼気のための筋肉であるということができる。腹壁の筋肉と横隔膜筋は，呼気時，吸気時に用いる筋力を与える1対の筋肉なのである。呼気，吸気における筋力を作り出す筋肉は肋間筋であり，呼吸動作における横隔膜と腹部の役割を補助あるいは代用すると考えられる。また，逆に，呼吸動作における肋間筋の役割も横隔膜筋と腹壁の筋肉によって補助または代用されているといえる。

　以上ここまで，呼吸筋および受動的な弾性力についていろいろと見てきた。それらの力すべては，肺気量に影響を与え，したがって，声門下圧にも影響を与える。声門が閉じているとき，何が発声中に肺内の圧力を決定するのであろうか。すぐ上で論じたように，重要な役割を担っているのは横隔膜と腹筋であるが，肺や胸郭における受動的な復元力もまた関係している。この弾性収縮力の大きさは，肺内に存在する空気の量，すなわち肺気量によって決まる。これらのシステムについて図3.2に概略図を示す。

　声門下圧を一定に保つのに必要な筋肉の活動は，肺気量に依存している。なぜなら，肺や胸郭の弾性力は，肺気量が機能的残気量つまりFRCより大きいか小さいかによって，肺

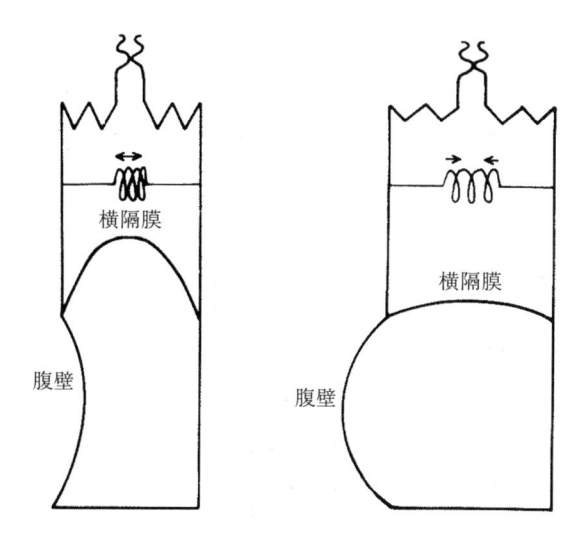

図3.2 呼吸器の概略図。胸郭は内部に肺および胸郭の受動的反発力に対応するばねの付いたふいごとして表している。左右の図は、最大呼気時および最大吸気時にそれぞれ対応している。呼気肋間筋が収縮すると、胸郭および肺は収縮し、胸郭のばねとしての性質が、肺を拡大させようと働く。吸気肋間筋が収縮すると、胸郭や肺が拡大し胸郭のばねとしての性質は、肺を収縮させようと働く。腹壁の筋肉が収縮すると、腹部内の物が押し上げられ、それにより横隔膜が胸郭内に押し上げられる。横隔膜筋が収縮すると、腹壁は外向きに押し出される。

内の圧力を上下させるように働くからである。肺が大量の空気で満たされていると、受動的な呼気の力はとても大きく、高い圧力が生じる。肺内の圧力が、意図された発声に対して高すぎると、吸気筋を収縮させて圧力を下げようとする。この吸気筋の活動は肺気量が減少する際に、減少を緩やかにするために必要で、圧力を生じるために必要な強さに受動的な呼気の力が満たないFRC付近の肺気量に達すると消失する。この平衡点を超えると、呼気筋が働きを強め、胸郭がどんどん収縮することによって増加する吸気の力に対抗しようとする。

図3.3はこの様子を図示したものである。図中の曲線は、肺や胸郭による反発力の効果に寄与する受動的な呼気および吸気の力の変化を、肺内の空気の残量と対応づけて示している。図にあるこれらの曲線は、ピアニシモ(pp)とフォルティシモ(ff)の2種類の音を発声するのに必要な声門下圧の典型的な値を示している。吸気筋の補償的な活動は、最大吸気後のppを歌うときに必要となり、逆に、肺に総肺気量のごく一部のみの空気が存在している状態では、呼気筋の活発な活動が、ffを歌うときに必要とされる。

ある一定の声門下圧を保つために必要な条件は、身体の姿勢によって異なる。例えば、正立している状態では、横隔膜は水力学的な理由で重力により下方に引っ張られている。つまり、正立状態では、腹部内のものは横隔膜からつり下がっており、腹壁は受動的な状態にある。一方、仰向けの姿勢では、重力は腹部内のものを背中の方向に引っぱり胸郭に

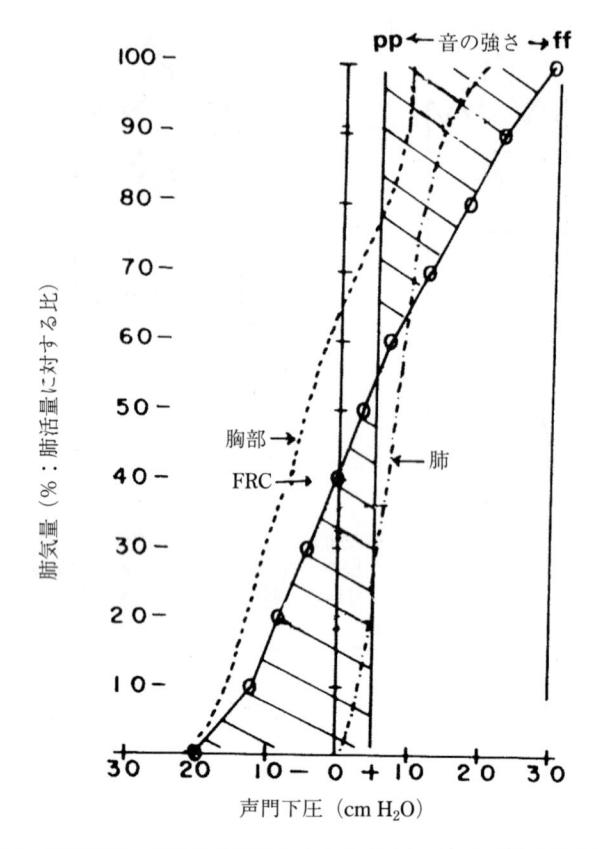

図3.3 呼吸器官の受動的な反発力から生成されるさまざまな肺気量における圧力の計測。2本の点線による曲線は，胸郭と肺から生成された圧力を示す。実線はそれらの和をとったもので，肺気量が極端な値をとる場合，ピアニシモ（pp）とフォルティシモ（ff）の肺気量から大きく離れていることがわかる。機能的残気量（FRC）は，受動的な呼気および吸気の力がつり合うに従ってそれらの和が0になる肺気量である。この図の場合，FRCは最大の肺気量の40％となっている（Proctor, 1980より）。

押し込もうという方向に働く。もし，逆立ちしたとすれば，この力はさらに強くなる。

　肺内の過剰な圧力は，弛緩した横隔膜を通じて下方へと伝えられる。よって，例えば，高い声や大きな声を発声するために生じる声門下圧の上昇によって，腹壁における圧力は上昇する。腹壁が声門下圧の上昇後すぐに外側に膨らまない場合，腹壁の筋収縮は声門下圧の上昇に同期して起きる。つまり，歌手が，連続的に声門下圧を変化させるためには，連続的に腹壁の筋肉を収縮させる必要があるといえるであろう。

　上記のことから，歌唱において，呼吸器官に要求されることは非常に高いといえる。発声に必要とされる肺気量が絶え間なく変化するための筋力の連続的な反応，声門下圧の迅速でかつ精確な変化，の2つの必要性からの要請である。では，これら2つの厳しい要求を満たすために，歌手はどんな呼吸の戦略を用いているのであろうか。

　呼吸法において明らかに歌手によって異なるのは，腹壁の位置である。腹壁を外側に広

げる（「ベリーアウト」）歌手がいる一方，腹壁を内側にへこます（「ベリーイン」）歌手もいる。これら異なる呼吸法の戦略に対し，非常に面白い説明がある。例えば，ある発声の指導者は，「ベリーイン」の方法を支持する理由を，吠える犬がこの方法を用いているという事実に見出していたりする。いい歌手の声と吠えている犬の声との間に，明らかな違いがあるにもかかわらず，真面目にこのような見解をとっているのは非常に面白い考え方であるといえる。

　HixonとHoffman（1978）は，この2つの戦略の長所と短所について分析を行った。彼らの論文では，筋肉がすでに収縮をしている場合よりも緩んでいる場合の方が，筋肉は収縮しやすいということから，「ベリーイン」方式では，横隔膜だけでなく呼気肋間筋も緩んでいて，それによって声門下圧を急に増加させるために有効に用いることができる，と結論づけている。一方また，腹壁の筋肉の収縮している状態は，呼気のための力を十分に作り出すことを阻害することになる。「ベリーアウト」方式は，一般的には，胸郭の壁を上方かつ外側に位置取りさせるという方式である。もしそうだとしたら，この戦略は「ベリーイン」における戦略と同じ長所をもつことになる。なぜなら，肋間筋は緩み，腹壁の筋肉も同様に緩んでいるからである。横隔膜筋が収縮しているという状態の短所は，肺気量が小さくなるにつれ，一方では横隔膜が上に押し上げられていくということである。吸気の努力が必要と思われる場合には，肺気量が小さい状態では，横隔膜筋はさらに弛緩した状態になる。

　通常の話声では，胸郭や肺の受動的な呼気の力との平衡を保つために必要な吸気の補償的な働きは，まず吸気肋間筋によって作られる。多くの研究者が，話声において，主な吸気筋，横隔膜筋は受動的であることを確認している（Draper et al., 1959）。

　肺気量が多い状態では，呼気を導く胸郭や肺の弾性力は非常に大きいが，それを補償するために働く横隔膜筋の役割については，歌声の研究の素晴らしい先駆的な論文の中で詳細にわたり研究されている（Bouhuys et al., 1966）。この論文では，プロでない歌手の人たちを被験者として横隔膜の上と下の圧力が比較された。実験の結果から，長い，柔らかい，定常的な声で歌う場合，5人の被験者のうち3人が，横隔膜の呼気復元力が弱くなるように制御していたことがわかった。

　私自身も，共同研究者と一緒に，4人の歌手の呼吸動作の様子について，声門下圧を一定に保つ課題だけでなく，オクターブの音程の音の歌唱など急速な声門下圧を伴う課題を用いて研究を行った（Sundberg et al., 1983）。この研究の主な目的は，横隔膜筋の活動を調べることにあり，横隔膜筋には2つの異なる戦略が用いられていることがわかった。実験に参加した歌手のうちの1人は，長い定常母音の歌唱において，フレーズ全体を通じて横隔膜筋の活動が観察された。他の3人の歌手は，横隔膜はフレーズ全体を通して弛緩しており，吸気のときのみ活動していた。しかしながら，この3人の歌手は，大きな肺気量時，例えば，高音から低音に一気に変化させるときなどに，急速に声門下圧を減少させること

3　呼　吸

　に横隔膜を用いており，このような場合には，横隔膜は急激に，かつ，短い時間の間だけ収縮していたようであった。フレーズ全体を通して横隔膜の活動を示した歌手では，高い声門下圧で歌唱する際に，横隔膜の活動が増加した。横隔膜の活動の増加により，目標とする声門下圧に到達させるために腹壁が生成する余剰な圧力を減少させるのである。

　最後に述べた戦略は，一見不思議だが，何らかの利点があるようにもみえる。実際，横隔膜と腹壁の筋肉を同時に強く収縮させることで，内臓の動きを抑え，声門下圧を急激に変化させる際の内臓の慣性の影響を最小にすることができる。急速かつ精確な構造物の変化を要求される実験課題では，構造物の動きを加速する筋肉と構造物の動きにブレーキをかける筋肉との両方を活性化させられる戦略が一般的に用いられる（Rothenberg, 1968）。

　以上をまとめると，歌声において，横隔膜は一般的に理解されているよりも，はるかに重要な役割を担っており，また，横隔膜が果たす役割は，歌手によって異なった働き方として現れる。本書でも，後でこれらの疑問と発声との関連性について見ていく。

話声および歌声における肺気量

　これまで，呼吸のメカニズムについて述べてきたが，ここからは，それが話声や歌声でどのように用いられているかを見ることにしよう。肺に入れられる吸気の量は最大値をもち，この最大値のことを全肺気量とよぶ。成人男性で，全肺気量は7リットルくらいである。最大呼気の後も少しの空気が常に肺に残る。この残った空気の量のことを残気量とよぶ。成人男性では，この残気量は約2リットルである。全肺気量と残気量との差は呼吸は発声で使うことができる空気の量に対応している。この空気の量のことを，肺活量とよび，成人男性ではおおよそ5リットルである。

　もちろん，肺活量は，身体の大きさによって異なる。肺活量と身体の大きさの関係は，おおざっぱに，式によって記述することができる。Baldwinらの論文によると，肺活量（VC）は，リットル単位で表すと，男性は

$$VC_{\mathrm{male}} = (2.8 - 0.011\,A)\,L$$

女性は

$$VC_{\mathrm{female}} = (2.2 - 0.01\,A)\,L$$

と書ける。ここに，Lは身長（単位：m），Aは年齢（単位：歳）である（Baldwin et al., 1948）。注意深く上記の式を見ると，女性は男性よりも肺活量が小さく，背の低い人は背の高い人よりも肺活量が小さく，肺活量は加齢とともに小さくなることがわかる。これらの要因の及ぼす影響について図3.4に図示する。

　呼吸が行われていないとき，呼気と吸気の受動的な力の平衡が，呼吸システムにおいて

肺にある空気の量を決定する。この空気の量についてはすでに言及したが，この空気の量は，死んだ後も肺の中に残ることになる。この量のことを，機能的残気量（FRC）とよぶ。一般的に，機能的残気量は，肺活量の半分よりも若干少ない。

通常の呼吸では，約0.5リットルが吸い込まれ，はき出される。呼吸は1分間に約20回ですなわち5秒に1回行われる。したがって，1回の呼吸で肺から出される空気，すなわち空気流は，かなり小さく，たった0.1リットル/秒である。さらに，肺活量のうちのごく一部のみが実際には使用されている。0.5リットルは，成人男性の使用可能な肺気量5リットルなのに対して，10％ほどの量にすぎない。通常の受動的な呼吸においては，吸気は能動的に行われ，呼気は受動的に行われている。このことは，安静呼吸時において肺気量は，機能的残気量よりやや大きいあたりを，非常に小さい範囲で動いているということを意味している。呼気動作が通常完全に受動的に行われているという事実は，後で述べるように，注目すべき事実である。

話声においては事情は異なり，多くの場合，肺活量の約50％が活用され，FRCよりやや大きい肺気量のあたりまでが使われる。別の言い方をすれば，通常の話声においては，受動的な呼気の力を利用して必要とされる声門下圧を作っていると考えることができる。図3.5に見るように，自然発話の場合，被験者は肺気量としては，肺活量の55～10％までの範囲を用い，FRCは約35％で，多くの時間，肺気量はFRCより低い値にある。大きい声で朗読を行った場合，通常より高い声門下圧となり，しばしば空気の消費量は通常よりも大きくなる。このとき発声に用いられる肺活量は，同じく図3.5にあるように，通常の発声よりも上の方に広がる。この被験者においては，肺活量の10～70％を大きい声での朗読に用いており，最大の声による朗読では，肺活量の15～95％を用いている。

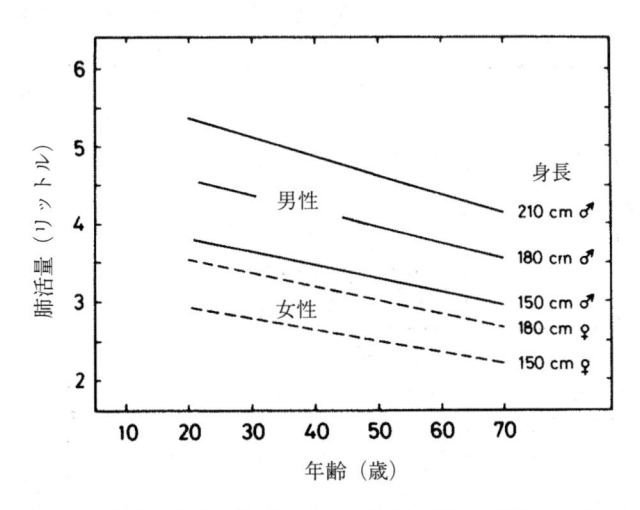

図3.4 肺活量が年齢，性別，身長によって異なる様子。男性は女性よりも肺活量が大きく，若い人は年をとった人よりも肺活量が大きく，身長の高い人は背の低い人よりも肺活量が大きい。

3 呼　　吸

　また，図3.5は，通常の朗読において，被験者の肺気量がFRCに近づくと呼吸をしようとすることを示している。同様の傾向は，大きい声での朗読，最大の声での朗読においても見られるが，連続発話では見られない。これは，朗読においては，被験者は発声における適切な声門下圧を保持するのに，呼気の受動的な力を利用する傾向があることを意味している。おそらく，これは多くの発話者においても典型的な傾向として現れると考えられる。Proctorによると，あらゆる場面において，われわれは肺気量は機能的残気量（FRC）

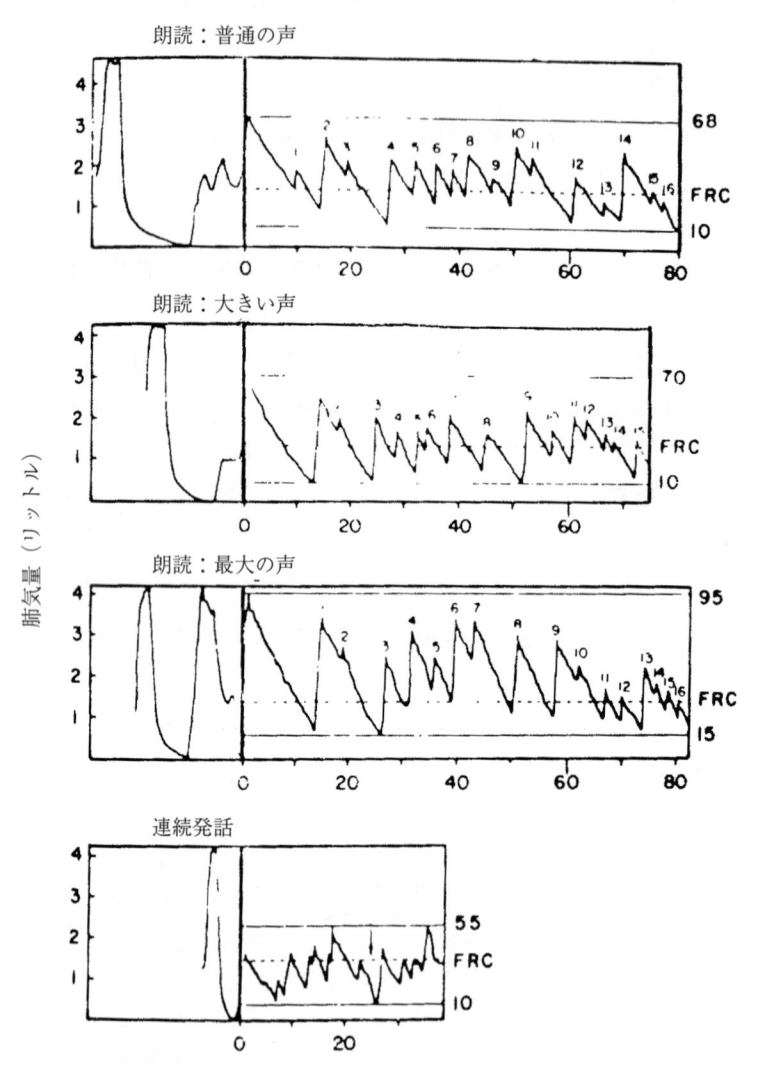

図3.5　1人の被験者がさまざまな声の大きさで文章を読んだ場合の肺気量。縦軸左は実際の肺気量（リットル），右は肺活量に対するパーセント値を表す。数字は呼吸数を示し，水平に引かれた点線は機能的残気量（FRC）を示す。連続発話を示すグラフにおける矢印は，そこで被験者が笑ったことを示している。各図において左側の張り出された図は，被験者が最大吸気を行い，それに続いて最大呼気を行った様子を示している（Bouhuys et al., 1966より）。

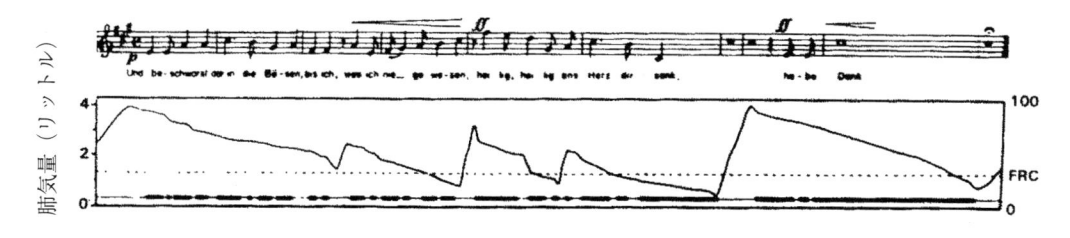

図 3.6 上の楽譜にある曲を歌唱する被験者の肺気量。左右軸の値は，図 3.5 と同様である。下図の下の方にある水平の線は，音声波形を示す（Bouhuys et al., 1966 より）。

より大きいか，ほぼ同じくらいが身体的に快適であると感じる（Proctor, 1980）。

歌声では，通常の話声よりも，比較的長いフレーズが出現する。通常の話声において，われわれは 5 秒ごとに呼吸をする傾向を示すが，その一方，歌声においては，10 秒を超える長さのフレーズも珍しくない。したがって，話声よりも歌声の方が，単位時間あたり少ない回数で呼吸を行っていて，それゆえ，歌声においては，空気を使いすぎないようにすることが重要である。図 3.6 に示されているように，長いフレーズは，肺活量の 100％近くに相当する非常に高い肺気量で開始される。FRC より下の範囲の肺気量もまた用いられ，肺活量の 10％や，5％の低い値に達することがある。このことから，歌声で用いられる肺気量の範囲は，最大の声による朗読で用いられる範囲と類似していることがわかる（図 3.5 を参照のこと）。

歌声や，大きい声での朗読では，通常の話声よりも，肺活量のかなり広い範囲が用いられていると結論づけることができる。このことによれば，プロの歌手や俳優は肺活量がやや大きくなっていることが自然に思われる。Gould によると，歌手でない人よりも歌手の方が，平均すると 20％肺活量が大きい（Gould, 1977）。この肺活量の拡張は，全肺気量の増加によりもたらされたのではなく，どちらかといえば残気量の減少による。したがって，ボイストレーニングによる効果として，ボイストレーニングを受けた人が他の人に比べて，より多くの範囲の肺気量を全肺気量のうちで使うことができるようになる，ということが考えられる。これは，簡単にいえば，いかにして肺をよりペシャンコにしぼませるかを学ぶということである。

話声および歌声における声門下圧

吸気後に，腹筋を収縮させると，肺内の空気圧あるいは声門下圧は上昇する。声門下圧がどれくらい上昇するかは，腹筋の収縮の度合に，また，声門による空気流に対する抵抗に依存している。次は，会話や歌唱における声門下圧の大きさについて見ていくことにする。

3 呼　吸

　声門下圧と発声のラウドネスとが相互に関係しているということは想像に難くない。先に進む前に，発声のラウドネスが何かを明らかにしておく必要がある。というのも，ラウドネスという主観的な印象量と，計測することが可能な物理的な音のレベル（単位：dB）との間に，単純な対応関係が存在するとは限らないからである。実際に，ピッチを変化させつつ知覚される音のラウドネスを一定にすると，物理的な音のレベルは数 dB 変化する。このような理由により，主観的なラウドネスと，物理的なラウドネスつまり大きさは，区別しなければならない。以後，主観的なラウドネスのことを発声のラウドネス，物理的なラウドネスつまり大きさのことを，音のレベルとよぶこととする。

　声門下圧を計測する方法に関して，これまでに発表された論文はとても少ない。これは，声門下圧の計測には多くの困難が存在するからであろう。最も信頼性の高い計測方法は，輪状軟骨より下方から細い針を気管に向けて組織を貫通させて刺入する方法である。被験者として実験に参加する発話者や歌手には，この方法は快適でないという人もいる。ほかにも間接的な声門下圧の計測方法はある。前に述べたように，口唇が閉鎖し同時に声門が開いているとき，声門下圧は口腔内の圧力と等しくなる。したがって，声門下圧は，通常，子音の/p/の発音時には，口腔内圧から正確に決定することができる。

　発声のラウドネスを変化させるためには，声門下圧を変える必要がある。これに関し，ピアノ，メゾフォルテ，フォルテで，半音階をテノール歌手に歌わせたときの計測結果を図3.7に示す。ラウドネスが大きくなるにつれ，声門下圧が上昇している様子が見られる。声門下圧はまた，発声周波数が上昇するにつれて増加している。私の行った実験では，同様の結果が，すべての種類の声において，特に高い周波数での発声において，典型的な現象として見られた。

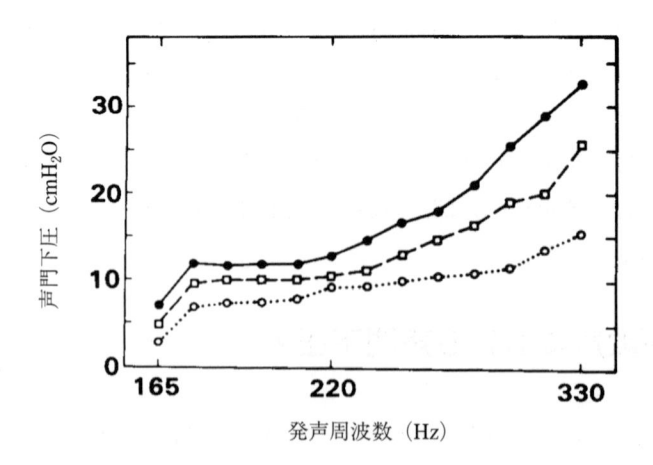

図3.7　テノール歌手が，E3 から E4（大体 165〜330 Hz）まで半音階で，弱く（○），普通に（□），強く（●）発声をしたときの声門下圧。声門下圧は，ラウドネスの増加に伴い上昇し，さらに発声の周波数の上昇によっても上昇する（Clevelan and Sundberg, 1983 より）。

発声に用いられる空気圧はやや低い。少なくとも，われわれが作ることが可能な最大の圧力と比較すれば低い。声門下圧は 150 cm H_2O かそれ以上にまで上げることが可能である。このような高い声門下圧は，例えば，非常に重いものを運ぶときなどに発生する。このようなときには，呼気筋は強力に収縮している。同時に，肺にある空気が非常に強い呼気として一気に逃げ出さないように声門はしっかりと閉鎖する。一方，胸郭は，強い声門下圧により固定される。オーボエのようなリード楽器でフォルテの音符を演奏する場合，65 cm H_2O の声門下圧が必要であり，リップリード楽器（金管楽器）においても，同様の高い値を示す。トランペット演奏者では，195 cm H_2O あるいはそれ以上の声門下圧の計測値が報告されている（Navra'til and Rejsek, 1968）。

通常のラウドネスでの話声では，声門下圧はこれまで出てきた値よりも随分小さく，一般的には 6 cm H_2O あたりで，大きな声による発声でも 15 cm H_2O までになるのはまれである。歌唱では，声門下圧はもっと大きくなる。大きい声での歌唱では，20 あるいは 30 cm H_2O に達することも珍しくない。過去に発表されている論文における，声門下圧の記録は，70 cm H_2O であるが，これは非常に例外的な値である（Proctor, 1974）。しかしながら，私自身，ソプラノやテノール歌手が高いピッチの強い音を歌った場合に，同じような高い声門下圧を計測した経験がある。おそらく，歌手が違えば声門下圧の値もいろいろ異なり，声質区分や声種なども重要な要因となっていると思われる。

歌唱時の声門下圧の記録の多くは，持続発声を対象として行っている。しかし，現実的には，声門下圧は短時間で変化するパラメータであり，声門下圧はラウドネスおよび発声周波数の両方によって変化するので，隣接する音符間でも声門下圧は変化してしまう。図3.8 は，コロラトゥーラの歌唱において，声門下圧が波打つ様子を調べたものである。発声周波数の変化と同期して，声門下圧が連続して振動しており，音符ごとに声門下圧が増減

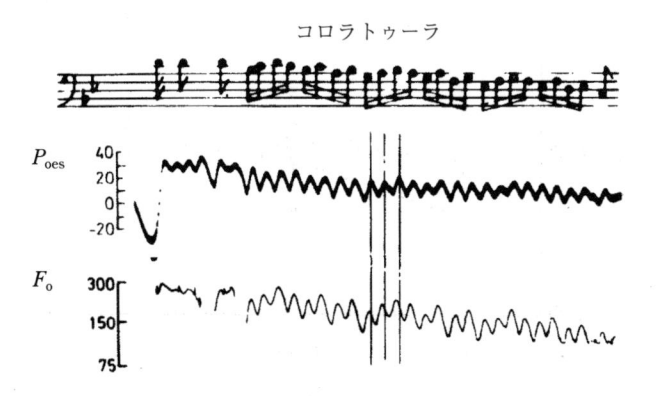

図3.8 プロのバリトン歌手が，コロラトゥーラ楽句を歌唱している際の，声門下圧とおおよそ一致している食道内圧（P_{oes}），および発声周波数（F_0）。圧力および周波数の両方が，1秒間におよそ6回，各音符に対応して増減している。

している。速めのコロラトゥーラ楽句のテンポは，1秒間に7つ音符を歌唱しなければならず，声門下圧の変化は実際に非常に速い。子音/p/の発声中の声門下圧に関する研究において，Leandersonらは，複数の被験者が時々/p/の閉鎖区間のみ，つまり約100ミリ秒の間だけ，声門下圧を減少させることを見つけた（Leanderson et al., 1983）。フレーズの最初のこのような声門下圧の減少は，多くの場合，横隔膜筋の急な活動によって実現される。声門下圧の制御は，歌唱においては，非常に迅速かつ正確でなければならない。

話声および歌声における空気流量

空気流量は，いろいろな要因がある中でも，明らかに声門下圧に依存している。図3.9は，さまざまなラウドネスで文章を3人の発話者が読み上げたときの空気流量を記録したものである。0.1〜0.6リットル/秒の空気流量が観察され，個人差は大きいものの，一般的にいって，空気流量はラウドネスとともに上昇する。歌声でも同様の流量が計測されている。これらの値を通常の呼吸時における流量の値と比較すると，通常の呼吸時は一般的にはおおよそ0.1リットル/秒で，通常の会話での発声中の値と差がない。このことは，発話中に，必要とされる肺内の換気を行っているということを示唆している。したがって，われわれ

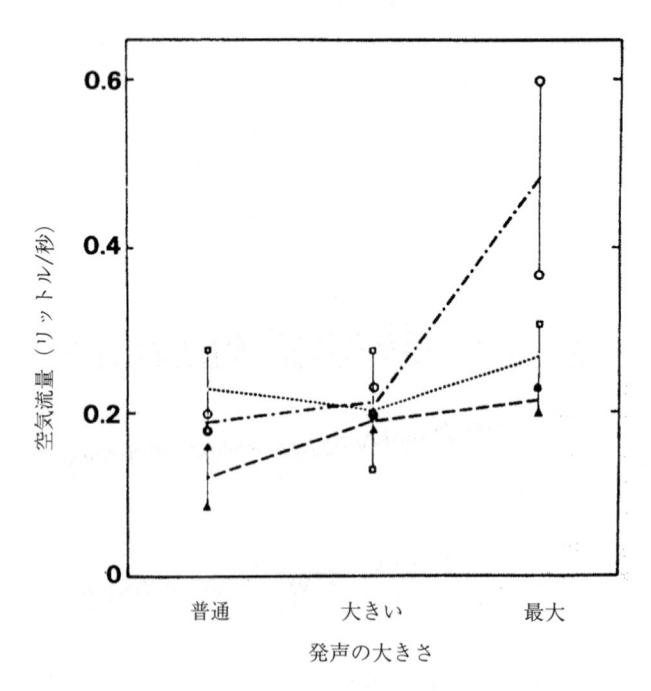

図3.9 3人の発話者によりさまざまなラウドネスで文章が読み上げられたときの空気の流量の平均値。折れ線は平均を表し，垂直な棒線は極値を表す。空気流とラウドネスの関係は，被験者に依存する。

は非常に長い時間，話し続けることができる（退屈な話を長時間聞くのは，しばしばつらいけれど）。

歌唱において，歌手が呼吸を行う休符が，非常に短くなっていることがある。1秒間に4分音符1つ，つまりメトロノームの値で60（MM = 60），というテンポの場合を考えてみよう。これは，かなりゆっくりめで*lento*のテンポである。このテンポの場合，16分音符は0.25秒の長さになる。

この時間内に，5リットルの肺活量の10〜100％まで，肺に空気を供給して満たすことが可能だとすれば，5リットルの90％（＝4.5リットル）を，0.25秒で吸い込まれなければならない。これは，空気の流量が18リットル/秒を下回ることはないということである。実際には，このような短時間に，肺活量の90％もの量を吸気することは，ほとんどない。18リットル/秒の流量で空気が流れると，声門部の粘膜は乾いてしまい，発声障害の危険が生じるであろう。現実的には，歌唱における急速な吸気における流量は5リットル/秒であることが知られている。

空気の流量を最小にすることは，よい歌唱かどうかの判定にしばしば用いることができると考えられる。空気の消費が少ないほど，技術的に上手な歌手であるとみなすのである。

これは，ずっと声門が開きっぱなしの発声は，貧しい発声の技術を意味しているという点では正しいといえる。しかしながら，この法則，つまり少ない消費の方がよいというのは，すべてのことを説明しているわけではない。この章の後の方であるいは次の章で詳しく見るように，空気の消費を抑えるための単純かつある種不健康な方法は声帯を強く閉じることで，このとき，強く閉じた声門を開くために十分な高さまで声門下圧は上昇する。このような状況では，実際，空気流量は非常に小さくなる。

声門抵抗

声門下圧の上昇は，空気流量の増加を導く。しかしながら，このことは，第3の要因，つまり声門を空気流が通過するときに受ける抵抗，いわゆる声門抵抗が一定である場合に限り成立する。声門抵抗は声門下圧と声門通過気流の比によって定義され，実にさまざまな値をとる。実際，声門の完全閉鎖が起きない場合は，閉じが最も強くなるとき（つまり，1周期の中で最も両側の声帯が接近するとき）も含め，声帯振動の周期中空気はずっと声門から出続ける。このような"息漏れ"あるいは「気息性」発声が，低い声門抵抗の例であり，この発声では，声質も気息性となり，空気の消費量は比較的多い。しかし，重い物を運ぶときのように極端に高い声門下圧の条件のもとでは，声門を通過する気流の流量は0になることを，われわれは知っている。このとき，明らかに声門抵抗は，極端な高い値をとる。したがって，声門抵抗は実にさまざまな値をとり得るということができる。

声門抵抗は，主に喉頭筋における内転の度合によって決定される。声門の内転が強くな

ると，声門抵抗値は大きくなる[1]。「喉詰」や「過緊張」とよばれるある種の発声は，高い声門下圧と少ない声門を通過する気流の流量によって別の言い方をすれば，高い声門抵抗によって，特徴づけられる。この場合の声は，頑張って力んで発声したときの声質となる。反対に，声門抵抗がとても低い場合，声帯は接触せず，したがって，空気の消費量は大きくなり，「気息性」発声となる。この話題については，次の章で再び見ていくこととする。

圧力，空気流，音波

これまで述べてきたように，声門下圧の上昇は，声のラウドネスおよびある程度の発声周波数の上昇を引き起こす。他の要因も同様である（発声周波数とは，声帯の振動周波数のことであることを確認しておく）。声門下圧と発声のラウドネスの間には，実際，直接的な関係が存在する。図3.10にあるように，平均的には，声門下圧が2倍になると，声の大きさは9 dB上昇する。しかしながら，図に記された4人の被験者を計測し集めたデータ点を見ればわかるように，かなりばらつきがある。

偶然だが，非常に面白いことに，正弦波のラウドネスが2倍になったと知覚させるためには，音のレベルを同じく9 dB大きくすることが必要である。声門下圧が2倍になっていることを実際に知覚することができるとすると，声ではない音を聞いている場合ですら，声を手がかりとすることが可能であるということが示唆される。

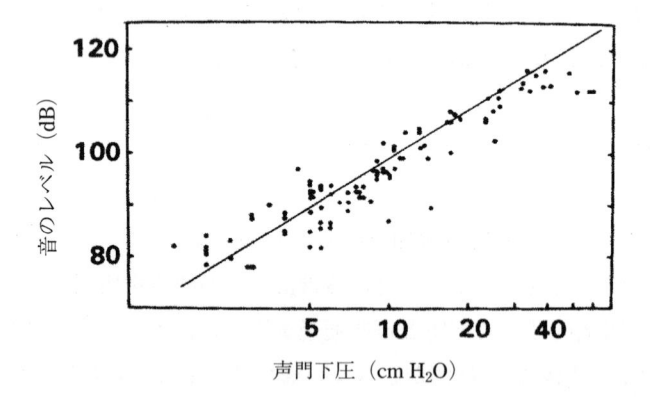

図3.10 声門下圧が発声のラウドネスにとって優位に働くことを図示。データは4人の被験者から収集され，その中には，さまざまなラウドネスの発声を行えるように発声の訓練を受けた人も含まれる。声門下圧が2倍になると，音のレベルが9 dB上昇している（Bouhuys et al., 1966 より）。

---

[1] この表現は，音響研究者には，強い感情的な反発を引き起こすかもしれない。実は，声門が空気流が通ることに抵抗する度合は，振動の周期の間に変化する。実際，声帯の振動周期の開放期のはじめは，声門面積は小さく，空気流はどんどん増えている。その結果，声門は空気の通過に抵抗しようとする。このような理由から，「抵抗」という用語を用いるよりも「インピーダンス」という用語を用いる方が，より適切である。

話を声門下圧の基本周波数への影響に戻すと，2つの間に非常に単純な関係があることもわかる。声門下圧が1 cm H_2O 上昇すると，通常の話声の場合，発声周波数は，約3〜4 Hz上昇する。7 cm H_2O が通常の発話で広く用いられる値であり，100 Hzと200 Hzが，それぞれ男性と女性の典型的な平均発声周波数であるという事実を考慮すれば，7 cm H_2O から 8 cm H_2O まで声門下圧が上昇しているのにもかかわらず，発声周波数が4 Hzしか変化していないのは，影響としてはとても小さいといえる。よって，通常の話声において，声門下圧は発声周波数を変化させるために使われているのではないと思われる。もちろん，声門下圧の上昇が非常に大きいと，発声周波数の上昇も無視できないものになる。実際，声門下圧が7 cm H_2O から14 cm H_2O まで上昇すると，基本周波数は28 Hz上昇し，これは平均的な成人男性の話声では，長3度に近い上昇に相当する。

　圧力と気流は，明らかに発声にとって重要である。圧力は，呼吸器官によって制御され，また声門抵抗にも影響される。気流は，圧力と声門抵抗によって決定され，一方，声門抵抗は主に喉頭の内転筋よって調整される。さて，発声の3つの主要な決定要因である圧力，気流，抵抗が，異なる周波数やラウドネスでどのようになっているかを見ていくことにしよう。古典的な研究では，Rubinらは，いろいろな発声周波数とラウドネスの間の関係および空気流量と声門下圧の関係について調べた。プロの歌手に関して以下のような結果が得られた。

　発声のラウドネスの増加は，発声周波数に関係なく，常に声門下圧の上昇と連動して見られた。予想したとおり，発声のラウドネスは声門下圧によって制御されていると考えられる。声門下圧の上昇は，また，発声周波数が上昇したときにも広く見られ，発声のラウドネスが一定の場合でも同様に発声周波数の上昇のときに声門下圧の上昇が見られる。別の言い方をすると，同じラウドネスで歌う場合，一般的に，低い声よりも高い声の方が，高い声門下圧で歌われる。私の経験からすると，特に発声周波数の高い領域では，この傾向は顕著であり，低い発声周波数の領域においては，ピッチが異なるによる声門下圧の違いはごくわずかである。

　話をRubinらの研究に戻すと，発声周波数とラウドネスの両方が同時に上昇するとき，空気流量は，例外はあるものの，通常，増加する。よって，低く柔らかい声よりも，高く大きい声の方が，多くの空気を消費するという法則があるといえる。一方，一定のピッチに保ったままクレッシェンドする発声を行うと，付随する空気流量は一定かあるいは増加するであろう。同様に，訓練された歌手は，しばしば，一定のラウドネスで，上昇するグリッサンドを，空気流量をほとんど増加させることなしに歌う。逆に，この状況で，空気流量が減少することも観察されている。したがって，高い声は必ずしも低い声よりたくさんの空気を消費するということでもない。しかし，もし高い声によって，発声のラウドネスが上昇するのであれば，一般的に空気の消費は多くなる。

　発声の周波数の上昇が空気流の現象に関係していることは，一見不思議に思われるかも

しれない。例を挙げてみよう。発声の周波数が1オクターブ上昇する場合，基本周波数は2倍になる。これは，1オクターブ低い声のときより声門が2倍の振動数で開閉を行っていることを意味する。直感的には，このような現象が起こる場合，空気流量も2倍になっていると考えるかもしれないが，そうではない。実際，発声の周波数が2倍のとき，他のすべての要因が不変に保たれていれば，各周期において声門が開いている時間はほぼ2分の1となる。したがって，1オクターブ低い声に比べて，高い声の場合は，振動の各周期においては，およそ半分の空気の流量が声門を通過するだけ，ということになる。結局，およそ半分の流量の空気が2倍の周波数で振動する声門を通過し，よって，高い声のときの空気流の消費量は，低い声の場合と同様であると結論づけられる。言い換えると，空気の流量は発声の周波数に依存しているわけではないということがいえる。

これらの考察は，発声周波数が変化することにより，声門下圧，声門抵抗が変動し，またそれらの変動が空気の流量に影響を及ぼすことから，もっと複雑になる。

起こり得る変動として，発声周波数を上昇させる場合に働く筋肉が，おそらく，声帯の内転の強さに影響を与えるということが考えられる。例えば，しばしばピッチの上昇に伴い活発に活動する声帯筋は，強い内転を引き起こす傾向をもつ。歌手では，高いピッチの音は，低い声のときに比べて，しばしば力を抜き足りない，あるいは，より「喉を詰めた」状態の発声により歌われることがある。このことは，先に述べたように，声のピッチの変化が，内転の活動に変化を引き起こしている，ということができる。発声時に，声門の内転活動が変化することは，声門抵抗が変化することを意味している。これらの理由により，空気流量と発声周波数の間に，単純な関係を期待することは不可能である。

Isshiki（1964）によると，発声訓練を受けていない人の裏声声区では，発声周波数と空気流量の間に安定した関係があり，裏声声区では，発声周波数が空気流量によりほぼ完全にコントロールされ，発声周波数は空気流量の増加により上昇する，とされている。しかしながら，この論文では，いくつかの異なる種類の発声が，「裏声」とよばれている可能性がある。例えば，裏声声区には，声帯の振動周期において声門が完全閉鎖するもの，また，しないものがあり，カウンターテノールの用いる裏声の種類は，おそらく，他の種類の裏声とは異なる。基本周波数の制御の方法は，裏声声区でもこれら発声の種類の違いにより，大きく異なると考えられる。

まとめると，発声のラウドネスは，主に声門下圧によりコントロールされ，一方，発声周波数は主に喉頭筋群によりコントロールされる。なお，歌手の声域の最も高い領域では，発声周波数の上昇に伴う声門下圧の上昇が典型的に見られる。空気の消費量は空気流量で決まり，主に声門下圧と声門抵抗がその要因となっている。また，声門抵抗には，内転の活動の度合が反映される。通常発声においては，空気流量は，発声のラウドネスが上昇したとき，多くの場合増加する。プロの歌手では，空気流量は，発声の周波数，ラウドネスのいずれとも単純な関係で結び付いているわけではない。発声訓練を受けていない人では，

空気流量は裏声声区において，発声周波数の上昇に伴い増加することが観察されている。

さて，計測されたデータを考察してみよう。図3.11は，プロの歌手が上昇音階と下降するグリッサンドを歌ったときの，空気流量，声門下圧，音の大きさを示している。グラフは，これらの観察結果を図示している。空気流量は，音階のすべての音に対して，0.11〜0.13リットル/秒付近で実質的に一定となっており，一方，声門下圧は，最低音の約7 cm H_2O から，最高音の約23 cm H_2O へと，上昇している。同時に，音の大きさは，数dB上昇している。また，空気流量と音の大きさは，ビブラートを反映して小さく素早く揺れていることが観察された。ここで，LargeとIwata (1971) によれば，ビブラートのない音は，ビブラートのある音よりも，10％小さい空気流量で歌われるということを述べておく。この事実については，後で再び述べることとする。対応する現象がグリッサンドでも観察された。

また，グリッサンドにおいては，空気流量と声門下圧が滑らかな曲線を描いているのに比べ，音の大きさはかなり不規則なパターンを示していることを注意しておきたい。少々脇道にそれるが，ここでこのことの理由を少し説明させてもらおう。理由は非常に単純である。一般的に，音の全体としての大きさは，スペクトルの中で最も強い部分音の振幅で，ほとんどが決定される。多くの母音においては，最も強い部分音は第1フォルマントに最も近い部分音である。グリッサンドのように，ピッチが連続的に下がると，最も強い部分音が，第1フォルマントの中心周波数に上から近づいている間は，音は全体として大きく

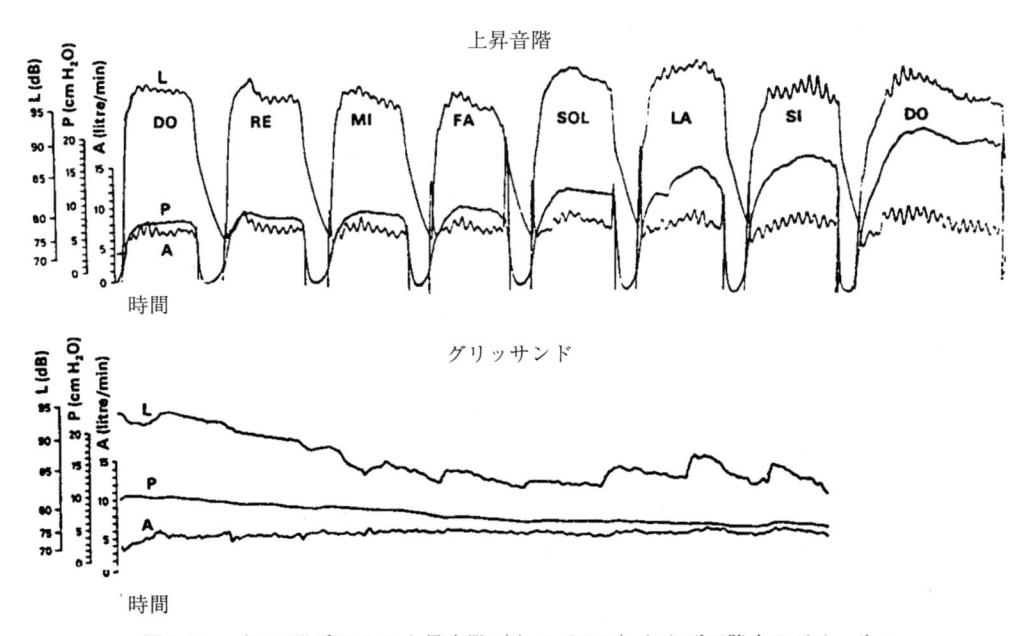

図3.11 プロの歌手による上昇音階（上のグラフ）および下降するグリッサンド（下のグラフ）の歌唱時の，空気流量（A），声門下圧（P），音圧（L）を記録したもの。空気流量は基本的に一定で，一方，声門下圧はピッチと同期して上昇している（Rubin et al., 1967より）。

3 呼　　吸

なる。また，その最も強い部分音が，フォルマント周波数を通り過ぎてフォルマント周波数からの距離が大きくなると，音量は小さくなる。しかしながら，グリッサンドで一定にピッチが下がり続けているので，ただちに，この部分音は，スペクトル内で最も強い部分音ではなくなる。そして，次にその代わりに最も強くなった部分音について，同じ話が繰り返される。

　不思議なことに，音の大きさの変化を耳で推定することはかなり難しい。この事実はすでに述べたが，知覚的なラウドネスと物理的な音圧の間に違いがあるということに関する，1つのうまい説明となっている。われわれが知覚できることと，音響データを分けることは，多くの場合において根拠あることなのである[2]。

　歌唱中の声門下圧に話を戻そう。ここまで，長い持続音の発声中の圧力について考察してきた。しかしながら，実際の歌唱では，声門下圧の変化は時に非常に速く，普通のことであり，必ず起きる。前に述べたように，声門下圧は，一般的にピッチによって変化し，少なくとも歌手の声域の高い方では，ピッチによって変化をする。これら，歌唱中にピッチが変化することによって，声門下圧が実際の歌唱においてどのように変化するかという疑問が起きるのであるが，図3.12は歌唱中の声門下圧の記録を示している。ここで，声門下圧は子音/p/で口唇を閉鎖した際の口腔内圧から推定されたものである。歌手は，上昇の

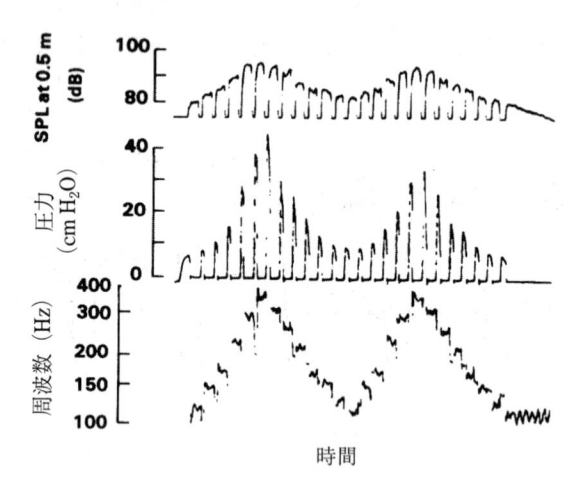

図3.12　プロの歌手が，長三和音による音階の上行とそれに続く属七和音の音階による下行を，それぞれの音を/p/で始めた歌唱の音圧レベル（SPL），声門下圧，発声周波数の同時記録したもの。高い音は，高い声門下圧で歌われ，声門下圧は，ピッチと同期して変化した。声門下圧は音量を決定する。音楽的に最も歌唱が苦しい音は，最高音の次の音であるが，この困難な最高音の次の音で，声門下圧は最大になっている。

---

[2] これは，音響データが，われわれが知覚できることよりも「リアル」であるということをいっているのではない。もちろんある意味，両方とも等しくリアルである。しかし，しばしば音響データは，知覚されることよりも扱いやすく，定義したり特徴づけたりするのがはるかに容易なので，取扱いも簡単である。また，知覚のように，主観的要因に依存することもない。

三和音音階を1オクターブ上まで上行して歌い，そして属七和音の音階を下行して歌っている。このピッチの軌跡は，声門下圧の変化から確かに読み取ることができる。これは，歌手が，ここで用いられた単純な音列のそれぞれの音に対して，注意深く声門下圧を調整していることを意味している。

図3.13は，オクターブの上行，下行が交互に繰り返される音列を被験者が歌唱したときに，計測した声門下圧のデータを示している。この実験では，声門下圧の代わりに食道内圧を計測している。食道内圧は，肺の弾性力の影響を除けば声門下圧とほぼ等しいとしてよく，肺の弾性力の影響は，隣接する音の間では，ほとんど変化しないと考えてよい（肺気量が小さくなるにつれて肺の弾性力は小さくなるが，実際には，連続する2つの短い音の発声においては，肺気量は同じである）。1オクターブ高い音の方は歌手の声域の高い方にあるため，声門加圧を上昇させなければならず，低い音では声門加圧は低くなっている。図から分かるように，これらの変化は非常に素早く，かつ非常に正確である。

声門加圧の発声周波数への影響について再び考えてみよう。図3.13によると，オクターブの音程の歌唱に伴う声門加圧の変化はおそらく本質的であり，発声周波数に大きな影響を与えているはずである。歌手は，広い音程の進行を歌唱するとき，意図したピッチに到達するために，多くの場合は無意識的にではあるが，これら声門加圧の影響を考慮しなければならないのである。声門下圧が発声周波数に影響を及ぼすということが，歌唱中に失敗をして音をはずす結果となる理由のように思える。

比較のため，特別な発声の訓練を受けていない発話者による無意味語の話声に関する対応するデータを図3.14に示す。声門下圧の変化はゆっくりとしており，声門下圧と変化は

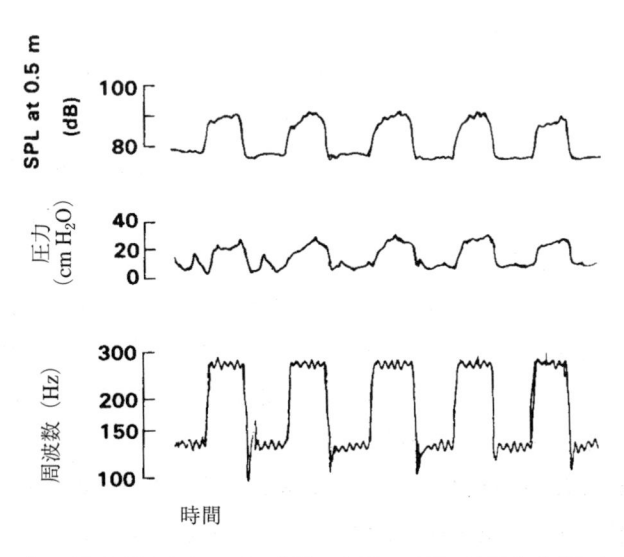

図3.13 プロの歌手がオクターブの音程の上行，下行の連続を歌唱したときの音圧レベル（SPL），食道内圧，発声周波数を同時記録したもの。高い食道内圧で高い音を歌うとピッチに連動して圧力が変化する。

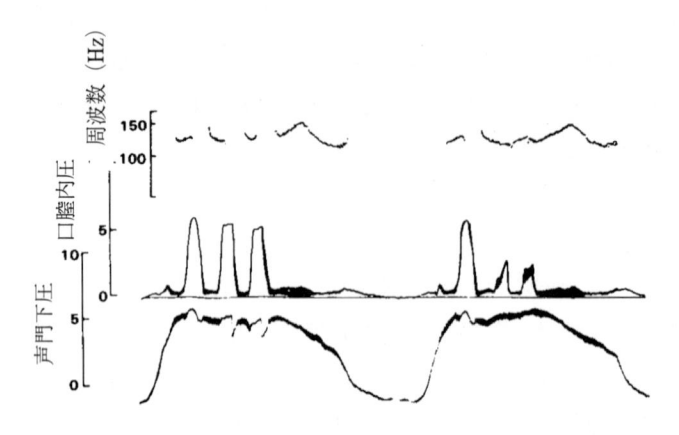

図3.14 スウェーデン語の無意味語/ja sα pα pa ijen, ja sα bα ba ijen/を発声したときの口腔内圧（上），声門下圧（真ん中），発声周波数（下）。口腔内圧は/b/や/p/などの閉鎖子音の発声中に上昇する。声門下圧は帯気音を伴って発声される無声子音/s/と/p/の発声中に瞬間的に小さくなる（Löfqvist, 1975 より）。

連動していない。これから分かることは，声門下圧を決定する呼吸器への要求は，話声よりも歌声においてより厳しい。しかしながら，話声においてもかなり正確な声門下圧の制御がおそらく必要とされる。話者が言いたいことの意味が伝わるように，声門下圧は適切な発声のラウドネスを決定するのである。話声よりも歌声の方が，声門下圧を制御する上での正確さについての要求はかなり厳しい。しかしながら，この話題については実験データがもっと必要である。

　図3.14の口腔内圧を表す曲線を詳しく観察すると，興味深いことが観察される。前に述べたように，口腔内圧は口を閉じて空気が外へ自由に放出されないようにして，子音を発声する場合は，声門下圧と同じ圧力まで上昇する。帯気音化した/p/（閉鎖子音）による声門下圧の揺らぎが見られる（「帯気音化」とは，閉鎖子音での乱流雑音の放出に続く短い/h/の音のこと）。閉鎖子音は，異なる言語では発音も異なる。子音/p/, /t/, /k/が帯気音化しない言語 ── 例えば，イタリア語，フランス語，フィンランド語 ── もあれば，ドイツ語，英語，スウェーデン語のような他の言語では閉鎖子音は帯気音化する。声門下圧は発声において重要なので，これらの違いは歌唱においても見られるはずである。歌手でない人に比べて，歌手は，声門下圧や声帯振動が揺らぐのを避けるために，多かれ少なかれ無意識にいろいろな努力をして声門上圧を制御しようとしているのではないだろうか。

　最後に，図3.15はRubin et al.（1967）にある，さまざまな種類の発声条件で記録された音のレベル，声門下圧，空気流量を表すグラフである。いくつか興味深いことが観察される。実際に，あらかじめ決められたレベルで発声するときに，高い声門下圧，低い声門下圧と，高い空気流量，低い空気流量をそれぞれ組み合わせて歌っている。これは声門抵抗

圧力，空気流，音波

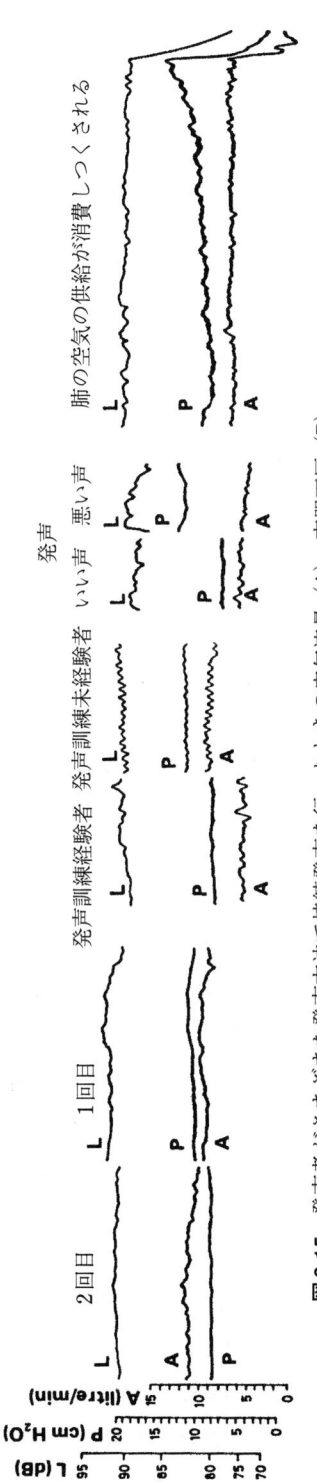

図3.15 発声者がさまざまな発声方法で持続発声を行ったときの空気流量 (A)，声門下圧 (P)，音のレベル (L)。図の左の3対の曲線は異なる声門下圧，空気流量でレベルが同じ条件で発声しているいくつかの例を示している。一番左のグラフは被験者が2つのあまり訓練が行われていない幾つかの例を示している。一番左のグラフは被験者が2つのあまり訓練を受けた経験のない歌手の歌唱を比較している。左から3番目の訓練のある歌手（左）と発声したもので，左から2番目のグラフは発声の経験のある歌手の，理想的な歌い方をしたもの（左），力んで歌ったもの（右）である。右端は発声者が空気を使い果たすときに何が起こるかを示している。声門下圧が上昇しているにもかかわらず，音のレベルと空気流量は一定で，これは供給する空気がほとんどなくなったときに発声者の内転運動が強くなることを示している (Rubin et al., 1967 より)。

が異なることを意味する。あらかじめ決められたレベルで声を出すために発声に関する訓練の経験のない発声者は，歌手よりも高い声門下圧を用いなければならないということができる。

　とりわけ興味深いのは，グラフの曲線が，長いフレーズの終わりのあたりで起きる肺にある空気がほとんど使い果たされた状況に連動して，右に下がっていることである。空気流量と音のレベルを一定に保っている間，声門下圧は上昇して行っている。これは，声門抵抗が増加していることを意味しており，言い方を変えれば，空気の蓄えがほとんどなくなっていくにつれて，一見絶望的な声帯の内転運動の活性化が起こることを意味している。このような発声の結果，声質は「喉詰め」発声へと変化するであろう。以下のようにいろいろな推測が可能かもしれない。発声や歌の教師が「支え」と呼ぶのは，このような声門抵抗の増加が起きない状況をいうのであろうか。空気が供給できなくなること以外の理由によって，このような声門抵抗の増加が起きるのだろうか。最初の内転運動を回復するために喉頭はどれくらいの時間が必要なのだろうか。これらの推測に対して具体的に答えることは現在のところ不可能であるが，おそらく，歌手が，肺における空気の量が十分にあると確信していることが，揺らぎのない持続的な発声を行うことにとっては重要であると考えられる。いずれにせよ，これらのことを明らかにするには，さらなる実験的な研究が必要である。

呼吸と発声

　この章のはじめの方で述べたように，腹壁をくぼませたり（「ベリーイン」），膨らませたり（「ベリーアウト」）して発声を行うこれら二つの方法は，呼吸にかかわる筋肉の使い方の違いを反映している。「ベリーイン」の方法では腹壁は収縮し，横隔膜はアーチ上になって胸郭内部に押し込まれる。「ベリーアウト」の方法では，横隔膜は平らになる。また，これまで見てきたように，ある歌手が横隔膜筋を強く収縮させつつも腹壁筋を収縮させている一方，ほかの歌手ではフレーズの最初に声門下圧が急速に小さくなる場合を除き横隔膜筋の活動は見られなかった。そこで，これら異なった戦略によって，発声と声門下圧の異なる制御方法が導かれているのかどうかという疑問が生じる。これは，多くの歌唱指導者が熱心に議論している疑問でもある。

　著者が参加した一連の実験で，歌唱中の横隔膜筋の役割と，発声中の横隔膜筋の活動の重要性について分析を行った（Leanderson et al., 1987）。歌手と歌手でない人に，横隔膜を収縮させない場合と，収縮させた場合とで，同じ課題について発声してもらった。被験者の前にオシロスコープの画面を置き，横隔膜筋の活動を表示し，意図的に横隔膜筋の活動を制御できるようにした。次の章で，再びこの研究について触れるが，これらの異なる条件によって引き起こされる喉頭音源への影響は，ほとんどの被験者において似通っていた

ことを，ここで述べておく。

　さて，呼吸に関するこの章で，適切な呼吸がなぜ望ましい発声方式の鍵となるのかを，経験から説明することができたのだろうか。いや，ほとんど説明できていない。しかし，問いの一部について得られた答を，ここで要約しておきたい。

　喉頭の生命維持機能は，肺の番犬として働いている，つまり，喉頭は，異物である固体や液体の肺への進入を防ぐ。声門は，呼吸をするとき自動的に開き，呼気のときはかすかに内転する動きを起こす（言い換えれば安静呼吸中に，呼吸機能に関連して内転および外転機能が働く）。次の章で，かなり詳しく見ていくが，内転および外転の仕組みは発声にとって重要である。これら喉頭調節と呼吸の関係が，安静呼吸のときと発声のときとで同じなのかどうかは，何もわかっていない。しかしながら，発声を目的とする吸気の方法では，喉頭は特殊な構えになるということはできる。少なくとも，ある種の喉頭の構えは，力を入れない発声方法にとっては適切であるが，そうでない発声方法には適切でないといえる。よって，呼吸に使われる筋肉組織と発声に使われる筋肉組織との間には，何らかのつながりがあるのである。最後に述べた研究成果によれば，これらの筋肉が発声時の呼吸と関係すると仮定すれば，声門下圧を保持するために用いる筋肉を動かすための戦略が異なることにより，喉頭音源に影響が及ぶということが説明される。言い換えれば，なぜ，呼吸の方法が声の機能を決定するかを説明することになるのである。

　呼吸法が発声にとって重要な理由はほかにもある。声門下圧は声の大きさを決定し，また発声周波数とも何らかの関係がある。ピッチとラウドネスの両方とも，おそらく話声よりも歌声の方が，より高い精度が必要とされる。これは，声門下圧も，より高い精度での制御が必要とされることを意味している。声門下圧は，呼吸に関する筋肉を用いて制御され，これらの筋肉を上手に制御することは，声を上手に制御することにとって重要である。

　おそらく，通常の話声と歌声との間に次のような非常に重要な違いがある。通常，必要な声門下圧を作るのに，話声では呼気時の呼吸器官の受動的な復元力が，重要な役割を果たすのに対して，歌声では能動的な筋肉の働きによる力がより重要である。歌唱指導者は，これらの呼吸の習慣に初心者の注意を向けることに大いなる努力を払い，それをどのように変えたらいいかを歌手に教える必要があるだろう。

4　喉頭音源

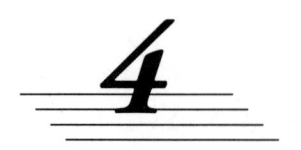

　喉頭音源とは，肺からの気流によって声帯が振動するときに生成される音のことを指す。声道共鳴器が声質の重要な要因の1つであるのと同様に，喉頭音源は，声質において非常に重要な役割を果たす。なぜ，声帯振動が起き，それによって音が生成されるのか。これについて，第2章では，発声器官の解剖学的，生理学的見地から説明を行った。本章においては，ある種のパラメータが変化する際に，どのように喉頭音源は影響を受け，異なる条件下でどのように変化するかを見ていこう。声質に関連する喉頭音源の特徴量をうまく表現しようと思えば，少なくとも，音源について3つの次元を定義する必要がある。すなわち，基本周波数，振幅，およびスペクトルである。もしくは，もっと音響的ではない術語を使うなら，ピッチ，ラウドネス，声質特徴量である。発声周波数は声帯の振動周波数と同じであり，これは喉頭筋により主に制御され，生成される音のピッチを決めることを思い出そう。発声のラウドネスは声帯振動の別の特性を反映しているが，それについてはこの章で見ていく。発声のラウドネスは，声門下圧によって制御され，声門下圧は呼吸器官により制御される。音源における声質の特徴量もまた，声帯振動の特性に依存するが，これは喉頭筋と声門下圧の両者に依存するのである。

　これらの，とりわけ音源スペクトルは，声区の曖昧な概念と多少密接に関連している。例として，前章では発声周波数はさまざまな声区において異なる制御が行われるということを見てきた。それゆえ，この「声区」という用語の意味するものは何かを理解することから始めよう。

声　区

　残念なことに，この「声区」という用語について，一般的に受け入れられている明確な定義は存在しない。最も一般的な説明は，「声区とは，その域内でのすべての音が同様に生成されて同様の声質をもつと知覚される，その発声周波数域」のことである。Hollien

（1974）は，声区を次のように定義した。

> 声区は，完全に喉頭における事象である。声区とは，ほぼ同一の声質で発声される，連続する声の周波数の領域または列のことで，…声の基本周波数においては少々の重複が生ずるものの，…実際の声区の定義は，これを裏づける知覚的，音響的，生理的，および空気力学的根拠に依存すべきである。

具体例をみると，全体像がより明らかになるであろう。男声においては，より低い発声周波数で用いる，正常（地声）の声区と，男性が女声の特徴を模倣しようとして使う裏声声区とを区別する。発声がある声区から別の声区に変化するときは，声区変換[1]が生じ得る。このような変換は，発声周波数と声質の突然の移行により表現される。おそらく，男声における声の変換は，裏声声区への短時間の逸脱と関連がある。同様の現象は，女声においても生じ得るのである。

さまざまな声区に用いられる用語は紛らわしい。用語を使用する本や論文の著者の多くは，男声においては主に2種類，女声においては3種類の声区について言及している。だが，これらの声区について用いられる名称はまちまちなのである。例えば，笑いや，大きな驚きの表現など，裏声声区を使用するのが男声においてまったく正常であるならば，低い発声周波数において主に用いられる声区は，「正常」とよぶよりは，「地声」という用語の方が，しばしばより適切であると考えられる。よって，ここにおいては，可能な限り「地声」という用語の方を用いることにする（とはいうものの，異なる用語の定義を用いて発表された研究結果を正しく表現するのはほぼ不可能である）。

女声に関していえば，過去の文献では概して3つの声区を区別する。胸声区，中声区，および頭声区である。ここでは，可能な限りこの用語を用いるようにする。

このほかにも，もっと一般的ではない声区がある。1つは男声で，非常に低い音を生成するときに用いられる。「Don Cossacks」によって演じられるような，東欧やロシアの合唱音楽での最も低い種類の声で，典型的に用いられる。ドイツ語では，この声区は「Storohbass（ストローバス）」とよばれる。通常の話声では，男性と女性の両者において，フレーズはしばしば極端に低い発声周波数で終了し，まるで声の個々のパルスを1つひとつ知覚できるほどである。このような発声は，しばしば特殊な声区とみなされ，フライ（vocal fry），もしくはパルス声区とよばれてきた。また，多くの人は，女声の最も高い声における特殊な声区を識別して，「ホイッスル声区」とよぶ。

声区の用語の定義における混沌は，単に，客観的な知識に欠けているという残念な事実を反映していることに気づくはずである。声の研究においては，これまで有意義な進歩がなされたとはいえ，全体の機構とその声質における側面，といったことの完全な理解に至

---

[1] 訳注：声区変換 register break は，声区断絶とでも訳す方が，本来の意味を含んで理解しやすいが，すでに声区変換，声区変換点の訳語が定着しているので，これらを用いる。

るまで発展を遂げてはいないのである。この客観的知識の欠如がもたらす避けがたい典型的かつもっともらしい結果とは，議論の中に強い感情が入り込むことである。そして，客観的知識だけが議論の平和を回復する，といつも理解されるわけではないのである。傍目に見ると，声区の用語の定義についての議論はむしろ絵画的に見えるだろう。声門での機能からの観点よりも，用語の選択ばかりが強調されるときにおいては，特にそうである。このような争いを解決するには，伝統的な用語を，数字といったような概ね感情的な意味を含まないようなもので置き換えることが，しばしば有用である。だが，これはもちろん，本来の問題を解決するわけではない。著者は，どの特定の用語の定義の肩も持たないということを表明しておくのが安全であろう。むしろ，1つの用語の定義を決めて選択し，一貫性を保つしかない。

　声区は，特定の発声周波数域にわたるが，周波数に関して多くの声区は重なるので，与えられた発声周波数を異なる声区で発声することがあり得る。男声の地声と裏声の声区の間の重複する区間は，200〜350 Hz のあたり（ピッチで，大体 G3〜F4）である。女声においては，重複する区間は次の発声周波数の近辺である。胸声区–中声区：400 Hz（ピッチ，G4），中声区–頭声区：660 Hz（ピッチ，E5）。これらの重複する声区の幅，および声区の境界は個人により大きく異なる。

　一般的にいって，声質から声区を決定するのは容易である。だが，歌唱教育（singing pedagogy）の古典的な目的は，声区間の声質の変化を少なくする，またはなくすことである。すなわち，一般的に異なる声区への移行は，最小限の声質の変化を伴うのが最適であるとみなされているのである。このことが意味するのは，声区の変換だけではなく，明瞭に聞こえる声区の移行も，訓練によってわからなくされるべきである，ということである。このような条件下においては，熟練した歌手の声区の違いを知覚的に定義するのは困難である。もちろん，喉頭レベルでは，それでも違いが存在する可能性はある。

　上記での声区の説明により示すのは，音源の変化によって，異なる声区での声質の変化が起きることである。よって，異なる声区においては声帯振動の仕方に違いがあると期待してよいであろう。

制　　御

　喉頭音源の制御は，肺からの気流すなわち呼吸筋によって部分的に制御され，また，声帯の調節すなわち喉頭筋によって部分的に制御されていることは知られている。このように制御される喉頭音源の3種類の聴取可能な特性は，(1) 発声周波数に関連するところの，生成された音のピッチ，(2) 発声のラウドネス，(3) 音源スペクトルのある側面に関連するある種の声質特徴量，である。

　まず，どのように発声周波数が制御されるか，少し詳細に見ていこう。発声周波数は，

主に声帯の張力（弾性）と厚み（振動における質量）によって決まる。張力は声帯を伸長させること，すなわち，声帯長を操作することによって変化する。したがって，この声帯長が発声周波数の制御を助ける。よって，低いピッチの音を生成するときは，声帯は弛緩して厚く短くなっている。高いピッチの音に対しては，声帯は緊張して薄く長くなっている。図4.1に，発声周波数の変化に応じて，声帯長が変化する様子を図示する。上のグラフでは，微小な力を与える場合，声帯が短く弛緩しているときに限り，かなりの長さに伸び，その意味において，輪ゴムの動きと類似しているのがわかる。声帯が長く緊張していると，さらに伸張させるのにより多くの力が必要であることがわかる。van den Berg（1968）における結果と用語を引用すれば，胸声区は，最初に述べた，すなわち声帯が弛緩して厚い状態が特徴的であり，裏声においては，声帯は最大限に伸長している。

　声帯長の変化は，部分的には声帯の伸縮を支配する筋肉により，部分的には声帯緊張のための筋肉によってもたらされる。第2章にあったように声帯の伸長は，輪状甲状筋によって引き起こされる。輪状甲状筋が収縮すると，輪状軟骨の前方が上後方に移動し，p.17の図2.8に見られるように，甲状軟骨と輪状軟骨の間の隙間は狭くなる。また，発声周波数を変えている最中に，この隙間に指を当てると，この動作が容易に体験できるということも思い出してほしい。声帯の後方端が接合している披裂軟骨は，輪状軟骨の後ろ上方に位置している。声帯は甲状軟骨との角のあたりから始まっている。輪状甲状筋が収縮すると，結果として声帯の接合する前方部と後方部の距離が増し，すなわち声帯長が伸びることになる。とはいうものの，この結果の必要条件としては，甲状軟骨が安定しており，輪状甲状筋の収縮時に単に前方に引きずられたりしないことが挙げられる。

　声帯は，（輪状甲状筋の収縮による）伸長のみならず，（声帯筋の収縮による）硬化も可能であり，この硬化が，すでに述べたように発声周波数の上昇に貢献する。よって，発声周波数の上昇は，輪状甲状筋と声帯筋の両者の活性化によって得られるのである。とはいうものの，声帯筋の活動はまた，声区とも関連するのである。

　Hirano et al.（1970）は，歌手の，輪状甲状筋，声帯筋，および外側輪状披裂筋からのEMG信号を測定した。EMG信号は，細い電極を観察する筋肉に挿入することで得られる。このようにして記録された信号は，特定の筋肉の収縮を表す。信号が強ければ，筋肉は活発に収縮している。さて，この研究の主な結果を見てみよう。

　そのためには，声区についての用語の定義がさらに必要である。Hirano et al.（1970）の研究によれば，次のような声区が指名された。重い声から軽い声への順に挙げると：胸声区，中声区，頭声区，軽頭声区，および裏声声区である。中声区と，軽頭声区は，女性の被験者のみに見られる。この論文の著者らは，関連する喉頭筋の機能の特徴を記述するために，中声区と，軽頭声区という用語を導入したと考えられる。後続の段落でより明確になるが，女性の胸声区と中声区との間に，女性の中声区と頭声区，および男性の地声声区と裏声声区と同様の，筋肉の挙動の違いが見られるからである。このようにして，発声周

4 喉頭音源

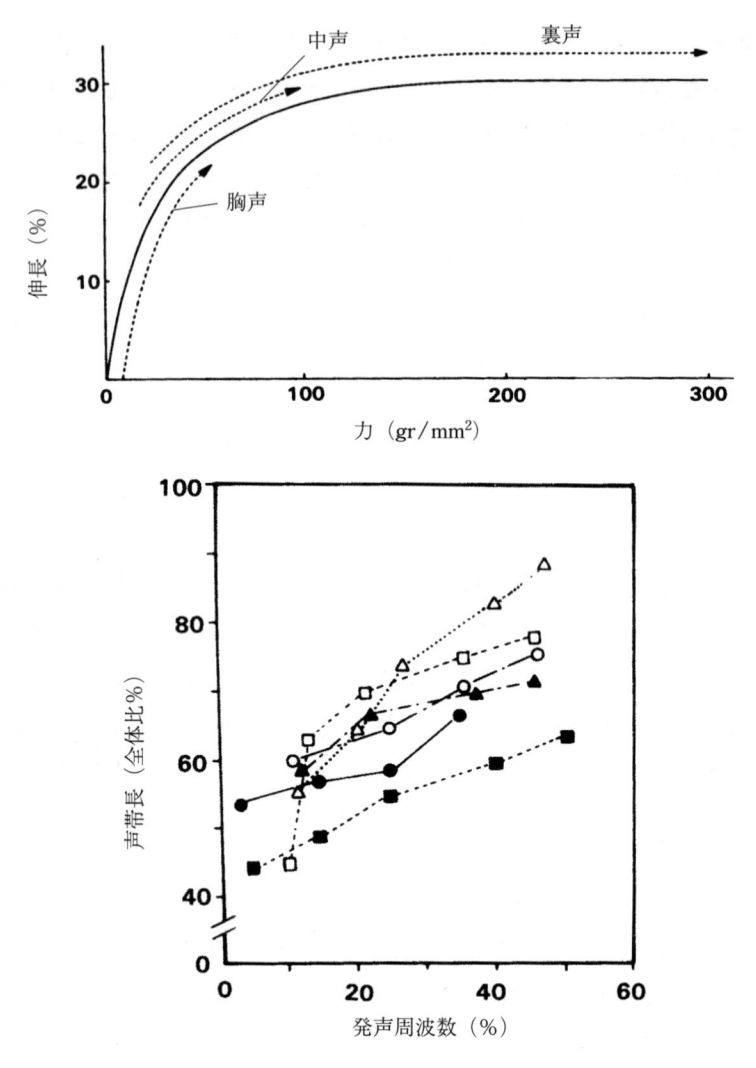

図4.1 上図：縦方向の張力に対する声帯長の応答。声帯が短く弛緩しているときは，小さい力が声帯を非常に長くする，という結果になる。声帯が伸びているときには，縦方向の張力による声帯長の変化はほとんどわからない程度である。破線は主な声区で起こった縦方向の伸張度を示す。裏声声区では，声帯はすでに伸びきっているので，まったく伸張しない (van den Berg, 1962より)。下図：さまざまな発声周波数において観察された声帯長。6人の話者が，各シンボルで示されている。被験者の中域 (50%) では，声帯は最大長の60〜90%であると仮定される（Hollien and Moore, 1960より）。

波数が特定の値を越えて上がると，すべての制御器官はある種リセットされ，まるで車のギアを変えたときのように，低い声区での最小値が，次により高い声区での最小値として再び用いられる。とはいうものの，残念なことに，声区の生理機能について完全に理解するというには，依然として程遠いのである。

歌手が，重い声区から軽い声区へと移る際には，常に声帯筋と輪状甲状筋の活動の減少

が観察された。外側輪状披裂筋での（内転）活動すら，軽い声区においては，重い声区よりも減少するのが観察された。輪状甲状筋，声帯筋，および外側輪状披裂筋すべての活動の上昇に関連した地声声区から裏声声区への遷移は観察されなかった。声区に関しては，声帯筋が特に重要であると見られた。これらの筋が活動している間は，声は地声声区にとどまるが，声が裏声声区に移るとすぐに，声帯筋は声帯の伸張を止めてしまうのである。

同じ Hirano et al.（1970）の研究により，声区ごとに異なる方法で発声周波数の制御が行われていることが示された。重い声区の発声中は，輪状甲状筋，声帯筋，および外側輪状披裂筋の活動の上昇につれて，常に発声周波数が高くなった。一方，軽声区においては，これらの筋の活動については，発声周波数と同期しての変化は見られなかった。この種の声区では，発声周波数の制御は，Isshiki（1965）が発見したように，他の筋によって，もしくは気流によって行われているのが明らかになっている。総論としては，van den Berg（図4.1参照）により提案されたことと一致する。すなわち，声帯筋と外側輪状披裂筋の助けを借りて，輪状甲状筋は可能な限り収縮を続ける。声帯の長さと張力を限界まで増したのちは，単純に収縮を止めてしまう。そして，裏声といった軽声区へと発声は遷移する。そして，他のメカニズムによって発声周波数の制御が行われる。

このことに関連する外側輪状披裂筋の役割は，声帯の外転を防ぐことである。外転する力は，ピッチを上昇させることに関係するいくつかの喉頭筋の収縮に起因すると考えられる。この外転する力は，外側輪状披裂筋などの内転筋によって扱われるべきである。

これらの結果は実に明らかであり，適切なように見える。しかしながら，これで満足してはいけない。というのも，Shipp et al.（1979）によれば，上記の結果と矛盾する証拠が報告されているからである。この著者らは，90〜550 Hzの周波数域で発声した男性被験者の喉頭筋の EMG 信号を分析した。その結果，被験者が一番高いピッチの生成に裏声声区を用いたと考えられるときですら，声帯筋（甲状披裂筋）の活動と発声周波数との間に相関は見られなかったのである。Shipp らの結果が，Hirano らの結果と異なることの理由は明らかではない。もしかすると，裏声声区は，いろいろな方法で発声することが可能なのかもしれない。

さまざまな研究により，歌手以外の人の場合，発声周波数を上げることよりもはるかに速く，発声周波数を下げることができることがすでにわかっている。一方，訓練された歌手の場合は，図4.2（Sundberg, 1979）からわかるように，この点について有意差は認められないことを著者は示した。これらのデータの1つの可能な解釈は，発声周波数の下降は，声帯筋と輪状甲状筋の収縮を弱くすることのみにより消極的に行われる，ということである。この考え方は，多くの研究者（例えば Fujisaki, 1981）により支持されている。もう1つの解釈は対極のもので，すなわち，ある筋機能が，収縮により能動的に発声周波数を下げている，というものである。EMG 測定の結果から，胸骨甲状筋が，中域から低域へと発声周波数を下げる筋肉の候補に挙げられている（Erickson et al., 1983）。この筋肉は，胸骨

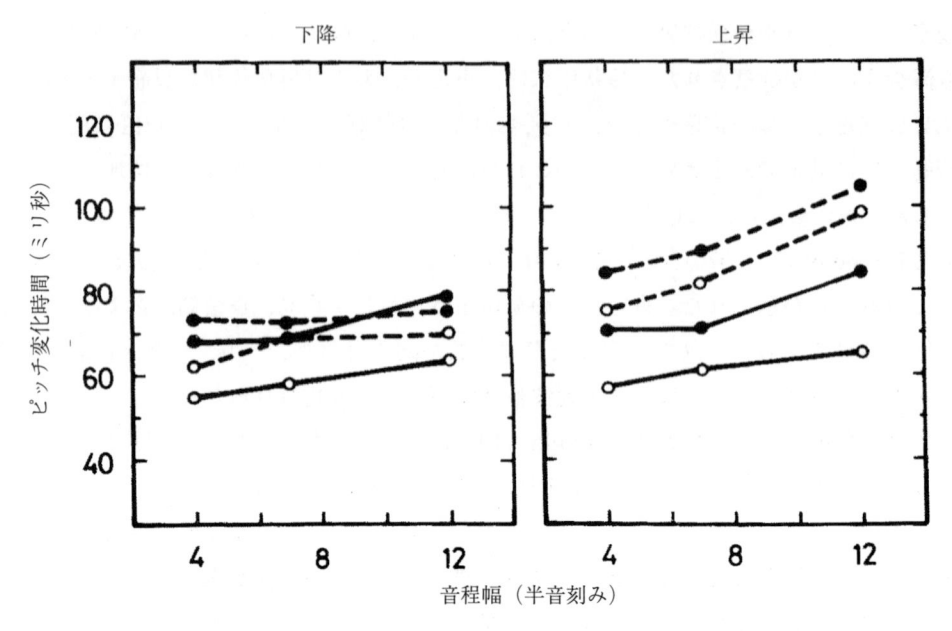

図4.2 男性と女性の，歌手と歌手でない人において測定されたピッチ変化率の最大値。歌手（実線）の方が歌手でない人（破線）よりも，女性被験者（○）の方が男性被験者（●）よりも，大きな上昇率を示した。歌手でない人においては，ピッチの上昇はピッチの下降よりゆっくりと行われた（Sundberg, 1979 より）。

から始まり甲状軟骨へと走行し，収縮によって，前方にわずかに傾くように甲状軟骨を動かす。Sonninen（1956）によれば，胸骨甲状筋の収縮により，ピッチの下降が可能である。

外側甲状披裂筋（甲状声帯筋ともよばれる）は，声帯筋と平行に，より外側に位置する1対の筋肉である（p.18の図2.9参照）。これは，甲状軟骨の後方の表面から始まり，声帯突起と披裂軟骨の側面に付着している。もし，外側甲状披裂筋が声帯筋と無関係に収縮できるなら，結果として声帯は短く弛緩することになる。

外側甲状披裂筋が，肺の保護という重要な目的のために使われることに触れておく必要があるだろう。外側甲状披裂筋が収縮する際には，喉頭管全体が狭められ，閉鎖することすらある。喉頭管は，発声周波数が低くなるのにつれて，通常，かなり狭くなる。これは，外側甲状披裂筋の収縮によりピッチ下降が起きる，という仮説を裏づけるものである。この推測を間接的に裏づけるのは，発声周波数降下の最高速度が歌手が歌手以外の人よりも大きくはならないものの，歌手は発声周波数を歌手以外の人よりはるかにす早く上昇させることができる（Sundberg, 1979），という発見による。言い換えるなら，もし発声周波数を能動的に下げる筋肉があるとすれば，訓練の有無にかかわらずすべての人の声において，この筋肉の動作は速く強いはずである。このことは，ピッチ下降にたずさわる筋肉は，異物が肺へと入っていかないように喉頭管を閉めるなど不可欠な役割を担っていると考えられる，という仮説と一致する。

Hirano et al.（1970）はまた，発声のラウドネスが変化した際の，輪状甲状筋，声帯筋，および外側輪状披裂筋における活動について研究した。重い声区では，声帯筋と外側輪状披裂筋における活動の増加に伴って，発声努力の増加が見られた。このことは，明らかに，発声のラウドネスを上昇させる際には，声帯での張力と内転活動の両方を増加させる傾向があることを意味している。発声のラウドネスを上昇させる主な手段は，声門下圧の上昇であることを思い出してみよう。声門下圧が上昇すれば，声帯振動の持続には，内転の増加が必要となるであろう。いずれにせよ，この章で後程見ていくように，発声のラウドネスを声門下圧によって増加させるときに，異なる被験者は，異なる喉頭調節を行うのである。よって，Hiranoらによって観察された，輪状甲状筋，声帯筋，および外側輪状披裂筋における活動の上昇の音響的解釈はまだ明らかにされていない。

Hirano et al.（1970）はまた，クレッシェンドの区間では，輪状甲状筋の活動は低下するという結果を示した。この結果はおそらく，クレッシェンドに伴う声門下圧の上昇に対する，喉頭による上記とは別の反応であろう。すでに述べたように，もしほかのすべての条件が一定に保たれるならば，声門下圧の上昇は発声周波数を微小に上昇させる。ゆえに，クレッシェンド区間で発声周波数が一定に保たれると仮定するなら，おそらく輪状甲状筋の活動減少のような発声周波数の調節系内部での補償が必要であろう。声門下圧の上昇の発声周波数に対する効果は小さく，4 Hz/cmH$_2$O であるとわかっている。しかしながらまた，クレッシェンドを生成する声門下圧の上昇は，かなり大きくなる可能性がある。もし，10 cmH$_2$O もの声門下圧上昇があったとすれば，補償されなければならないピッチ変化は40 Hzを下回ることはなく，これは100 Hzの基本周波数では，増4度に相当する。

Hirano et al.（1970）による歌手の喉頭筋におけるEMG活動の実験の結果は次のように要約される。声区，発声周波数，そして発声のラウドネスは，喉頭レベルでは決して独立ではない。とはいえ，いくつかの筋肉は，これらの声のパラメータのそれぞれの制御について，第1の動作主体であると見られる。このように，当初から，声区は声帯の活動に依存しているのである。重い声区では，声帯筋の活動は軽い声区より活発である。一般的には，発声周波数の変化は，声帯筋と外側輪状披裂筋の活動上昇と関連するといわれているが，重い声区では，輪状甲状筋が主に発声周波数を制御する。高い裏声声区では，依然として不明ではあるものの，おそらく気流といったような，別の方法で発声周波数が制御されているようである。発声のラウドネスは声門下圧によって制御されるが，重い声区においては，発声ラウドネスの上昇は声帯筋および外側輪状披裂筋の活動上昇と関連している。

上記の研究は，プロの歌手に関するものである。これらの結果は，また歌手でない人にもあてはまるのであろうか。おそらく歌手でない人の場合にもあてはまるであろう。だが，個人差は，歌手でない人の場合において，より大きいと思われる。歌手の場合は，声区の機能と同様，発声における周波数とラウドネスについて，最適化された制御となっているはずである。しかしながら，このような最適化された制御は，通常の話声においては不要

である。よって，歌手は歌手でない人に比べて，この調節系をより効率的に修得したとすることができ，このことは制御の最適化を暗に意味している。歌手でない人が，発声周波数の変化に伴って，常に発声におけるラウドネスを変化させてしまうことにはだれも異論はないだろうが，プロの歌手の場合にはこのような発声周波数とラウドネスの同時変化はまったく許されない。プロは3つの声の次元を，各々可能な限り個別に独立に制御することを学ばなければならないのである。このようなことができてはじめて，歌手は，豊かな音楽的で感情的な表現が必要とする，広範な発声の多様性に達することが可能なのである。

以上に述べてきたことから，控え目に見ても，喉頭における筋肉の制御の理解は，明らかにまだ不十分である。数々の困難なことを考慮すれば，このことは驚くにはあたらない。まず第1に，EMG測定は侵襲的であり，被験者は簡単に発声を妨げられ，その結果，被験者は実験中に通常時とは異なる振舞いを行うからである。第2に，一般的に受け入れられる用語の定義がないために，被験者への教示，および実験結果の報告が，あいまいになる可能性があることである。第3としては，喉頭筋を使うにあたって，被験者の個人差のために，異なる戦略が用いられている可能性があることである。第4の問題としては，Shippと共同研究者（Shipp et al., 1983）が示したように，喉頭機能の筋肉制御は，肺活量にも影響を受けることが挙げられる。

制御系

これまで，呼吸筋と喉頭筋を用いてどのように音源が制御されるかを見てきた。歌手は，正確な声門下圧の熟練した制御を必要とされ，それとともにまた，（ラウドネスと発声周波数のそれぞれを変化させるための）声門下圧，および輪状甲状筋の活動の変化に対しても，喉頭筋の活動を調節して補償する必要がある。次に，発声中，何によって歌手や話者がこのような調節を続けられるのかを見ていこう。言い換えると，発声の神経制御系の性質は何なのだろうか。これについて，Wykeがいくつかの論文を書いてきた（例えば，1974）ので，次の段落では彼のアイデアの概要を示そう。

通常呼吸の間は声帯はもちろん外転している。そして，発声中は声帯は内転している。この喉頭調節の変化は時間的にはどのような順序を追って行われるのだろうか。EMGの技術を用いた研究によると，発声が開始する50〜500ミリ秒前に，内転筋（外側輪状披裂筋）において筋活動が次第に生じることが明らかになっている。と同時に，対抗する外転筋（後輪状披裂筋）の筋活動は減少する。内転が開始した50〜500ミリ秒後，話声と歌唱の空気力学的研究のところで見たように，声門下圧の上昇が開始する。

言い換えるなら，最初に私たちが行うのは声帯の内転であり，そしてその後に，声門下圧を上げるのである。声門下圧の大幅な上昇は，例えば声門など，気道の閉鎖を前提としているため，この順序が適当であるといえる。さもなければ，空気は単に，肺から外の空

間へと流れ出すであろう。声門下圧が上昇した後は，外転と内転のための筋活動は連続して変化し，この筋活動の変化は，発声周波数とラウドネス，および生成する音によって決まる。この調節活動の裏には，2つの制御系がある。1つは随意であり，もう1つは反射である。

　Wykeは，随意制御系には，外転から内転への切り替えおよび，声門下圧上昇の発声前の調節が含まれると見られると指摘している。おそらく，この発声前の随意性の活動はまた，声帯の構えの調節，質量や長さや声帯内部の張力の調節にも関連するであろう。声帯および声門下圧のパラメータの値は，どんな種類の音を生成しようとしているかによって決まる。われわれは，経験と実践から，声の機能についての確かな知識を身につけており，意図した声を生成するために，どのように喉頭と呼吸器官を調節するのか（無意識にではあるが）知っているのである。歌手になじみのある用語でこの能力を表現するならば，発声前の随意性調節について話すよりも，むしろ，「次の音をあらかじめ聞く」とでも表現するのがよいだろう。

　もし，声のパラメータがさまざまな面で連続的に変化しなければ，歌唱は歌唱とならないだろうし，話声は話声とならないだろう。前節で，もし意図と一致した結果を導くためには，あるパラメータの変化は，他のパラメータの変化を多くの場合，必要とするということを見てきた。例えば，発声が続くときには，声門下圧の変化は，喉頭筋の活動における補償的な変化を必要とすると考えられる。同様に，ある喉頭筋での活動の変化は，多くの場合，他の喉頭筋の活動の変化を前提とする。Wyke（1974）によれば，これらの補償的な調節のいくつかは，反射性である。これらの調節は発声中に起きるので，「発声時反射」とよばれる。喉頭内とその下の生体組織においては，「機械的受容器」とよばれるいくつかの感知器があり，この感知器が反射を生起する。おそらくこれらの反射は，発声中に完全に無意識な状態で生じる喉頭筋での連続的な変化を制御すると考えられる。

　このような反射は，機械的受容器の3つの異なる系により生起される。1つは，筋伸張機械的受容器であり，各々の内喉頭筋にある。発声の間，受容器は喉頭筋の伸張力の変化により刺激を受ける。結果となる信号は，内転と外転について関連する筋全体に影響を及ぼし続け，その結果として，声帯は意図したとおりの体勢と特徴とを保つのである。

　もう1つの反射生成系は，粘膜の機械的受容器であり，これは，声門下の粘膜に位置する。この受容器は，声門下圧によって刺激され信号を発生する。発声中の喉頭筋の制御におけるこの受容器の意義は，これらが麻酔をかけられたときに観察される効果に見ることができる。Wykeのアイデアについて続けて述べていく前に，しばらくこれらの効果について述べることにする。

　これらの受容器に麻酔をかけた結果，反応するのに正常時以上の刺激，例えば，脳に「状況報告」を送ることなどが必要となる。もし声門下の粘膜における機械的受容器が麻痺していれば，正常時よりも高い声門下圧が反応に必要となる。Gould and Okamura（1974）

は，この受容器系が麻痺した状況下での実験を行った。意味のある発声課題を開始するとすぐに，声門抵抗と声門下圧が，正常時より高い値を示したのである。これは，Proctor（1974）による，声門下の粘膜が麻痺した場合には，歌うのは困難であるが普通に話す分には問題ない，という結果とも一致する。GouldとOkamuraはまた，受容器が麻痺している場合には，発声の開始に先立って，腹筋が正常時よりも長い時間，収縮していることも発見した。

　これらの結果は以下のように解釈できるであろう。すなわち，最初に脳が特定の筋肉に，内転して声門下圧を上げるように指令を送る。そして，目標値に達したという報告がくるまで待つ。麻痺している間には，受容器がその報告を送るのに，正常より高い声門下圧を要する。よって，腹筋は正常より長い期間収縮を続ける。これらの実験が示すことは，腹壁筋と声門下の粘膜での受容器の間には密接な反射の相互関係がある，言い換えると，声門下の粘膜での受容器は，発声中の喉頭筋の制御に重要である，ということである。

　脇道にそれて，声門下の粘膜での機械的受容器の重要性について述べたので，この後は，Wykeの反射制御系の考え方に戻ろう。喉頭筋全体での伸張受容器とすでに述べた声門下の機械的受容器とは別に，関連する受容器の第3グループ，いわゆる，調音運動機械的受容器が，喉頭の軟骨間の関節の繊維被膜の中にある。この受容器は，喉頭の軟骨，特に輪状甲状関節と輪状披裂関節において生じる動作を感知する。

　では，どのようにしてこの反射生成系が用いられるのだろう。まず，歌手や話者は過去の経験や練習に基づいて，意図したとおりに次の音が生成できるように，喉頭筋群を調節することにより発声を開始する。次に，呼吸系は，声門下圧を上昇させる。これにより，声門通過気流が流れはじめ，今度は音を生成する。その後，自動発声制御系が始動する。喉頭筋での伸張受容器，声門下の粘膜での機械的受容器，および軟骨の関節にある調音運動機械的受容器が，各領域の状態についての状況報告を脳に送り続ける。これらの報告に基づいて，脳はどの筋肉をいつどのくらい収縮させるかを決める。そしてこの多くは，潜在意識下で反射により起こるのである。

　この系は非常に素晴らしいものに思われるかもしれないが，さまざまな部位が見なくても動かすことができるという点では，体内にある他の系と同じである。例えば，熟練した音楽家は，ピアノやヴァイオリンを弾く際に必要とする高度に複雑なパターンを，指を見ずに実現できる。また，さほど複雑でない動作であるが，私たちでも，背中のかゆいところに手が届きかくことができる［訳注：日本語だと，かゆいところは手が届きにくいはずだ…］。このような状況下で，脳が行う計算はとても見事である。すなわち，受容器からの状況報告を受けて，現在の指の位置を結論づけ，それをもとに，いつどの筋肉をどのくらい収縮させるかを決定していくのである。もちろん，筋肉を収縮させる際には，別の制御系でも何が起きているかチェックする。腕の動作の場合，しばしば視覚を用いる。言い換えるなら，視覚的フィードバックが助けとなるのである。発声においては，聞くという感

覚が，有用な情報を聴覚的フィードバックとして脳に送ることになる。

　発声前の調節の実際的な役割，発声時での調整，そして自らの声を聞くこと，もしくは聴覚における自動観測は，Wyke（1974）によれば，次のように表される。発声前の調整は随意的である。これには，内喉頭筋以外には，横隔膜，肋間筋，外喉頭筋，そして中耳筋（発声開始前の耳の感受性を減少させる機能）が，調音に関連する筋と同様に関連する。発声前の調整は，発声中に息を吸うとすぐに開始し，練習によって改善することが可能である。

　発声時反射系は，内喉頭筋や，声門下の粘膜や，喉頭軟骨間の接合部にある機械的受容器によって生成される反射に関与する。この系は声門下圧が上昇を開始するとともに始動する。この反射系の能率は，若年期の訓練により向上し，加齢につれてこの能率は低下していく。興味深いことに，これらの反射は，バルビツール酸類や他の精神安定剤などの影響も受ける。もし反射系の機能が低下すれば，この効果を予測することは難しくない。この系は，適切なタイミングで適当な筋肉に正しい指令を出すのに必要な情報を脳に送る用途で働いている。もし系が正確に働かなければ，筋肉は過度に収縮したり，収縮が不足したりし，結果的に，例えば通常の正確さで発声周波数が調整されないということになったりする。これにより，抑揚や，歌唱におけるピッチが不安定になる。発声前の調整とは反対に，発声中の反射系は，加齢によって衰えることはない。

　聴覚における自動観測は発声筋の制御に貢献する。私たちが，話す，歌うときには，このフィードバック経路に大きく依存している。これが，耳の聞こえない子供たちでは，簡単には音声による会話が発達しない主因である。とはいえ，いったん話したり歌うことを学習すれば，連続的な聴覚フィードバックを必要とはしないようである。これは，このフィードバック経路が歪んだり消失したときの影響によって確かめられる。成人が聴覚を失っても，長期間，通常発話には特に効果は見られない。それでも，慣れない聴覚に依存する課題を行う際には，ただちに困難が生じる。例えば，聴覚に障害のある歌手には，伴奏からのピッチを聞き取るのに問題が生じるだろう。たとえ声の生成や歌唱において，明らかに聴覚上の自動観測に依存していないとしても，聴覚上の自動観測は，呼吸と発声における筋肉の制御を向上する手段を提供しているのである。

　要約すると，音源の制御は，（1）内喉頭筋（筋肉がどのくらい伸張しているか），（2）声門下の粘膜（声門下圧がどれほど高いか），（3）喉頭軟骨間の接合部（軟骨の相対位置）に位置する機械的受容器と結び付けられた，3つの反射生成系に依存している。これらの反射依存系は，発声が正常時から逸脱する場合には特に重要である。

　WardとBurns（1978）によって行われた実験では，発声周波数の制御においては，上記で述べた受容器系の重要性は，聴覚フィードバックの重要性よりはるかに小さいという著しい結果が示された。訓練を受けた歌手と訓練を受けていない歌手とが，上行音階と下行音階を，耳からの雑音が有り無しの両条件下で歌唱した。雑音は，自分たちが歌う声を聞

くのを妨げるに十分な大きい音であった．結果を図4.3に示す．自分自身の声が聞こえる範囲においては，歌手と歌手でない人の間に明確な差異は見られない．しかし，雑音によって聴覚フィードバックが打ち消された場合には，被験者たちの音は外れ始め，歌手でない人の場合は歌手以上に外れた．ここでの最も興味深い点は，最も困難な課題は遅いスタッカートの音階，すなわち各音の間に無音区間がある音階であったことである．聴覚フィードバックが打ち消されたときには，歌手でない人は55セント[2]（＝正しい周波数から3.2％）以上の音高のずれを生じたが，歌手のそれに対応する値は有意に小さく，40セント（=2.3％）であった．この実験により，声門下圧，喉頭筋の張り具合，および喉頭筋の場所を感知する受容器系は，歌手でない人より歌手において発声周波数の制御に役立っていることが示された．このように，歌手教育においての成果は，発声周波数を意図どおりに動かすのに有用な，自己受容記憶の発達である．時折，この記憶は歌手たちにより「ピッチの筋肉記憶」とよばれている．時に伴奏があまりに大きくて，歌手自身の聴覚フィードバックを妨げられたとしても，もし適切な正確さに訓練されたなら，歌手はこの種の記憶を

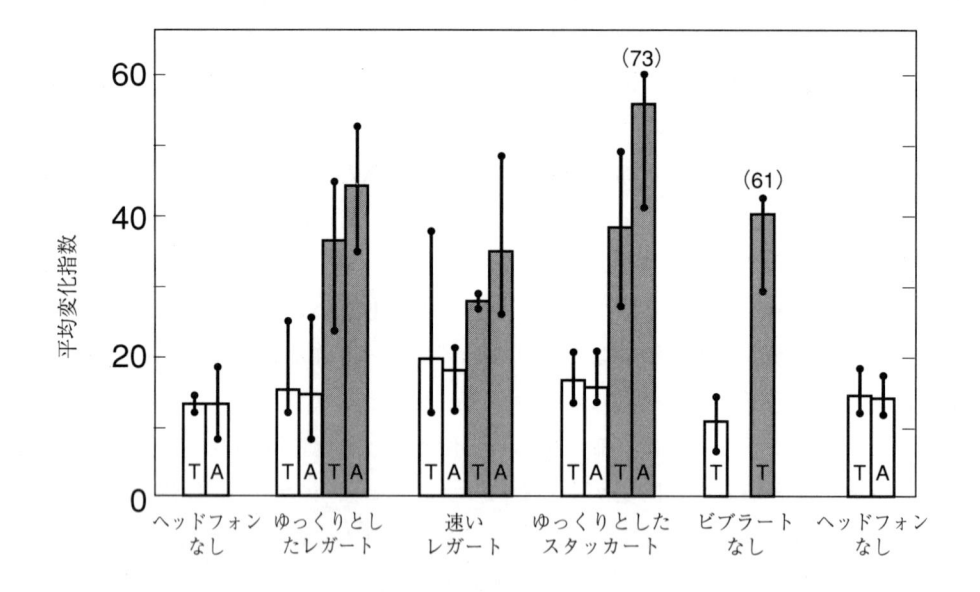

図4.3 4人の訓練を受けた歌手（T）と4人のアマチュア歌手（A）が，種々の条件下で異なるタイプの上行音階と下行音階を歌唱した際に観察された，発声周波数エラーの平均値をセント表示したもの．白い棒グラフは聴覚フィードバックあり，網がけの棒グラフは聴覚フィードバックなしでの歌唱時を，それぞれ示している．聴覚フィードバックの欠如は，プロ歌手よりもアマチュア歌手にとってより大きな妨げとなっており，ゆっくりとしたスタッカートでの歌唱がもっとも困難なタスクであったことを示す（Ward and Burns, 1978より）．

---

[2] セント（cent）は，音楽における音程（間隔）を表す測定値である．例えば，100セントは半音の音程に相当し，700セントは平均律音階においては5度に相当する．1セントは，$(2:1)^{1/1200}$の比率をもつ2つの周波数間の音程で定義される．

頻繁に使うようになるであろう。

声帯振動

　声帯振動の観察には，さまざまな技術が用いられている。裸眼で追うには，振動があまりに高速であるため，喉頭鏡を用いるだけでは不十分だからである。1つは，高速度撮影（1秒につき，通常の16フレームではなく2000フレーム）を用いて，内視鏡に見えるものを動画として撮影する方法である。こうして高速度撮影されたフィルムを通常のスピードで再生すれば，声帯の動きをスローモーションではっきりと見ることができる。もし，発声周波数が一定ならば，ストロボスコープを用いてスローモーションで声帯振動を眺めることも可能である。この手法では，発声周波数よりわずかにずれた周波数でフラッシュを点灯させることによって声門が照らされる。この手法の概要を図示したものが，図4.4である。このように，もし発声周波数が100 Hzならば，フラッシュは1秒に94回光る。このような，振動周期と閃光間隔の非同期の結果，高速度撮影によるスローモーションのときと同様の，長い一連の連続する周期の画像が得られる。

　このような撮影技術によって，低い発声や高い発声において，異なるパターンで声帯が振動することが明らかにされてきた。発声周波数が低いときには，声門閉鎖は，声門からかなり低い厚みのある声帯の下部から始動する。その後，この閉鎖は声帯上部へと波打って伝わっていく。声帯の最上部での衝突は，声帯上面に甲状軟骨の側面に向かって伝播する波を生成する。声帯は非常に弛緩しているように見える。声帯の中間部に沿って波打つ動きは粘膜波動とよばれ，図4.5に示されている。

　一方で，発声周波数が高いときは，声帯は長く薄く緊張しており，明らかな声帯の粘膜波動は見られない。長く薄い声帯は，声門の間隙の上下方向全体に沿って同時に閉じるように見える。また，声帯表面にも波は見られない。裏声では，完全な声門閉鎖はほとんど消える。声帯は声門面積を増減させるが，決して0になることはない。

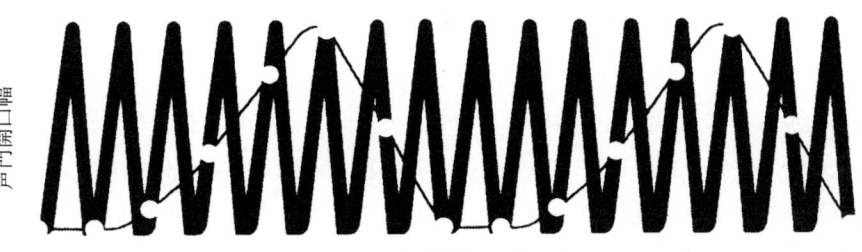

図4.4 ストロボスコープ撮影の原理。太い曲線は，発声中の声門面積が変化の様子を示す。フラッシュ光が声門を輝らし，これにより図内の白丸で印される各点で撮影される。このフィルムを再生するときには，細線により表された，スロー再生版を見ることになる（Kitzing, 1985より）。

4　喉頭音源

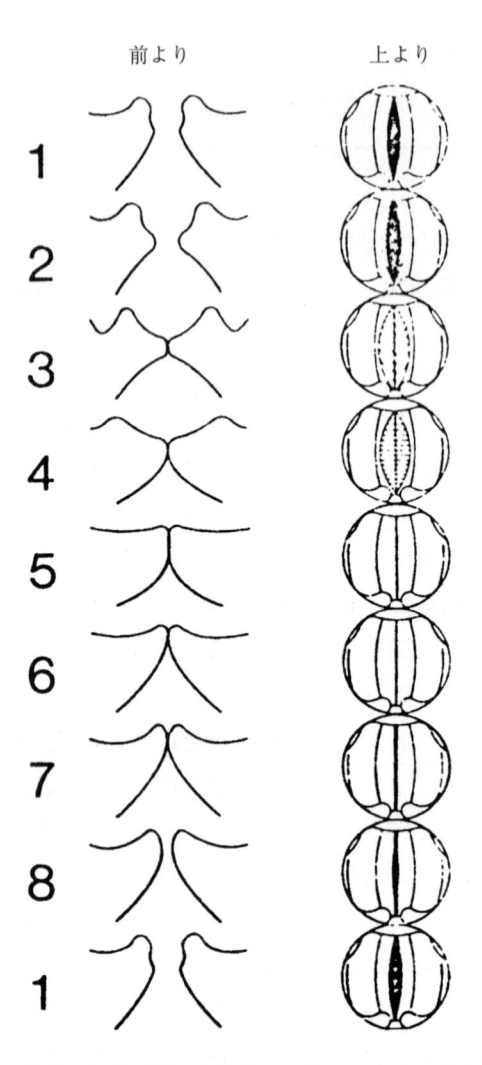

図4.5　声帯における振動の概要を図示したものである。（左図）前方から見た断面，（右図）および喉頭鏡を通しての上面，の連続静止画像（snapshot）。この一連の図は，1周期分に相当する。ベルヌーイ力によって，声門中心線へと声門粘膜が吸い込まれることにより，声門下部から声門閉鎖は開始する。そして，この粘膜の膨張が上方向へと伝播し，いわゆる粘膜波動を形成する（Schönhärl, 1960 より）。

　声帯の状態に依存して，他の種類の発声もまた生じる。気息性発声の一形態では，声帯はY形状になり，仮の閉区間においても三角形の開部が残ることを仮定している。この種の気息性発声は，披裂間筋の収縮の失敗に起因する（私たちが知る限り，披裂間筋は披裂軟骨の後方表面に始まり，もう1つの披裂軟骨での対応する表面で停止する披裂間筋は声帯突起を内転させる）。また，この声門の配置による発声は，空気の漏れに由来した，一定の「しー」といった高周波雑音が調波スペクトルと交ざった形となるのが特徴である。声帯が，全長にわたって閉じることができなければ，結果は異なるタイプの息漏れ発声とな

る。これは有声化したささやき声と類似している。より一般的なタイプのささやき声では，声帯は部分的に外転しており，声門の後部端，披裂軟骨間において間隙は最も広くなる。この声門は，図2.7（p.16）にあるように，モーゼルワインボトル状の形状が想定される。これらの条件下では，声帯は非常に緊張して外転しているので，肺からの気流によって振動することはできない。代わりに乱気流となって雑音を生成するのである。

スペクトル

　音源とは振動する声帯が気流を切断することで生じる音のことである，という重要な事実をこれまで繰り返し述べてきた。喉頭音源は，複数の調波部分音からなること，その各部分音は，周波数が $f_1 = 1 \cdot f_1$, $f_2 = 2 \cdot f_1$, $f_3 = 3 \cdot f_1$ となる調波列を作り，周波数のかけ算表を込み入った表現によって述べてきた。喉頭音源の声質特徴量は，部分波の振幅，言い換えると音源スペクトルという言葉でしばしば記述される。

　音源スペクトルを構成する調波成分の音レベルは，12 dB/オクターブの割合で減少すると予測されることが，理論的に示される。このことは，各部分音は1オクターブ下，すなわち半分の周波数である部分音より，12 dB弱いことを意味する。図4.6はこれを図示したものである。音源のスペクトル包絡とは，音源のスペクトルの調波をなめらかにつないだ曲線で，12 dB/オクターブの割合で下降している。しかしながら，これは単に理論に基づいた近似にすぎないことを心にとどめておかなければならない。実際には，この近似から本質的に逸脱が生じることがあるが，これについてはやがて見ていくことになる。

　音源スペクトルのデータをいくつか見せる前に，こういったデータがどのようにして得られるかをまず述べておく。ここで用いられる手順は，第2章に記した声の生成理論に基づいている。もう一度要点を復習しよう。声道が声門から開放した口唇へと音を伝播する能力，すなわち音の伝達関数は周波数に強く依存する。この能力は，フォルマント周波数で頂点に達し，またフォルマント周波数の分布密度に依存する。仮に，隣接する2つのフォルマントの周波数間隔が半分になったとすると，音を伝播する能力はこれら2つのフォルマント周波数では6 dB，2つのフォルマント間の谷（極小値）では12 dB上昇する。この音伝達能力を示す曲線が，しばしば伝達関数として参照される。

　ここで重要なのは，フォルマント周波数が与えられれば，伝達関数は実質上予測可能であるということである。例えば，ディジタルコンピュータを援用することによって，かなり正確な予測が可能である。声道と同じ伝達関数をもつ電子機器を構築することも可能であり，しばしばフォルマント合成器とよばれる。フォルマント合成器は，電子共振回路をつないだもので，その各回路が各フォルマントに相当する。各回路の共振周波数は，特定の母音のフォルマント周波数に一致するように調整される。合成器は，母音を生成するときには，声道と同じ伝達関数をもつ。唯一の違いは，声道の入力は音響量であるのに対し，

4 喉頭音源

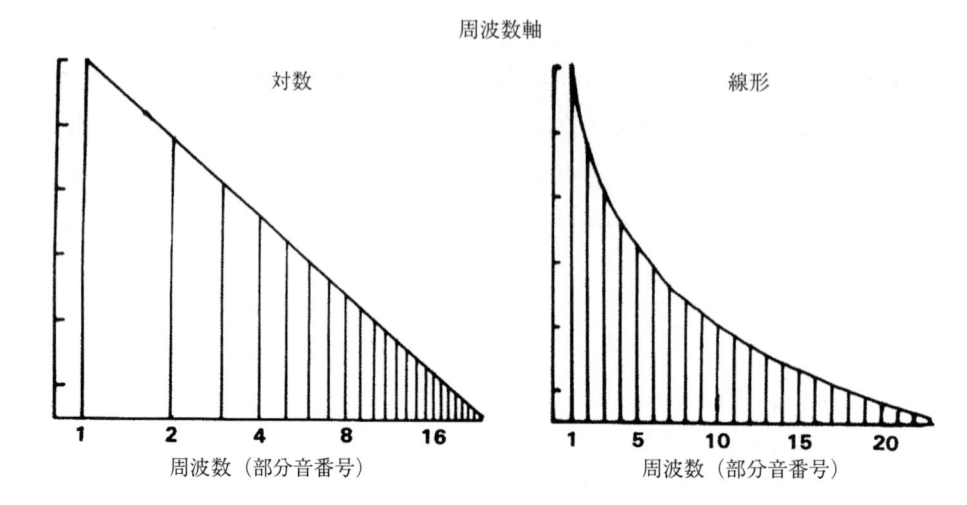

図4.6 音源の概念的スペクトルを，対数尺度（左）および線形尺度（右）で周波数軸を表示したもの。周波数尺度が対数の場合，オクターブのような音程（音楽的間隔）に対応する周波数間の一定比率が，一定の距離で表される。この場合は，−12 dB/オクターブの典型的な音源スペクトル勾配が，直線となって現れる。周波数尺度が線形のときには，隣接する部分波間の周波数距離といったような，Hzにおいての一定数が，一定の距離で表される。この場合は，−12 dB/オクターブの勾配は曲線となって現れる。

合成器の入力はその音に等価な，電子ないしは電気信号となることである。

　伝達関数が予測可能であることにより，喉頭音源の性質を決定することが可能となる。第1の方法は，次のとおりである。正確に12 dB/オクターブで下降するスペクトルをもち，実際に分析する母音と同じ基本周波数をもった，理想的な喉頭音源を表現する電気信号をフォルマント合成器に入力する。合成器はこの入力信号を，合成音の母音へと変換する。合成器の入力スペクトルが，実際の母音の音源スペクトルとまったく同じときにのみ，合成された母音のスペクトルは，実際の母音のスペクトルと同じように見える。このことは，実際のスペクトルと合成されたスペクトルとの違いが，理想的な音源スペクトルと実際の音源スペクトルとの違いに完全に依存していることを意味する。このようにして，与えられた母音の音源スペクトルの推定を行う。このように，合成することで分析するという手法は，音声研究では多く用いられ成功を収めてきた。この方法は一般的に，分析合成法（analysis by synthesis：A-b-S）とよばれる。一般に母音の音源スペクトルを推定する場合には，この分析合成法はスペクトルマッチングとよばれる。

　実質的には同じアイデアを違った形で実現したものが，いわゆる逆フィルタとよばれるものである。この方法の主なアイデアは，母音を生成する際に，声道を特徴付ける不均一な音伝達関数を，ただ単純に補償する電子回路に，母音の音そのものを入力するというものである。

　逆フィルタは，理想的には各フォルマントごとに1個ずつ，伝達関数がフォルマントの

伝達関数を打ち消すようなフィルタをつないで実現される。よって，もしフォルマントが声道での共鳴とみなされるなら，これらのフィルタは反共振と記述されるべきである。もし，ある母音の音の第1フォルマントが470 Hzだとわかっていれば，逆フィルタの最初の反共振をこの周波数に合わせ込む。よって，フィルタはその周波数での声道での共鳴を補償し，スペクトルへのそのフォルマントの影響は除去される。同様に，他の声道共鳴も除去することができる。ゆえに，逆フィルタの出力として得られるのは，実際の喉頭音源に相当する信号である。もし，母音が生成されたときの元の波形がうまく保存されるように配慮していれば（例：普通の振幅変調テープレコーダではなく，周波数変調テープレコーダを用いる），出力は単に正しいスペクトルではなくて，音源の真の波形すら出力として得ることができる。この波形は，各時刻に声門を流れる気流を示す。このような記録を，これ以降気流グロトグラムとよぶことにする。この章の後半で，気流グロトグラムについて述べる。

　特に，ディジタルコンピュータ時代以前では，スペクトルマッチング，逆フィルタ法，両者とも非常に多くの時間を費やす必要があった。また，基本波の周波数が高く，第1フォルマントの周波数が低いときには，どちらの方法でも信頼性のある結果は得られなかった。以上のような理由で，喉頭音源についての信頼性の高い研究はあまり出版されず，出版された研究も，実体について完全に描き出すことはなかった。さらに，多くの研究においては，被験者の数が非常に少なく，結果は単に暫定的なものにとどまっている。しかしながら，この分野で発表されてきた研究について検討してみることにしよう。まず，異なる種類の声の音源スペクトルから見てみよう。さまざまな声のうち，声質の変化が喉頭音源に起因するものがどれくらいあるのかというのが，ここでの疑問である。これに答える前に，音源スペクトルのデータの作図について少し説明しておく必要がある。

　すでに明らかになったように，記録されたそのままの音源スペクトルを眺めるのは少し不便である。というのは，目を引く音源スペクトルの特徴は，曲線の急な勾配であるが，ここでは特に興味の対象ではないからである。最も重要なのは，−12 dB/オクターブといった標準的な勾配からの逸脱である。このため，ここで示す音源スペクトルは，すべて−12 dB/オクターブの勾配で正規化されたものである。また，1000 Hz以上の部分音の正規化された勾配からの差の平均が0 dBになるように，各曲線は調整されている。

　男声と女声での声質の違いのある部分は，喉頭音源によるものと考えられる。図4.7がその例である。この図は，1男性話者と1女性話者が発声した，同じ単語の同じ母音の音源スペクトルを比較したものである。両者とも，訓練を受けていない話者である。男性被験者は弱い基本波になっているのに対し，女性被験者は強い基本波になっている。この違い以外にも，−12 dB/オクターブ勾配との差も，男性被験者の場合は規則性がないのに対し，女性被験者の音源スペクトルは，−12 dB/オクターブより急な傾きで下降している。

　著者は，2名のアルト歌手と2名のテノール歌手の音源スペクトルを比較する研究に参加

4 喉頭音源

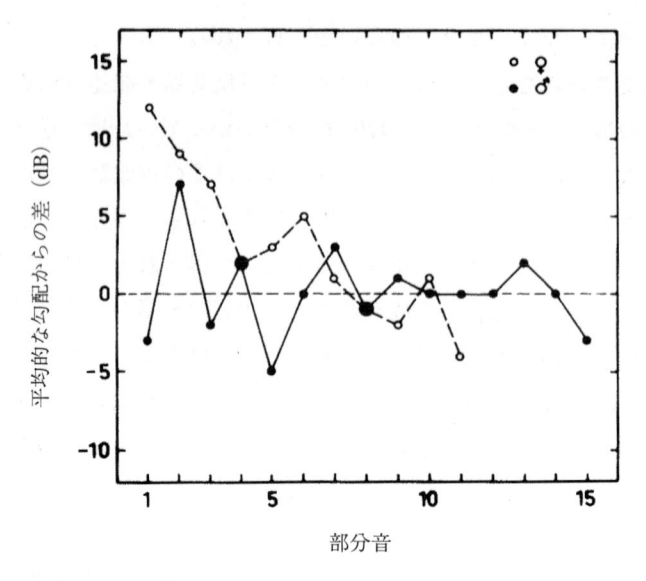

図4.7 男声（●），女声（○）からの音源スペクトル。–12 dB/オクターブの標準勾配スペクトルからどのくらい離れているかを示す曲線によって，各スペクトルを表示している（Karlsson, 1976より）。

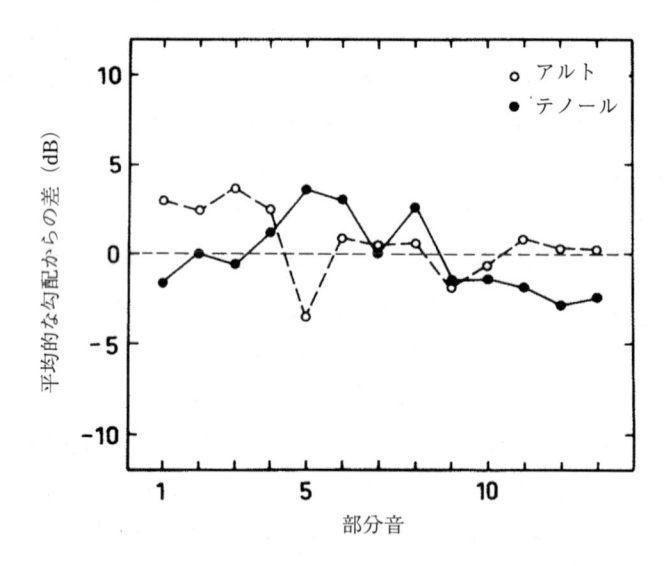

図4.8 2名のアルト歌手（○）と2名のテノール歌手（●）が，同一音程を歌ったときの，平均音源スペクトル。スペクトルは図4.7と同様に表示（ gren and Sundberg, 1978より）。

した（ gren and Sundberg, 1978）。この研究は，母音と単語だけではなく，基本周波数も同じ条件とした。結果を図4.8に示す。基本周波数が同一であっても，アルトの声の方が，テノールの声より基本波が強いのがわかる。この結果は，もし同一基本周波数の母音を比較するならば，強い基本波が女性歌手の声に典型的なものである，という仮定を裏づける。ここで「同一基本周波数の」という条件は，この結果において重要な意味をもつ可能性が

ある。つまり，アルトの低音域と，テノールの高音域とを比較しているからである。音源スペクトル勾配全体の観点からは，これらの訓練された歌手の声の間に明らかな違いは見られない。もし，最も低い部分音をとりあえず無視しておくなら，どちらの声も，大体−12 dB/オクターブの割合で下降しているといえる。

　重要なことに，上記の2つの研究は，少数の被験者による喉頭音源を考察したものであり，一般化することはできない。一方，研究に使われた声は，男性，女性の声質の典型例を表すものである。よって，これらの被験者の声質の違いは，音源スペクトルの基本波の振幅の違いを考慮することなしには説明できない，と結論づけるのが妥当である。

　訓練されていない話者と，プロ歌手とを比較したものを図4.9に示す。この図は，同じ分析方法を用いた2つの異なる研究（Carr and Trill, 1964, Cleveland, 1977）からの結果を示している。図内の曲線は，母音/uː, iː, aː/から得られたものの平均である。訓練されていない話者の声の基本周波数は，熟練した人の声よりも低いことがわかる。−12 dB/オクターブの勾配からの逸脱は小さく規則性はないが，基本波の振幅の違いにおいてはプロ歌手の声の方が明らかに強いことが，ここでも観察される。とはいえ，この違いは主に母音/iː/から得られたデータであるということに大きく依存している。

　先に，声区に対するあいまいな定義を引用した。すなわち，同じ声区に属する声は同じように聞こえ，発声している間は，同様の方法で生成されたかのように感じるはずである。このことが何を意味するかを考えてみると，声区の違いは喉頭音源の違いを暗に意味するのではないか，と考えられる。異なる声区での音源の特徴量を調べてみると，このことが正しいと信じるようになるだろう。図4.10は，地声声区と裏声声区で，3人の訓練された男

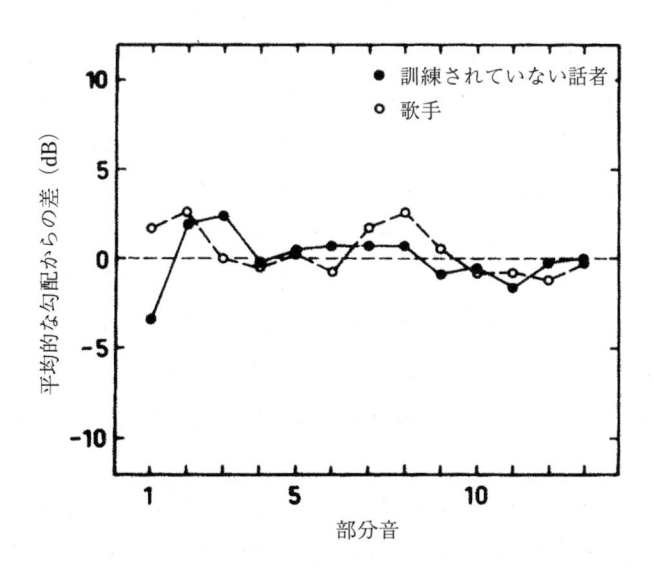

図4.9　訓練されていない人の声（●）とプロ歌手（○）の，平均音源スペクトル。スペクトルは図4.7と同様に表示（Carr and Trill, 1964; Cleveland, 1976より）。

4 喉頭音源

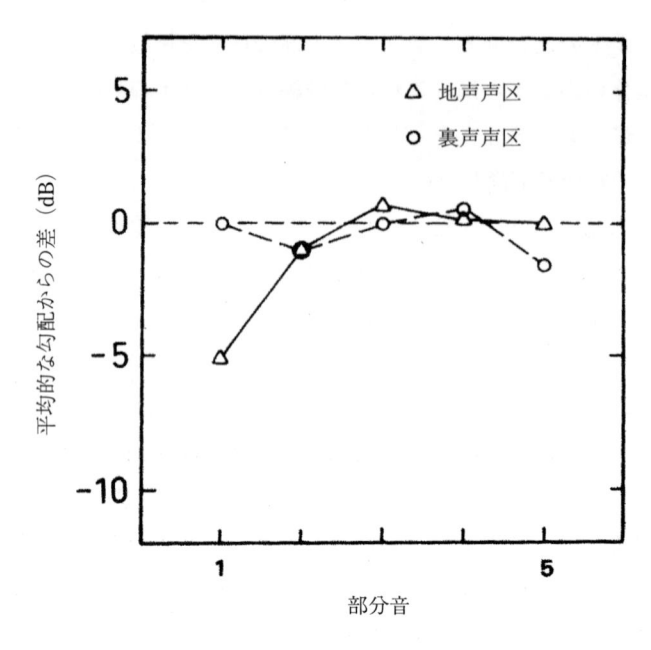

図4.10 3名の訓練されたプロ男性歌手が，同じ基本周波数で，地声声区（△），裏声声区（○）で母音/a:/を発声したときの平均音源スペクトル。スペクトルは図4.7と同様に表示。

性歌手が発声した，同一基本周波数の母音/a:/の音源スペクトルの平均をとったものである。ここでもまた，主な違いが基本波の振幅に現れているといえる。裏声声区では，5 dBも強いのである。

著者は，訓練を受けたプロではない女性歌手が，同一周波数，同一母音を異なる2つの声区で歌った場合の音源スペクトルを比較した。結果を図4.11に示す。最も顕著な違いは，ここでも，基本波の振幅であり，中声区では，胸声区に比べて，10 dB以上も強く，また，これまで見てきた大部分のグラフに比べても2倍近く強いのである。この歌手は，学校で教える音楽教師であり，生徒たちに声区の違いをたびたび実演して説明していた。この実験で，これらの歌手は授業で行うのと同様に違いを誇張して見せた。例えば，彼女の胸声区での発声は，あまりに緊張した音色で，伝統的な西洋音楽の演奏会ではおよそ使用不可能なものである。よって，図4.11で示したデータは，胸声区と中声区の音源の違いを誇張したものを典型的に示している。しかしながら，これらのデータは典型的なものであり，Schoenhard et al.（1983）も，8人の被験者によって歌唱された音のスペクトル分析から，同様の結果を報告している。

基本波の振幅の違いをとりあえず無視するならば，この被験者における全体のスペクトル勾配は，中声区と胸声区のいずれにおいてもで−20 dB/オクターブである。これは，典型的な−12 dB/オクターブよりはかなり大きいといえるが，訓練されていない女性の声での勾配（参照：図4.7）に見られるものとそれほど異なるものではない。だが，図4.8にあ

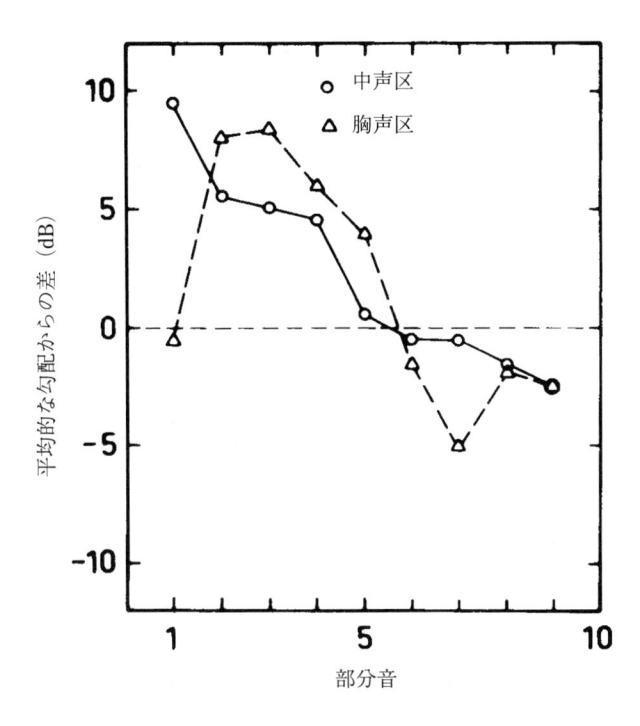

図4.11 1名の女性歌手が，胸声区（△），中声区（○）で発声したときの平均音源スペクトル。スペクトルは図4.7と同様に表示（Sundberg, 1977dより）。

るように，このような急峻な音源スペクトル勾配は，プロのアルト歌手には見られなかった。1つの解釈としては，ソプラノ歌手に比べると，アルトの声には，強い音源スペクトル倍音成分があるとみられる。とはいえ，この解釈は，プロのソプラノの声でのスペクトルのデータ（Sundberg, 1975）では支持されなかった。ソプラノの声のデータでは，音源スペクトルは，大体 −12 dB/オクターブで下降した。よって，図4.11に見られる急峻なスペクトル勾配はプロのソプラノ歌手の典型とは異なる。

　図4.12は，個人の声質の違いの例である。この図では，深い声を持つバス歌手に典型の極端に暗い音色と，バリトン歌手の特徴であるより明るい音色との，2種類の極端な声質の違いを音源スペクトルの平均をとって比較している。図に示すように，2種類の声でのフォルマント周波数の違いを除くと，喉頭音源に違いが見られる。スペクトルでの低周波数部（1 kHz以下）では，暗い音色の方が，各部分音が高い平均振幅をとっている。よって，異なる歌手による声質の違いは，部分的に喉頭音源に依存すると結論づけられよう。

　要約すると次のようになる。音源スペクトルの問題はかなり複雑である。まず，これまで比較してきた中で，主な違いは基本波の振幅に見られる。男声の音源スペクトルは，女声の音源スペクトルに比べて，弱い基本波をもつ。裏声区に対して地区は，中声区に対して胸声区は，それぞれ，より弱い基本波をもつ。訓練を受けてない話者は，訓練さ

4　喉頭音源

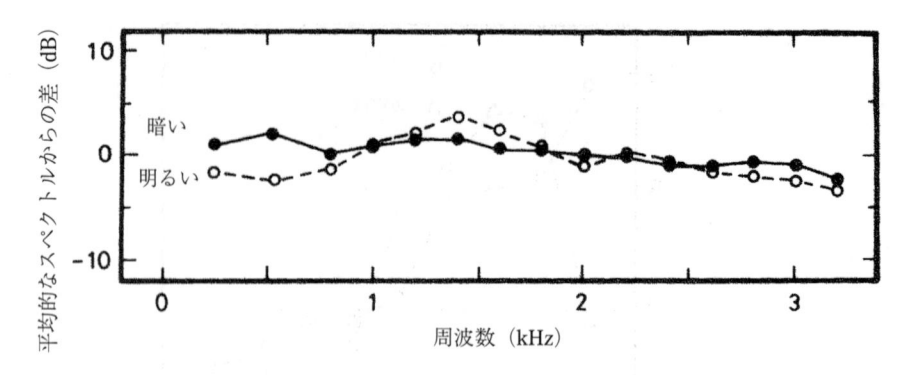

図4.12 非常に暗い声色をもつ歌手（●）と明るい声色をもつ歌手（○）の2名における，平均音源スペクトルの差異（Sundberg, 1973より）。

た歌手よりも弱い基本波をもつ。

　上記の観察結果は，ある程度私たちの声質についての経験と一致する。例えば，女性の声は，男性の地声発声よりも，男性の裏声発声に似て聞こえることが確かである。これは，女性の声と裏声とが両者とも音源スペクトルでの強い基本波成分を特徴とする，という観察結果に一致する。しかしながら，後で見ていくように，男性の裏声と女性の声との主な類似点は，フォルマント周波数が似ていることだと考えられる。一方，男性歌手の声は，訓練されていない男性の声に比べてより女性っぽく聞こえる，というわけでは必ずしもない。しかしそれでも，音源スペクトルの基本波振幅の点から見れば，歌手の声は，より女性の声に類似している。音源スペクトルにおける基本波の振幅が，男女の声質の違いのすべてを説明するわけではないと結論づけるのが安全だといえる。

　音源スペクトルを比較するにあたって，1人の声の音源スペクトルが一定というには程遠い，ということを見ておくのは重要なことである。概して，最重要な声のパラメータであるラウドネスや発声周波数が変化すれば，音源もかなり変化するのである。

　訓練されていない声に関しては，音源スペクトルに関する明示的な研究は，これまで出版されていない[3]。一方で，ある条件下では，母音のスペクトルの変化につれて音源スペクトルは変化する，と推論することができる。Fant（1960）によれば，発声のラウドネスが増加すれば，スペクトル内の倍音成分の振幅が，基本波の振幅よりもかなり大きく増加することが知られている。例えば，母音の音レベルが10 dB上昇するように発声のラウドネスが増す際に，音源スペクトルの基本波の振幅はせいぜい4 dBしか概して上昇しない。また，高い倍音成分は，低い倍音成分より上昇する傾向がある。これは，音源スペクトルの低い部分音は，発声のラウドネスが低いときほど高いときよりもはるかに支配的である，という典型的な観察結果と一致する。

---

[3] 訳注：1987年の時点。

訓練されていない人たちについてのこの結果は，歌手にも応用できるだろうか。著者は，プロの男性歌手の場合に，ラウドネスと発声周波数の変化が音源スペクトルに及ぼす効果について研究した（Sundberg, 1973）。図4.12，図4.13は，音の強さと発声周波数が変化した際に得られた音源スペクトルの平均を示す。ラウドネスの違いが見づらいことから，スペクトルを，標準の −12 dB/オクターブ勾配で正規化した。図4.12にあるように，いずれの声にも，同様の傾向が認められる。比較的低域の音源スペクトル成分（1 Hz以下）は，強い発声よりも弱い発声において，支配的である。さらには，1 kHz以上においては，音源スペクトルは，弱い声で弱く発声されているときを除いて，典型的な −12 dB/オクターブ勾配で大体表現されることがわかる。発声のラウドネスに伴う変化は，弱い声の場合に，よりかなり大きいといえる。これらの効果の大部分は，歌手でない人について報告されたものと類似している。音源における発声のラウドネスの影響，といった点では，歌手と歌手でない人との間に大きな違いは見られないようだ，と結論づけることができる。

　Fant（1968）によれば，一般的には，発音周波数の変化もまた，訓練されてない話者の声の音源スペクトル変化と関連づけられる。発声周波数が上がれば，音源スペクトルにおける倍音の振幅は減失する傾向がある。図4.14には，同じ2人のプロ歌手が，基本周波数を変えて歌唱した際に得られた，音源スペクトルの平均を示す。効果はむしろ小さく，低域のスペクトル部分波に限られており，これらの低域スペクトル部分音は，発音周波数が

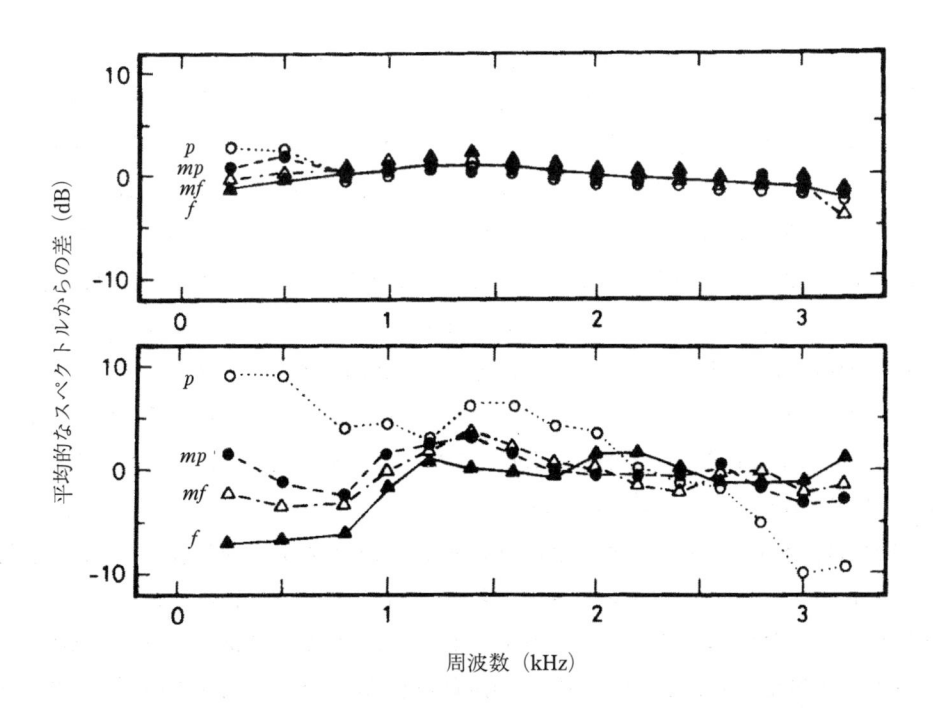

図4.13　図4.12における2名の歌手が，さまざまな母音およびピッチで，ラウドネスの度合を変えて歌った場合の平均音源スペクトルの差異。p = 弱い，mp = やや弱い，mf = やや強い，f = 強い。

4　喉頭音源

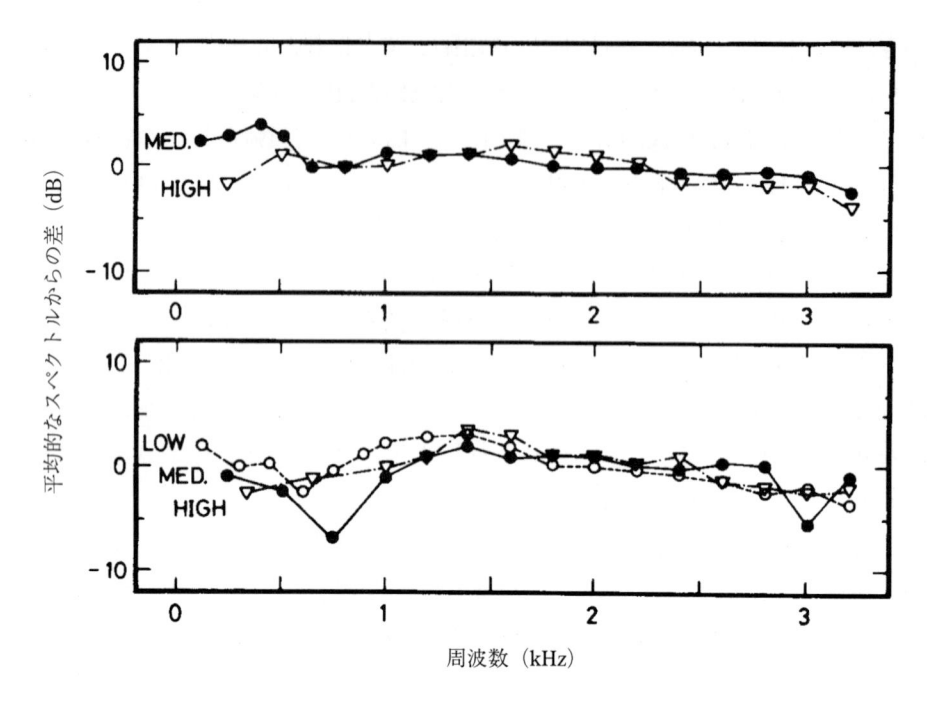

図4.14 図4.12における2名の歌手が，さまざまな母音およびラウドネスで，ピッチの度合を変えて歌った場合の平均音源スペクトルの差異。低ピッチ（○），中ピッチ（●），高ピッチ（△）（Sundberg, 1973より）。

高くなるにつれてより支配的ではなくなる。これは，異なる強さの発声条件下で観察されたのと同様の効果であると考えられる。高い音はしばしば，低い音よりも，はるかに強い発声で歌われる。先程，低域音源スペクトル部分波が，弱い発声では支配的であることを観察したばかりであるが，この現象の生理学的背景は，次のようになるであろう。すなわち，呼吸の章で述べたように，歌手は高い音を，低い音のときよりもわずかに高い声門下圧で歌う傾向がある，ということである。図4.13に戻ると，これらの歌手には，発声周波数が上昇しても，音源スペクトルにおける1 kHz以上の倍音成分の支配性が減少する，という明確な傾向は見られない。すべての曲線は，−12 dB/オクターブのスペクトル勾配を示す水平線と，むしろ平行になっている。すでに述べたように，訓練を受けていない話者にはこの傾向は見られないことから，歌唱においては，通常発話に比べると，音源スペクトルの変化は少ないことを暗に示している。

　この変化は，歌唱と話声との重要な違いであるかもしれない。通常の音声では，音源スペクトルは，ピッチやラウドネスの変化によって，自由に変化し得る。なぜなら，このような変化が，音声コミュニケーションの妨げとはならないからである。一方，歌唱においては，「ピッチが変化する条件下においての声質の類似性」という意味での「均質化」が要求されているといえる。言い換えるなら，歌唱においてはピッチやラウドネスが上下したことにより喉頭音源の声質が大きく変化することは，おそらく許されないからであろう。

歌手には，一定とはいかないまでも，かなり制御された倍音成分をもつ音源スペクトルが必要なのである。発声の教育において，このような喉頭音源の癖を取り除くことは難しい課題であろう。これらの癖は通常発声ではまったく問題ないが，歌唱においては不適切なのである。

最後に，音源スペクトルの多様性について，口唇から放射された母音のスペクトルへの影響を見ると興味深い。図4.15に，歌手と歌手でない人が，母音/æ:/を，異なるラウドネス，一定周波数で発声したときの，基本波，第1フォルマント，第2フォルマント，および，2～4 kHzの周波数帯域でのフォルマントのレベルを示す。このグラフには，発声上のラウドネスの上昇の基本的な一面が表されている。すなわち，母音がより強く発声されるほど，スペクトルにおける倍音成分がより支配的になる，ということである。しばしば見逃されがちだが，これはとても重要であり，したがって，繰り返して言及する価値があり，再度付け加えておく。ラウドネスが上昇するほど，より高いスペクトルの倍音成分が低い倍音成分に比べて振幅の上昇が大きいのである。

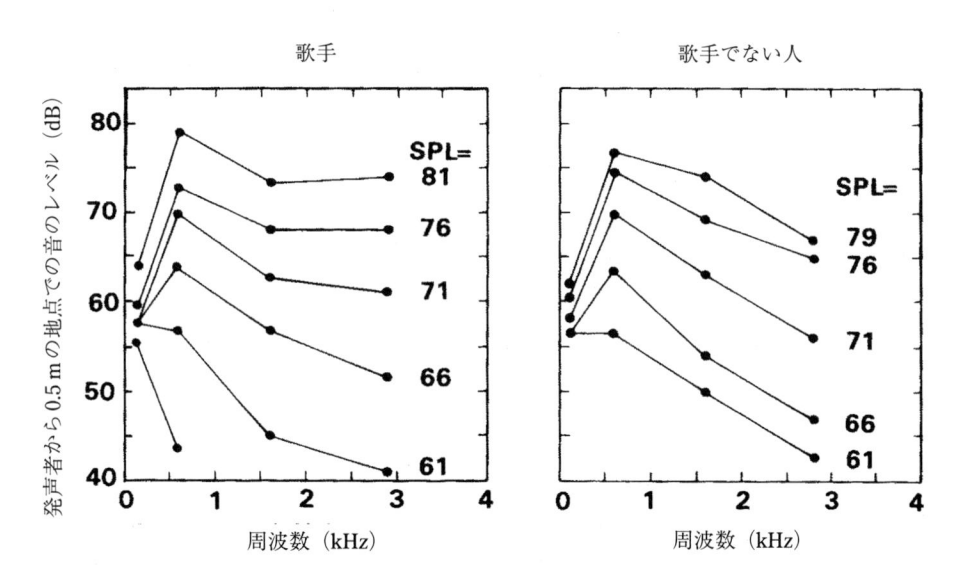

図4.15 0.5 mで音圧レベル（SPL）をとり，発声周波数を一定に保った状態で，母音/æ:/を歌ったときの，歌手と歌手でない人での発声ラウドネスにおける変化の典型的なスペクトルの連関を示す。曲線は，同じ広さをもつスペクトル帯域でのレベルを示し，このスペクトル帯域の中心周波数は，横軸に表示されている。弱い発声では，基本波が，スペクトルの最も強い部分波である。ラウドネスが中位のときには，最も強い基本波は，第1フォルマントの直近にある部分波であり，全体の音レベルは，0.6 kHz（600 Hz）にある第1フォルマントの音レベルとほぼ等しい。ラウドネスが増すにつれ，高域のスペクトル部分波が，低域スペクトル部分波よりもゲインを得る。

波　形

　次に，音源の波形に着目してみよう。これまでスペクトルの特徴を扱ってきたので，信号の波形とスペクトルとの関係を，一般的な意味で思い出してみるのがよいだろう。

　音は，微細な気圧振動に相当する。空気の分子は，音の伝播の方向に沿って前後に動く。各分子は，付近の分子と接近したり離れたりする。その結果，空気分子の密度が変化する。密度が上がると気圧も上昇し，密度が下がると気圧も下がる。私たちが音として知覚する気圧の変化は，振幅としてはごくわずかである。この気圧変化の反復の度合が，周波数に反映する。例えば，周波数が 220 Hz ならば，音場内のある位置での気圧は，その最大値と最小値との間を1秒に220回反復することになる。この音圧振動により，私たちの鼓膜は，外側へと引っ張られ，また中耳方向に押し込まれ，微動し，その結果として私たちは音を聞くのである。通常，音の知覚を引き起こす場合の振動は，気圧とはよばずに「音圧」とよぶ。

　音を記述する1つの方法は，スペクトルの部分音の振幅を記述することであり，この章の前項で見たように，スペクトル分析は，この部分音の振幅の記述により行われる。同様に有効なもう1つの記述法は，時刻に伴う音圧の変化の表示である。音圧の変化に伴ってピッチをもつ音には，周期性がある。これは，ピッチをもつ音は，小さな変化パターンの繰り返しとして記述し得る，ということである。この変化パターンが，音の「波形」なのである。音声波形が実際に示すのは，時間に伴う音圧の変化である，と結論づけられる。

　もちろん，スペクトルと波形とは密接な関係にある。スペクトルと波形は，音に関する同じ情報を異なった形で表しているのである。スペクトルからは，信号のどの周波数に部分音があり，その各部分音がどれくらいの強さであるかがわかる。各部分音は正弦波に相当する。一方，信号の波形は，単純にその音を構成する正弦波の足し合わせたものである。これは，スペクトルと波形との関係が，もはやさほど複雑ではないことを意味する。すなわち，スペクトルのすべての部分音である正弦波を，各々適当な大きさで加えていけば，そのスペクトルに対応する波形が得られるのである。この結果，スペクトルと音声波形のおおよその関係として，波形がより正弦波に近いなめらかな形であれば高調波成分はより弱く，反対に，波形における変化が急峻であればスペクトルの高調波成分はより豊かで強いといえる。

　厳密には，一つのスペクトルが，異なる波形に対応することがある。というのは，波形の足し合わせの結果は，正弦波間の位相関係，すなわち，どのように時間的に同期するかに依存するからである。幸いなことに，このことでここで頭を悩ますことはない。ある特定の波形だけを取り上げていればいいのである。なぜなら，声門を経た気流（すなわち声門通過気流）の波形こそが，運動の反映としての音源の主たる情報であるからである。肺からの気流が，振動する声帯によって一連の空気パルスへと切断されるという事実により

起こる最初の結果が，この波形である。音源スペクトルは，部分音の構成，という音源の一面しか記述し得ないのである。

さらに正確にいえば，部分音の音圧を適切に調整したスペクトルが，直接声門通過流の波形と実際に等しいわけではない。このスペクトルは，対応する音圧を持つ波形と等しいのである。気流を音圧に変換するには，簡単な修正，フィルタ特性が +6 dB/オクターブの高域通過フィルタを加えさえすればよい。これは，スペクトル包絡の傾きが 6 dB 緩やかになった結果，平坦になったという意味である。さらに正確を期すために，以下を付け加える。スペクトルでは，部分音の振幅は，大抵，圧力単位より，対数かつ相対的な dB 単位で表示される。この dB 単位は大小の振幅の差を減少して表示する。一方，波形表示では，通常，例えば音圧ならばパスカル，気流ならばリットル/秒，といったように，振幅は実際の単位で表示される。

では，喉頭音源のスペクトルと波形からどんな結論が得られるだろうか。音源スペクトルは，音色の知覚に重要であるという意味において，スペクトルは音色に密接に関連している。実際，スペクトルの重要な性質のいくつかは，dB 単位でスペクトルを表示することで観察することができる。例えば，高調波成分の振幅は，比較的小さいが，個人の声質と強い関係がある。これについては，次の章でさらに詳しく見ていく。しかし，スペクトルから，声帯の振舞いについて多くのことを知ることはできない。声帯の動きに関する情報は，音源波形に含まれる。したがって，声帯の機能の観点から，波形は非常に重要である。結論として，スペクトルのみならず，音源波形も重要であるといえる。重要であることのしるしとして，声門での波形に気流グロトグラムという固有の名前を与えよう。このようにして，音源波形と声門での機能との密接な関係が記述される。

どのように音源波形を測定すれば，グロトグラムが得られるのだろうか。1つは，声門に光を当て，声門を通過する光量を測定する方法である。声門の下にある皮膚を通して光を送り，経鼻的に挿入した光ファイバ検知器を用いて咽頭にて光量を拾うことが可能である。このようにして測定されたグロトグラムにより，声門面積がどのように時間変化するかがわかる。このグロトグラムは，しばしば「光グロトグラム」とよばれる。しかし，声門面積の変化は，必ずしも声門気流の変化とは一致しない（参照：Rothenberg, 1981）。

もう1つの方法は，先に述べた「逆フィルタ」法を使うことである。音声処理機材によって波形が正確に再現される場合にのみ，この方法により正確なグロトグラムを得ることができる。とりわけ，機材で重要なことは，普通のテープレコーダではなく，FM（周波数変調）テープレコーダを用いることである。逆フィルタ法は，音源測定の古典的手法である。かつては時間を消耗する方法であったが，Rothenberg（1973）によって巧妙かつ平易な手法が考案された。被験者は鼻と口を覆い，マスクに固定されたマイクにより声を拾う。マスクには孔があけられ，孔は目の細かい網で覆われている。マイクはこの網の両側の圧力差と，その気流に対応する音声信号とを測定する。この方法によって，逆フィルタ法は

4 喉頭音源

著しく簡単になった。

さて，気流グロトグラムはどのように見えるのであろうか，実際にこの種のグラフが何を表示するか考えてみよう。喉頭音源は，振動する声帯の間を通過するパルス流である。逆フィルタ法で得られる気流グロトグラムは，声門通過流を結果として得る，さらにいうと，時間につれてどのように声門通過流が変化するのかを表す。気流グロトグラムの軸の1つは声門通過流（リットル/秒）を示し，もう1つの軸は時間（ミリ秒）を示す。よって，通常の気流グロトグラムは繰り返し0（リットル/秒）に戻る曲線となることが容易に推測される。というのも，声門が閉鎖している状況では声門通過流は0になるからである。当然，流れが0となる時刻と再び0となる時刻の間に，声門が開くことにより，気流の描く曲線は最大値に到達する。

図4.16は，気流グロトグラムの概要を図示したものである。声門が閉鎖すると，気流は生成されず，曲線のとる値は0となる。気流グロトグラムの水平方向にのびた区間の長さは，声帯が閉じている時間，すなわち閉鎖期の時間長に一致する。声門が再び開くと気流は徐々に増加し，声門が閉じるにつれ気流は徐々に減少する。しばしば，声門が閉小するときの曲線の傾きは，開大するときの傾きより急峻である。言い換えると，開大期は，閉小期よりも長い。この図では，閉鎖期の長さは開放期とほぼ同じ長さである。結局，曲線は水平部分の間に，多少右に傾いた三角形を挿入した格好となる。

上記の推論は，声門面積と声門通過流との間に1対1の関係がある，という暗黙の仮定に基づいている。先に述べたように，この2つの関係は必ずしもこのように単純ではない。この事実は，光グロトグラムと気流グロトグラムとを区別する強い理由となる。開放期の最初においては気流は加速しなければならず，その結果として気流の加速現象が存在しないと仮定した場合の気流よりも小さいものとなっている。同様に，閉小期の最後においては，気流の慣性により，気流は声門面積が許し得る以上に大きくなる。これが，気流グロトグラムにおける三角パルスの傾きに寄与する。このメカニズムは，Rothenberg（1981）

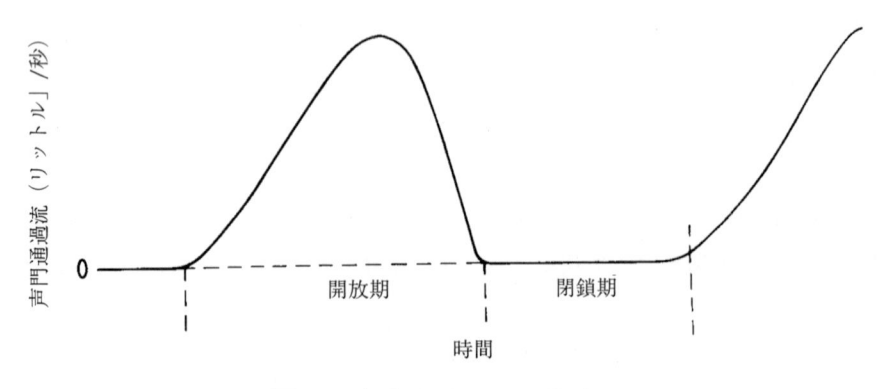

図4.16 気流グロトグラムの概要図

により説明された。

　なぜ信号のスペクトルと波形との間に緊密な相互関係があるのかについては，上で述べた。おおざっぱに言えば，波形の不連続性が強いほど，スペクトルの高調波成分は強くなる。一般的に，喉頭音源に関する場合を除いてこれはほとんどすべてについて正しいといえる。これは気流グロトグラムによって表される波形は，ある種の制約から逃れることができないという事実による。例えば，すぐ上で見てきたように，気流グロトグラムは，通常，閉鎖期と開放期に相当する水平の線と，その間に散りばめられた三角形からなる曲線によって描かれる。

　波形とスペクトルの関係は，長い間謎に包まれていた。気流グロトグラムを記述するために，開放時間率，速度率，駆動期間，その他，さまざまな尺度が提案されてきた。しかしながら，これらの尺度がどのように定義されたかについて頭を悩ませる必要はない。なぜなら，実際，これらの測定値と音響量および声質との関連をだれも示そうとしなかったからである。

　近年，気流グロトグラムと，声の音響量との関連が少しばかり明らかになってきた。Gauffinとともに，著者は，歌手，歌手でない人の喉頭音源について実験を行った(Sundberg and Gauffin, 1979)。この分析では，1000 Hzまでの部分音を含んでいる。気流グロトグラムの振幅，すなわち声門通過流の周期内での最大値は，音源スペクトルの基本周波数の振幅と直接相関があるという重要な結論が見出された。気流グロトグラムの最大気流振幅が大きいほど，音源の基本周波数成分も強いのである。

　Fant（1979）は，音源スペクトルと波形の関係を，理論的に考察した。正弦波の一部と直線とを組み合わせて，典型的な気流グロトグラムに近いさまざまな波形を生成した。この気流グロトグラムの記述により，さまざまな波形の変化においてスペクトルのもつ意味を研究することが可能となった。倍音の振幅は，気流グロトグラムでの特徴量，例えば，閉小速度と直接関連があることがわかった。この閉小速度は，より正確には1周期における気流変化最大速度，数学的には微分グロトグラム極大振幅のことである。とはいえ，こんな長たらしい言い方を用いるには私たちの人生はあまりに短いので，この，気流グロトグラムのパラメータを，以降閉小速度とよぶことにする。一般的に，母音の音レベルは，スペクトルの一番強い部分音でほとんど決定され，通常，この部分音は，第1フォルマント周波数から最も近い部分音である。ピッチが高くなければ，この部分音はある倍音となる。つまり，母音の音レベルは，主に気流グロトグラムの閉小速度で決まることとなる。とはいうものの，音レベルには，他の要素も影響することを忘れてはならない。例えば，第1フォルマント周波数と，直近の調波成分との周波数間の距離などである。

　図4.15では，高い部分音の振幅の増加は，低い部分音の振幅増加より大きいことがわかっている。例えば，500 Hzでの調波成分が6 dB増加すると，2500 Hz付近の調波成分は9 dB増加する。このように，閉小速度が増加すると，スペクトルの高い部分音はますます支

配的になる．言い換えると，大きな声で発声された母音では，小さな声で発声された母音に比べて，高い部分音がより支配的となる．

　要約すると，喉頭音源波形とスペクトルの間の関係においては，基本周波数の振幅は気流グロトグラムの振幅に依存し，倍音の振幅は気流グロトグラムの閉小速度に依存し，閉小速度の上昇は低い倍音より高い倍音において効果が大きい．

　気流グロトグラムが音源スペクトルだけではなく，声帯振動様式に依存することはすでに述べた．Gauffin とともに著者が行った研究（Sundberg and Gauffin, 1979）で，この音源スペクトルと声帯振動様式との関係について，いくつかの結論が導き出された．まず，気流グロトグラムの振幅は，発声の様式に依存して，発声中，広い限界値の間で変化し得ることを示した．もし，高い声門下圧とともに，高い内転力が喉頭に生じれば，気流グロトグラムの振幅，すなわち音源での基本波の振幅は小さくなる．逆に，もし，低い声門下圧と低い内転力で発声されれば，気流グロトグラムの振幅は増加し，この条件下では，基本波がより支配的となる．著者らの研究では，これらの2つの極端な発声モードを，各々喉詰め発声，気流発声とよぶことにした．内転力をさらに減少させることで，擬閉鎖期（訳注：最も声帯が接近する区間のこと）に声帯が接触し得ないことが起こり得る．声門はほぼ閉鎖するものの，もはや完全には閉鎖しない．この場合を，息漏れ発声とよぶ．したがって，変化し得る発声の領域，喉詰め発声から息漏れ発声の範囲をとることとなる．発声が，喉詰め発声から息漏れ発声へと変化するとき，気流グロトグラムがとり得る最大振幅を示し，かつ閉鎖期を保つという気流発声を経由して変化する．

　これらのさまざまな発声の型に関連する音響的影響は，もはや無視できない．喉詰め発声から気流発声へと発声のモードが変化すれば，基本波の振幅は 15 dB 以上増加することがある．音レベルに実質的な変化もなくこの増加が起きることは，注目すべきことである．これは，先に述べたように，音レベルは，スペクトルでの最も大きな部分音，通常は第1フォルマントの直近の部分音，の振幅によって決まる，という事実によるものである．もし，基本周波数が，第1フォルマント周波数の半分より低ければ，それは第1フォルマントに直近の倍音であり，音レベルにおいて決定的な役割を果たす．非常に柔らかい発声で，かつ基本周波数と第1フォルマント周波数が非常に近接しているときには，スペクトルにおける最も強い部分音は基本波となり，母音の音レベルを決定し得る．言い換えると，第1フォルマントが基本周波数に対して十分に大きいときは，音レベルは主に倍音の振幅で決まる．これによって，なぜ基本波の振幅が，広い制限範囲をもちながらも音レベルに影響することなく変化するか，が説明される．

　要約すると，喉詰め発声の特徴は高い声門下圧と強い内転力であり，気流発声の特徴は低い声門下圧と低い内転力である．気流発声では，閉小期においてベルヌーイ効果が通常よりも重要な役割を果たし，喉詰め発声では，閉小期においては内転の動きが重要となる，という仮説を立てることができるかもしれない．Rubin et al.（1967）が観察した，歌手の

被験者が息切れしたときの発声の型は，喉詰め発声へと向かって変化する例のように思われる（p.46の図3.15参照）。これまで，喉詰め発声が声の経済性の点においては貧弱なものであることも見てきた。声門下圧を高くし，内転力を強くし，なお音レベルには何ら変化が出ないのである。気流発声の方が，音声の経済性の観点からは好ましい。低い声門下圧とより適度の内転力により，同等またはそれ以上の音響出力を引き出せるからである。このことは後で見ていく。

これまで議論してきた気流グロトグラムの研究結果（Fant, 1979；Sundberg and Gauffin, 1979；Gauffin and Sundberg, 1980）では，2つの気流グロトグラムの特徴量，グロトグラム振幅と閉小速度が音響的に決定的であることが示されている。この2つの要因は，2つの発声パラメータで決定される。喉詰めから息漏れへと変化する発声の類型の次元における位置は，気流グロトグラムの振幅に反映され，音源スペクトルでの基本波の振幅を決定する。母音の音レベルは気流グロトグラムの閉小速度に依存し，また，発声の強さと密接な関係がある。発声のラウドネスは，主に声門下圧で決定するため，気流グロトグラムでの閉小速度にとっては声門下圧が重要である。簡潔にいうと，喉詰めから息漏れへと変化する発声の類型の次元における位置は，音源スペクトルでの基本波の振幅を決定し，声のラウドネスの度合いは出力の音響的な振幅を決定し，気流グロトグラムでの閉小速度に現れる。

発声中の喉頭音源のパラメータがどのように変化するかという問いに移る前に，2つの重要事項を強調しておく必要がある。第1には，喉詰め発声と息漏れ発声は，発声の類型の次元の2つの極を構成するということである。この2つの発声の型の間には，無数の段階が存在する。よって，もし喉詰め発声が次元に沿って変化したとして，必ずしも息漏れ発声になるというわけでもない。より「喉詰めでなくなる」というだけである。第2に，もし音源Aが音源Bより強い基本波をもつとするとき，音源Aは気流発声であり，音源Bは喉詰め発声であると，ただちに推論することはできない。グロトグラムでのパルスの振幅は内転力だけに依存するのではなく，声門の次元にも関係する。長い声帯は長い声門となり，グロトグラムで短い声門より高いパルスを生じ，単に声門面積が大きいということだけでそれ以外は等しい。したがって，異なる声をこの点において比較するのは難しい。しかし，もし同じ人の声で，同一のフォルマント周波数で基本波の振幅だけが異なる2つの母音発声を比べるなら，より弱い基本波が発声されたときは，より喉詰め側の極に近いと考えてよい。

さらに重要な点を強調しておくと，音源の基本波振幅は，開いている口唇から放射されるスペクトルの基本波の振幅とは異なる。開いている口唇から放射される音のスペクトルは，喉頭音源のスペクトルだけではなく，フォルマント周波数によって記述される声道の伝達特性によるスペクトルの変形にも依存する。さらには，ここのスペクトルにおける部分音の振幅は，基本周波数に依存する。このため，例えば2つの異なるスペクトルにおける基本波の振幅などを比較する際には，フォルマント周波数とピッチの両方を常に考慮す

4 喉頭音源

る必要がある。2つのスペクトルにおいて，フォルマント周波数とピッチが同一であるときのみ，基本波の振幅の違いが喉頭音源スペクトルに起因するといえる。興味深いことに，声のエキスパートたちは，音源特性と声道特性，言い換えると，発声と調音を区別しているように思える。教育者，セラピストたちは調音と発声のどちらを改善しなければならないのか，わかっているようである。さらに注目すべきことには，さまざまな発声の型の間のスペクトルの違いを調べる際に，発声と調音とを区別することに失敗している研究者もいるということである。

さて，グロトグラムの最も音響的に関連深い2つの特性である，気流グロトグラムの振幅と閉小速度について，研究によって得られた結果を見てみよう。

読者のみなさんは，逆フィルタ法が有用な研究ツールとなってからまだ日が浅いので，研究によって得られた情報はまだ不完全であることを心にとどめておかれたい。

図4.17は，1人の歌手でない人が正常発声をしたという条件下で，発声周波数と声門下圧に伴い，喉頭音源がどのように変化する傾向をもつかについて着眼点を与えている。図4.17の右側のグラフは，ほぼ同じ声門下圧で，男性の典型的な発声周波数の範囲内にある

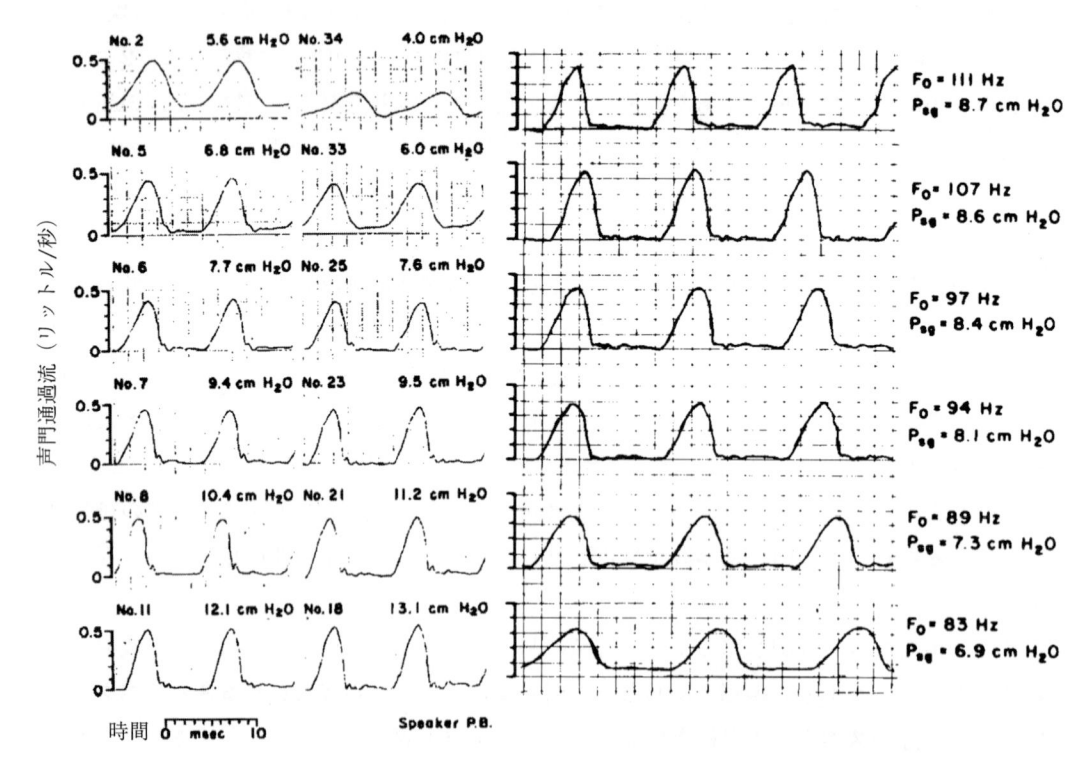

図4.17 歌手でない人から得られた，典型的なグロトグラム。左図では，発声周波数 (F_0) が比較的一定で，ラウドネスが異なる。一方で，右図では，逆にラウドネスが比較的一定で，発声周波数が異なる。各曲線の上部にある数値は，声門下圧 (P_{sg}) を示す (Rothenberg, 1973 より)。

さまざまな発声周波数での発声に関する気流グロトグラムである。被験者が，発声周波数を通常の音声で用いるよりもはるかに低くした場合には，声門での気流の漏れがあり，擬閉鎖期においても声門の一部は閉鎖せずに声門での気流が0にならないことが観察される。発声周波数が107 Hzのときに振幅は最大値をとり，周波数が低くなるにつれ振幅も減少する。閉小速度は発声周波数の上昇とともに増加しているようである。

同じ図の左側のグラフは，発声周波数が大体一定で，声門下圧が変化した場合の気流グロトグラムである。声門下圧が非常に低い状態でも，声門での息漏れが見られ，気流グロトグラムにおける気流は決して0まで達しない。振幅は，声門下圧が4 cmH₂Oに下がるまでは，ほぼ一定に保たれている。それ以下に声門下圧が下がると振幅が減少し始める。実際に変化しているのは，声門下圧の上昇につれて増加する閉小速度である。声門下圧は発声のラウドネスを制御し，このようにして，閉小速度に依存する音レベルも制御するのである。

図4.18の左側のグラフは，ごく低い声門下圧での発声の気流グロトグラムである。左側

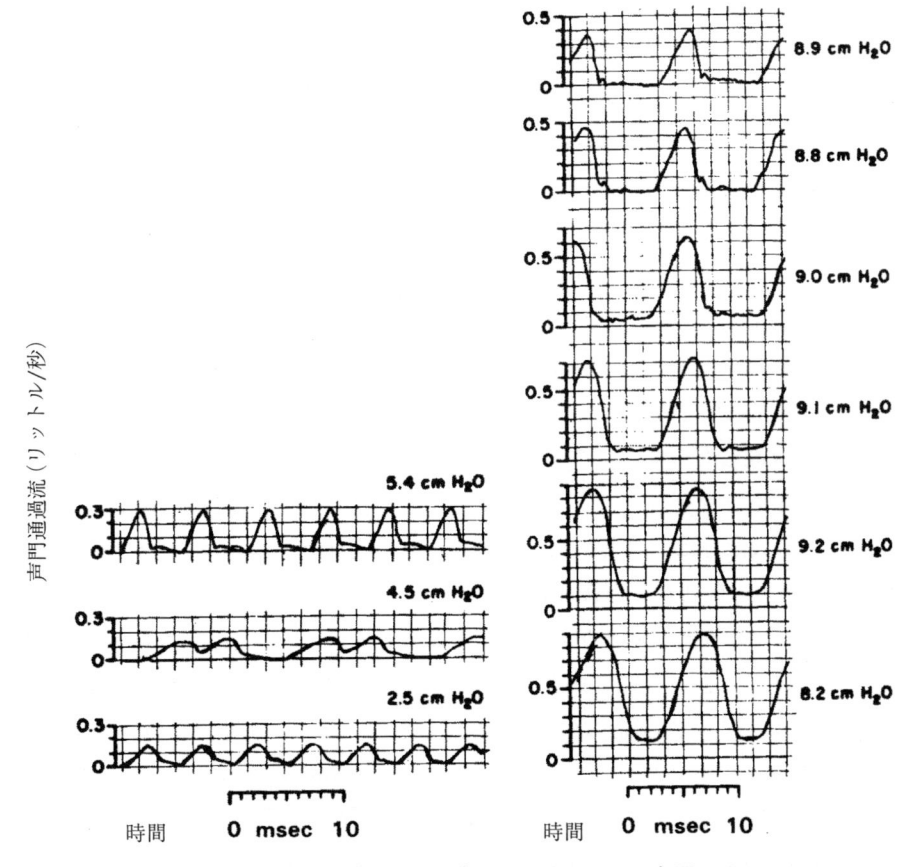

図4.18 歌手でない人から得られた，気流グロトグラム。左図では，cmH₂Oで示される低圧での発声例を示す。左中央図の曲線は，フライ発声である。右図においては，内転力が変化する様子を示す。気流振幅が増加する一方で，声門下圧は基本的には一定に保たれる（Rothenberg, 1973より）。

2つ目のグラフは，非常に低い声門下圧下でおきる典型的なフライ発声の気流グロトグラムの例である．パルスは等時間間隔で起こらず，いうなれば，2つごとにパルスが隣のパルスに近接している．この効果は，両側の声帯が，互いにずれた位相で振動しているときに生じる，と考えられている．

図4.18の右側のグラフは，通常発声と息漏れ発声との違いを図示するものである．振幅が増加すればするほど，声門での息漏れが増加している．このような声門での息漏れの生理学的背景は，声帯の外転ということがあるはずである．というのも，気流グロトグラムの振幅が大きいのは，内転力の低さを反映しているからである．

歌手でない人のグロトグラムを概観したので，さらに，これら最も音響的に関連の深い2つの気流グロトグラムのパラメータが，さまざまな条件下でどのように変化するかを詳細に見ていこう．ここで示されるデータの大部分は，著者がGauffinと行った研究から得られたものである（Sundberg and Gauffin, 1979；Gauffin and Sundberg, 1980）．

図4.19は，ラウドネス（左図），および内転力（右図）の変化によって気流グロトグラムがどのように影響を受けるかを示している．また，この図は，音圧レベル，声門下圧，および声門断面積の推定最大値を示す．低い声門下圧においては，声門は決して閉じない．ラウドネスが増加するにつれて，閉小速度が上昇し，閉鎖期は長くなる．喉詰め発声のように内転力が高いと，グロトグラムの振幅は小さくなり，閉鎖期は長く，声門下圧は高く，音レベルは低く，そして声門面積は小さくなる．通常発声では振幅は大きく，閉鎖期はより短く，声門下圧はより低く，音レベルはより高く，そして声門面積はより広くなる．気流発声においては，振幅は高く，閉鎖期は長く，声門下圧は中位で，音レベルは高く，声門面積は広い．息漏れ発声においては，前記の傾向がさらに増し，ほとんど無声化したささやき声では声門は決して閉じず，気流は0まで達せず，声門下圧と音レベルはともに低く，声門面積は非常に広くなる．

以上のように概観したので，この最も音響的に関連の深い2つの気流グロトグラムのパラメータが，さまざまな条件下でどのように変化するかをさらに詳しく見ていこう．ここで示される内容の大部分は，著者がJan Gauffinと行った研究で得られたものである．

図4.20は，2名の男性話者の母音/æ:/発声にて，気流グロトグラムでの振幅の最大値が，音圧レベルとともにどう変化するかを示したものである．うち1名はプロ歌手，もう1名は特殊な訓練を受けていない話者である．各々の曲線は，異なる発声周波数に関するものである．音圧レベルに伴って振幅が増加するのがわかる．また，予想どおり，気流発声と喉詰め発声は，それぞれ振幅の大小で特徴づけられることが観察される．裏声声区での発声では，地声声区の発声に比べて音圧レベルが低いのが見られる．

2つの声を比べると，与えられた周波数における全体的な傾きが異なっているのが観察される．参照のための細い線は，音圧と気流グロトグラムが同じ比率で上昇するとみなして引かれた直線である．具体的に，この直線は10 dBの音圧レベル上昇に伴って，グロトグ

発声のラウドネス　　　　　　　　　　　発声の種類

（図：左列はラウドネス変化のグロトグラム、右列は発声様式のグロトグラム）

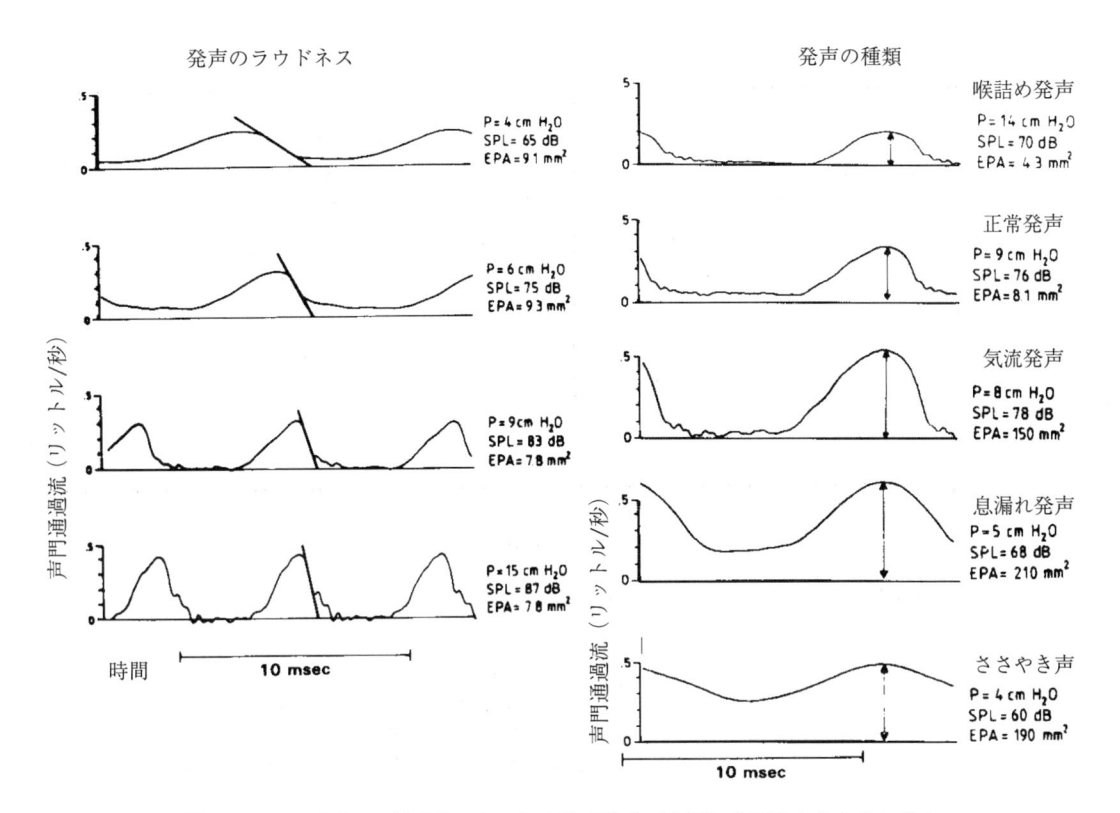

左列（上から下へ）：
- P = 4 cm H$_2$O, SPL = 65 dB, EPA = 9.1 mm^2
- P = 6 cm H$_2$O, SPL = 75 dB, EPA = 9.3 mm^2
- P = 9 cm H$_2$O, SPL = 83 dB, EPA = 7.8 mm^2
- P = 15 cm H$_2$O, SPL = 87 dB, EPA = 7.8 mm^2

右列（上から下へ）：
- 喉詰め発声　P = 14 cm H$_2$O, SPL = 70 dB, EPA = 4.3 mm^2
- 正常発声　P = 9 cm H$_2$O, SPL = 76 dB, EPA = 8.1 mm^2
- 気流発声　P = 8 cm H$_2$O, SPL = 78 dB, EPA = 150 mm^2
- 息漏れ発声　P = 5 cm H$_2$O, SPL = 68 dB, EPA = 210 mm^2
- ささやき声　P = 4 cm H$_2$O, SPL = 60 dB, EPA = 190 mm^2

縦軸：声門通過流（リットル/秒）　横軸：時間　10 msec

図4.19　ラウドネス（左図），ないしは発声様式（右図）が変化したときに得られる，典型的なグロトグラムの変化を示す。発声のラウドネスが上昇すると，曲線の閉鎖部がより急峻になる。発声が喉詰めになるとグロトグラムの振幅は低くなり，内転力が減少するとグロトグラムの振幅は上昇する。最も内転し，それでいて漏れがないときには，この発声は気流発声とよばれる。各曲線の右側には，声門下圧（P），0.5 m位置での音圧レベル（SPL），および推定最大声門面積（EPA）が示されている。喉詰め発声においては，圧は高く，気流振幅と音レベルは低いが，気流発声においては，圧は中位で，気流振幅および音レベルが高い。

ラムの振幅が10 dB増加した場合を示す。図はこれらさまざまな声の間に，明らかな違いがあることを示している。歌手が発声のラウドネスを上昇させれば，音圧レベルの上昇と同じ割合で声門気流も増加する。各発声周波数での曲線の傾きは，細い参照線と同様である。訓練されていない話者の声でも同じような動きをとるものの，気流グロトグラムの振幅の増加は音圧レベルの増加ほどにはならない。これは不思議なことではなく，単に，歌手でない話者の発声は，ラウドネスの増加につれて喉詰め発声へと変化したことを間接的に示している。

　これらの結果は，男性歌手，歌手でない人を典型に表しているといえる。少なくともよく知られた結果である。訓練されていない人の声では，大きい発声は，普通の音量での発声に比べて，大抵は緊張しており，別の言い方をすると，歌手でない人は，非常に大きな

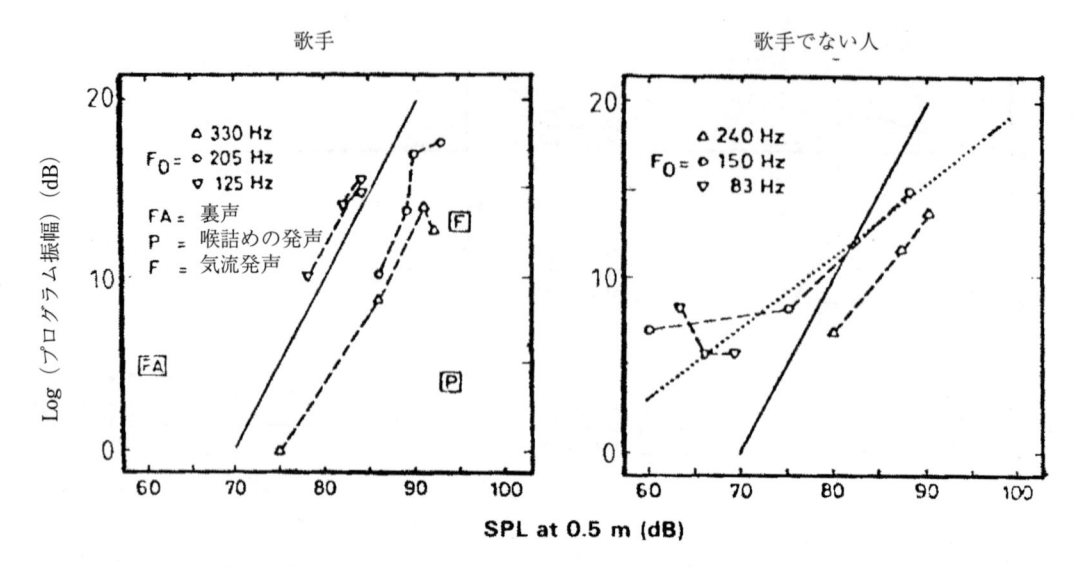

図4.20 プロ歌手と訓練を受けていない話者が，母音/ae:/を，異なるラウドネスにおいて，高低中，3レベルの基本周波数（F_0）で歌った場合の，グロトグラムの振幅最大値。破線は隣接するラウドネスの度合をつなぐ。細い実線は，音レベルと同レートでグロトグラムの振幅が上昇した場合を，参照線として表している。FA, P, Fはそれぞれ，裏声声区発声，喉詰め発声，および歌手がよぶところの「暗い」発声を指す。喉詰め発声は，グロトグラム最大振幅が低いことが特徴である（Sundberg and Gauffin, 1979 より）。

声で発声しようとすると，叫びがちになるのである。発声がラウドネスが上昇するにつれ極度の喉詰めとなるように変化するこの癖は，プロ歌手にはまず許されない。プロ歌手は，発声の様式を必ずしも変えることなく，大きな声で歌えなければならないのである。

また，この歌手は，歌手でない人が発声した一番弱い音圧レベルを使用していないのに注目すべきである。歌手のpでの発声は，最小音圧レベルが75 dB（無響室で口から1/2 mの地点）であるのに対し，歌手でない人のそれは，最小音圧レベルは60 dBであった。さらに最大音圧レベルについていえば，この2名の声の間で劇的な違いはなかったことも注目に値する。歌手でない話者が90 dBに達したのに対し，歌手は93 dBであった。プロ歌手の声が大音量の背景音（例：オーケストラ）に対して明確に識別可能なのは，主に，喉頭音源よりも，調音様式によるものである。これについては，次の章でさらに見ていく。

図4.21は，各発声周波数に対して，発声のラウドネスをパラメータとした場合の気流グロトグラム振幅をプロットしたものである。特に規則正しく並んでいるようには見られない。いずれにおいても各折れ線は，さまざまな発声努力に関連している。mpで歌われた音が，より強く歌われた音より大きな気流グロトグラム振幅をとる場合がある。しかしながら，概して，発声の強さが上昇すれば，気流グロトグラムの振幅も上昇する。大きな発声では，どちらの発声者でも，発声周波数が中程度のときに気流グロトグラムの振幅は最大

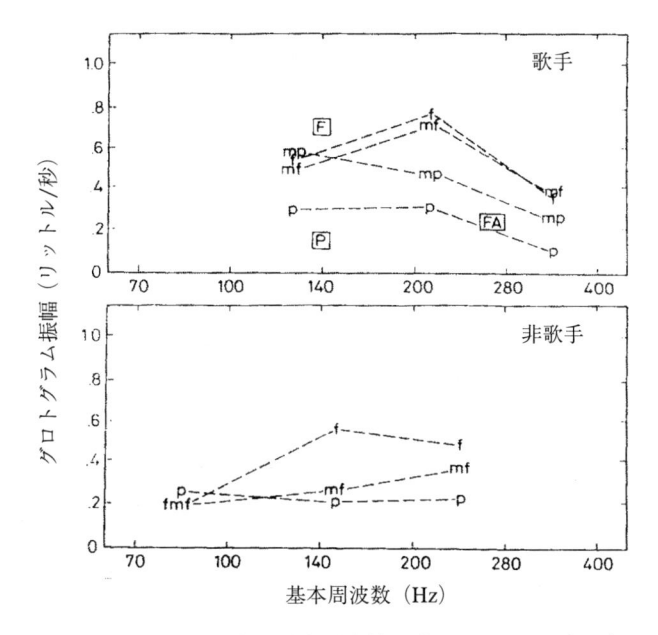

図 4.21 図4.20と同じデータを，発声周波数に対して，ラウドネスをパラメータとして表示したもの。p = ピアノ，mp = メゾピアノ，mf = メゾフォルテ，f = フォルテ。グロトグラム振幅変化の幅は，各被験者における両端に向かうにつれ小さくなっていく（Sundberg and Gauffin, 1979より）。

となる。このことは典型的に見られ，少なくとも男性の声ではそうである。すでに，多くの声で同様の傾向が観察されている。このことの意味することを考察してみよう。発声が最も大きくかつ発声周波数が高くも低くもないときには，発声の様式は，極度の喉詰め発声から最も遠いといえる。もし本当ならば，これは音声教師にとっては興味深いことである。この喉詰めのない音域から発声を始めて，それから被験者に発声様式を変えることなく発声周波数を変えるように指示すればよいのである。

　これまで，歌手，歌手でない人の声において異なる発声周波数において気流グロトグラムの振幅がどう変化するかを見てきた。これからは，気流グロトグラムのもう1つの重要な音響特徴量である，閉小速度について見ていこう。

　図4.22は，歌手と歌手でない人での，閉小速度のデータを示す。このデータは，発声周波数の関数として記されている。裏声声区と，喉詰め発声とでは，むしろ中位の閉小速度となっている。また，歌手でない人の最大の音量での曲線は，中域から高域に移る際に下降するのが観察されるが，歌手には見られない。喉詰め発声は，小さい閉小速度が特徴である。すでに見たように，訓練を受けていない被験者は，最も大きい音では気流グロトグラムの振幅が減少し，ゆえに，歌手に比べてより喉詰めの発声様式で発声していると考えられる。すなわち，訓練を受けていない被験者の高ピッチでの曲線の下降は，発声の様式が極端な喉詰め発声様式へと変化することによる結果と見られるのである。

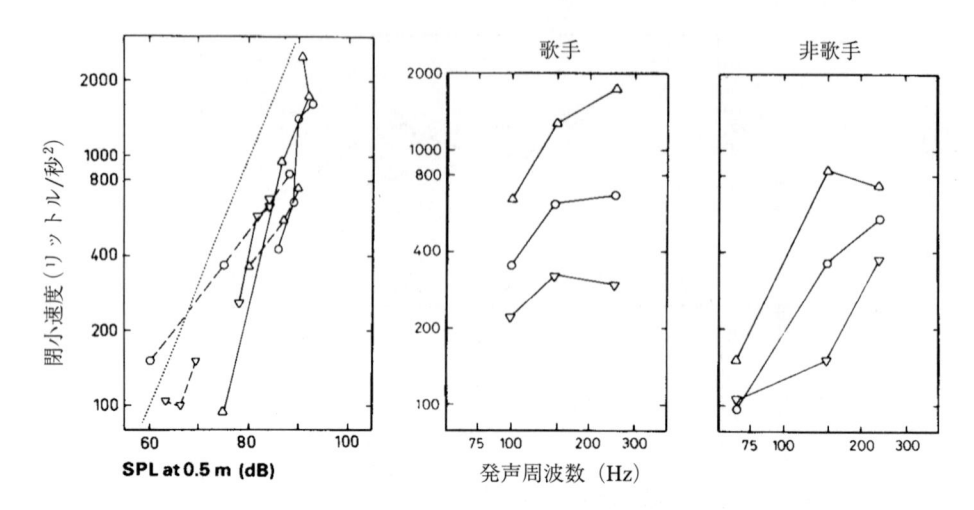

図4.22 歌手と歌手でない人における，気流グロトグラムの微分値の最大振幅。左図：データは音レベルの関数として表され，ピッチがパラメータである（下向き▽＝低ピッチ，○＝中ピッチ，△＝高ピッチ。実線＝歌手，破線＝歌手でない人）。中央および右図：データは発声周波数の関数として表され，発声のラウドネスがパラメータである（▽＝ p, ○＝ mf, △＝ f）。地声声区と裏声声区での発声を表示。

　裏声声区が，地声声区に比べて，低い閉小速度と高い気流グロトグラム振幅であることは，すでに観察した。図4.23は，裏声と地声声区での気流グロトグラムを3人の歌手について比較したものである。被験者間で大きな差があるのが観察できる。被験者間で，地声声区，裏声声区の気流グロトグラムはかなり異なる。しかしながら，地声声区においては，すべての気流グロトグラムにおいて，（高フォルマントの除去に失敗したことによる微小な波を無視すれば）比較的明らかな閉鎖期が見られ，裏声声区では，気流グロトグラムはよりなめらかで，ほとんど正弦波のような波形であるのがわかる。この気流グロトグラムの差がスペクトル上で相関することは，音源基本波がどれくらい支配的かということである。裏声声区発声では，第1と第2の部分音の振幅差が，地声区発声のそれに比べはるかに小さい。この振幅差は個々の被験者で異なるものの，上記3人の声すべてに見られる。

　さらに強調しておくべきこととしては，裏声歌声では，喉頭音源にかなりのバリエーションがありそうだということである。明らかな不連続部により，閉鎖期らしきものが，裏声発声の気流グロトグラムに時々観察される。これは，図4.23の一番上と一番下の場合である。ゆえに，倍音と喉頭音源の基本波の振幅との関係が，これらの2つの声区の喉頭音源を区別するようである。

　閉小速度は，母音の音レベルを決定する非常に重要な気流グロトグラムの特性量であり，それゆえに発声のラウドネスに特徴が反映される。この閉小速度は主に声門下圧によって決まるが，発声の様式や声区などの要因からも影響を受ける。実際には，音声医学の臨床現場では閉小速度を日常的に記録するが，本来の形として記録的なわけではない。異なる

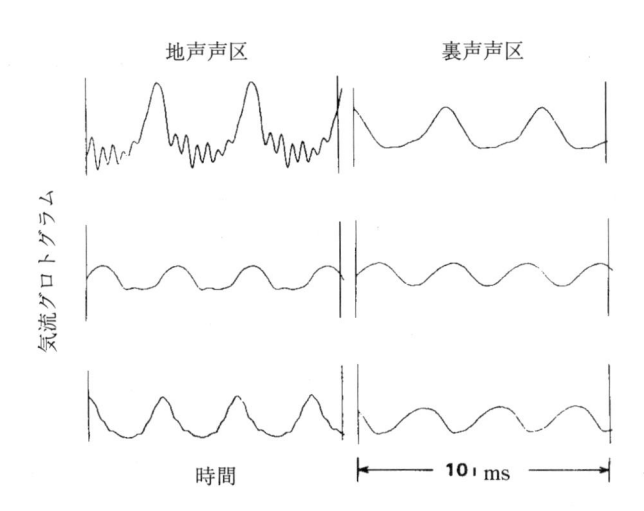

図4.23 3人の歌手における，裏声声区と地声声区での気流グロトグラム。グロトグラムでのさざ波状は，誤差である。被験者間の大きな違いにもかかわらず，地声声区においては，グロトグラムのパルスがより狭く，曲線は，閉じていく区間から閉区間へとより突然切り換わる。

基本周波数での，音圧レベルの最大値と最大値を測定するのである。このようにして得られるグラフはフォネトグラム（phonetogram）とよばれ，多くの声の発声状態の記述に有用であることがわかっている（Schutte, 1980）。フォネトグラムは閉小速度と基本周波数と，完全に同一ではないが相関の強いグラフとなることが観察によりわかる。母音の音レベルが，第1フォルマントとその直近の部分音との距離に影響を受けることも思い出しておこう。母音の音レベルはまた，第1フォルマントの周波数それ自体にも影響を受ける。ゆえに，フォネトグラムは，フォルマント周波数が同一に保たれているときにのみ，ピッチとラウドネスに関係なく，喉頭音源に関する情報を示す。さらには，発声の様式の重要性は考慮されていない。しかしながら，一方，気流グロトグラムよりフォネトグラムの方がはるかに容易に得ることができる。

喉頭音源の理論的モデル

本章で明らかになったように，波形と音源のスペクトルは密接な相互関係をもっている。気流グロトグラムのパラメータがいくつかあれば，ある種の音源スペクトルの特徴量を予想できるし，逆に，フォルマント周波数が等しいという条件のもとに，スペクトルから気流グロトグラムを推測することもできる。このスペクトルと気流グロトグラムとの関係は，スペクトルは声質とも関連することから，興味深い。もし，われわれがある特定の声を聞いて，弱い基本波と大きい高周波の倍音成分をもつとわかるならば，その基本となる喉頭音源は，低いピーク振幅と高い閉小速度をもつ気流グロトグラムで特徴が表される，と推

4 喉頭音源

論することが可能だろう。おそらく，これは発声指導者たちが，改善する必要のある声の問題点を確定する際に，無意識に行う分析の類であろう。

発声指導の観点以外からも興味深い喉頭音源のもう1つの側面は，この気流グロトグラムとスペクトル特徴量との間に潜む生理学的関連性である。具体例として，声帯筋の収縮が，どのように喉頭音源に影響するか，などが挙げられる。

この問いの答を見つけるのは簡単ではない。もし被験者に，他の筋肉の収縮を一定に保って，声帯筋の収縮だけを増加させるように指示したとしても，被験者がそのとおりに行うことは無理である。喉頭筋肉すべては密接に相互に関係しており，ある特定の筋肉の活動だけを制御するなどということは，通常私たちには不可能である。よって，ある特定の筋肉が音源特徴量に及ぼす影響を調べるためには，声帯のモデルを構築することが必要である。

これまで，2つの声帯理論モデルが構築されてきた。1つは，IshizakaとFlanagan（1972）によるもので，もう1つはTitze（1973, 1974）によるものである。後者のモデルの方がより詳細なモデルである。というのも，このモデルの声帯は16個以上の質量をもつ要素で構成されており，各要素は声帯の一部分に相当する。図4.24は，Titzeのモデルをさらに発展させたモデルによって得られた結果である（Titze and Talkin, 1979）。この図では，特定の喉

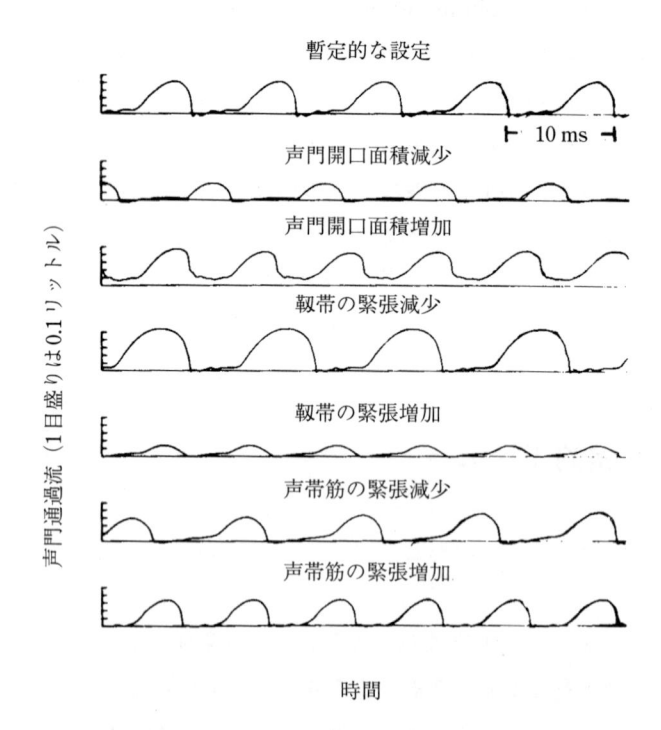

図4.24 異なる声帯制御パラメータにおける変化の影響を示す，Titzeの声帯機構の理論モデルから得られたグロトグラム。「声門幅」は声門通過流がないときの声帯間の距離であり，これは，明らかに声門での内転の程度に呼応するものである（Titze and Talkin, 1979より）。

頭制御パラメータが気流グロトグラムの変化にどんな影響を及ぼすかが示されている。「声門幅」とよばれるパラメータは，声門通過流がないときの声帯間の距離を示す。この幅は明らかに外転と内転とに密接に関係している。声門幅は，気流グロトグラムの振幅に影響するので，この本での用語における，喉詰め―気流―息漏れの次元に関連するといえる。Titzeのモデルにおける「靱帯パラメータ」は，気流グロトグラムの振幅に，声門幅と同様の結果を導き，同時に発声周波数にも影響を及ぼす。声帯パラメータも発声周波数に影響を及ぼすが，主に閉鎖期の時間長に影響を及ぼす。

さまざまな喉頭の筋肉群がいかに相互に作用し，それらの筋肉がどのように発声に影響し，また，さまざまな音源パラメータを決定するのか，ということについて全体像を明らかにするには，これからも多くの研究をモデルによって行う必要がある。もちろん，モデルや，代入する値がどれくらい現実的なものかどうかが，結果が正確かどうかを決定することになる。とはいえ，理論的モデルは，実体を記述するのに必要である。発声同様，実体が複雑であればなおさらである。

喉頭音源と声道

本章では，喉頭音源を完全に独立な系とみなしてきた。だが，これは完全に正しいというわけではない。調音パラメータの変化は，声道の形状すなわちフォルマント周波数にだけ影響すると考えられるが，時として，音源にも同様に影響を及ぼす。歌手はしばしば，発声の連続性を保つことの困難さを経験する。ピッチや母音が変われば，自動的に声質も変化するのである。言い換えれば，基本波とフォルマントとの関係が変化するのである。

声道だけが発声に影響を及ぼすのではない。声門下での気管の共鳴現象も，また同様の効果をもたらす。成人の場合，可聴域での最も低い共鳴が起きるのは，600 Hz付近である。この声門下での共鳴に対する声帯の応答が，声区であるというのは，魅力的な推論であろう。男声においては，地声声区から裏声声区への声区の遷移は，上記共鳴周波数の約半分，300 Hz付近でおきる。これは，女声における，胸声区から中声区への遷移とほぼ同じ区域である。声帯と声道の大きさがかなり異なることと比べて，最も低い声門下共鳴周波数の違いははるかに小さい。最近，Titze（1983）は声門下共鳴が声区現象を起こすという仮定を立証する証拠を理論上で示した。

前章で述べたように，歌手ごとに呼吸のテクニックは異なる。例えば，一部の歌手は，高い肺気量で声門下圧を急速に下げるために，吸気時のみに横隔膜を用いるが，他の歌手たちでは，フレーズを通じて横隔膜は常に収縮している。

著者は，呼吸における戦略の違いが，喉頭音源に明らかな影響をどれくらい及ぼすかを，共同研究者たちと考察した（Leanderson et al., 1987）。5名の非歌手と2名の歌手が，横隔膜の収縮あり，収縮なしの条件下で，ピッチの変化を実演した。これは，被験者の前で，

横隔膜の上下の圧力差をオシロスコープの画面で表示することで実現された。被験者が横隔膜を収縮すると同時に、オシロスコープの光がただちに動くのである。

逆フィルタ法で分析したのち、この2つの条件下の喉頭音源の比較を行った。すべての被験者に共通する挙動はないことが結果としてわかった。1名（クラリネット奏者）を除く全被験者において、横隔膜活動があるときの方が、気流グロトグラムの振幅は高かった。これは、発声が極端な喉詰め発声から遠ざかるように変化していったことを示す。また、被験者の大部分において、発声中に横隔膜を収縮させた場合には、閉鎖期がより長くなり、調音がより安定する傾向が見られた。これらの結果から、呼吸の戦略は、音源のみならず調音にも影響するとわかるのである。

喉頭音源に関する議論を終える前に、音源特性の変化は、調音の系における変化としばしば相関があることにふれておこう。このような相互作用を示すよい例は、Estillのもので（Estill et al., 1983）、さまざまな歌唱法における音源特徴量の連関をも記述されている。もう1つの例は、喉詰め発声が喉頭位置の上昇に関連する（Sundberg and Askenfelt, 1983）、という事実である。もちろん、このような相互作用により、声の機能を記述するにあたって発声を調音と分離することの重要性が減るわけではない。

本章において、喉頭音源について述べてきたことの多くは、むしろ最近になってわかってきたことであり、特に、1, 2名の被験者の研究から得られた知見結果を一般化することは留保する必要があることを指摘しておかなければならない。まだ多くの関連知識が欠けているのである。例えば、女声における喉頭音源の特徴量は何で、男声と女声を分ける典型的な特徴量は何なのか。声区は生理現象なのか、音響現象なのか、それとも両方なのか。これらを含む、音源についての多くの問いへの答が近い将来に出てくることを期待しよう。いずれにせよ、ありがたいことに、最近の逆フィルタ法と、声帯モデルの発展のおかげで、これらの答のいくつかは、確実に手が届くようになってきたのである。

5　調　音

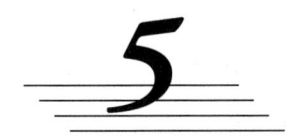

　調音とは，発声中の声道の形を調整するための（運動）操作である。これは，両唇，舌，顎，口蓋，そして喉頭といった構音器官を用いて行われる。ある調音器官の位置は，声道の特定の形状に対応した声道断面積関数を定義する。声道形状は，声道断面積関数によって記述され，声道の断面積が，声道の縦軸にそって，声門からの距離関数としてどのように変化するかを示すことになる。この面積関数は，伝達関数によって決定される声道の音の伝達能力を規定し，この能力を示す図は伝達される音の周波数の関数として示される。図5.1に，単純な例を示す。声道によって容易に伝達される周波数は，フォルマント周波数と呼ばれている。これらの喉頭音源のスペクトルの一部で，周波数においてフォルマントに最も近いものは，他の部分よりもより大きな振幅で開いた口唇により放射される。これらのことはすでに述べてきたが，この章はフォルマントとそれによって影響される要素を扱うため，ここでまた繰り返す必要がある。

　結局，伝達関数は調音に依存するとされている。なぜなら，フォルマント周波数を定めるのが調音であるからであり，いったんフォルマント周波数が与えられれば，全体の伝達関数曲線は多かれ少なかれ定義される。言い換えると，与えられたフォルマント周波数の組み合わせと伝達関数との間には1対1の関係がある（ここでは，フォルマント周波数に近い曲線の詳細は省く）。

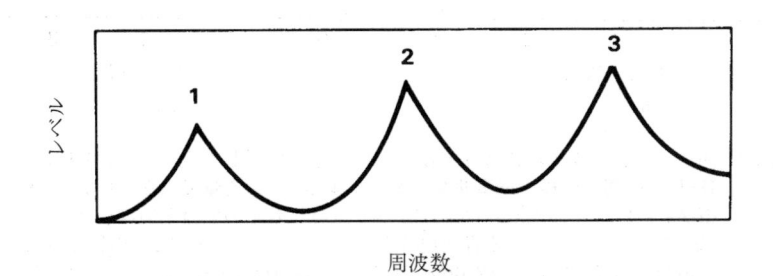

図5.1　ニュートラルな母音に対する伝達関数の例。ピークはフォルマントを示す。

5 調 音

　フォルマント周波数が伝達関数を決定する方法は，声道共鳴管の音伝達理論（Fant, 1960）で記述されており，図5.2に図示されているとおりである。これらの図は，どのように伝達関数とその他の要素がスペクトル包絡を決定するかということを表している。

　図5.2（a）のグラフは，2つの要因のスペクトル包絡への寄与を示す。1つは音源スペクトル（S）で，およそ12 dB/オクターブの傾きである。もう1つはスペクトルの部分音の振幅が周波数の関数として増加することを示唆している補正（HP）である。この補正は口唇の開放による音放射特性と，この図には含まれていない高次のフォルマントに依存する。曲線（S＋HP）は，これら2つの要因を加算したものである。

　図5.2（b）のグラフは，同じ（S＋HP）曲線にいくつかのフォルマントの音伝達特性を加えたものを示す。各フォルマントは，それぞれが音伝達関数全体に寄与している。フォ

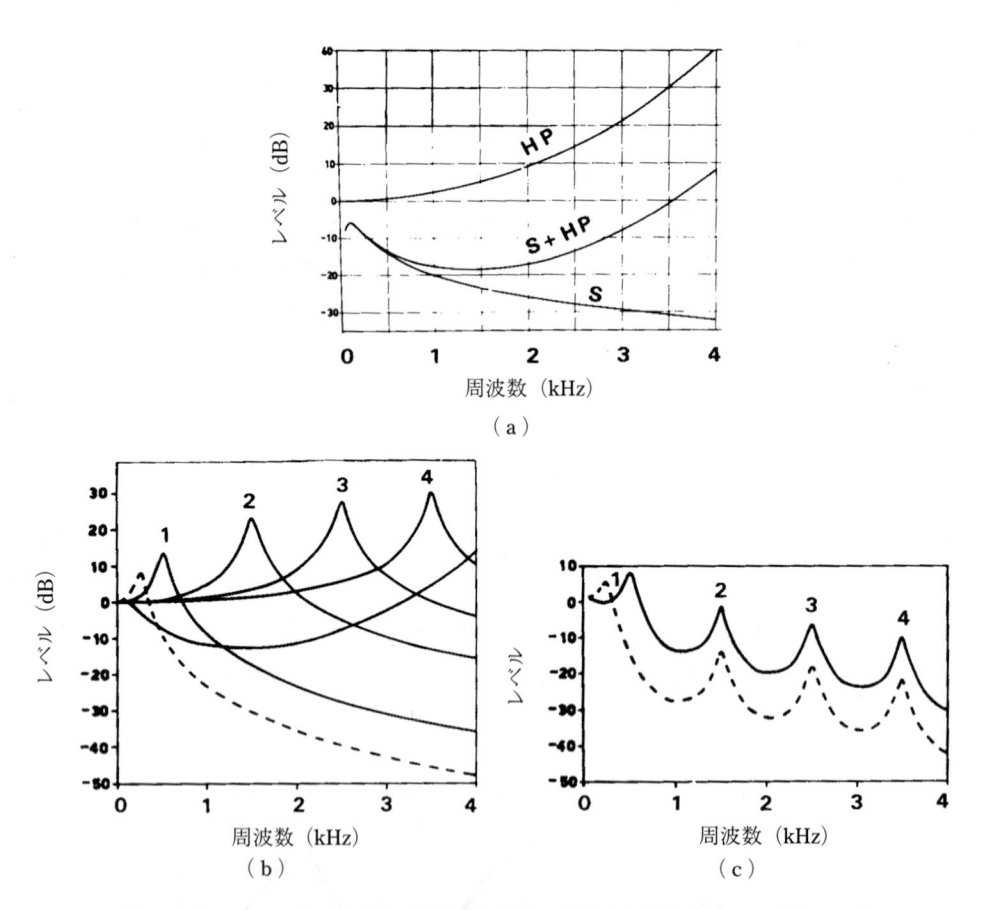

図5.2 声のスペクトル包絡に寄与する要因の概略を図示したもの。(a) HPは4 Hz以上の高次の極，声道共鳴の影響による。Sは流量ではなく圧力で+6 dB/オクターブで補正されている。S＋Hはこれらの要因を加算したもの。(b) フォルマントによる音伝達特性。第1フォルマントに2つの異なった周波数が示されている（250Hz（破線）と500 Hz（実線））。(c) 結果として現れるスペクトル包絡。破線と実線はそれぞれ第1フォルマントが250 Hzと500 Hzのとき（Fant, 1960より）。

ルマントの存在する周波数域を無視して，対数で周波数と振幅を表示すればこれらの寄与はすべてのフォルマントで似たようなものとなっている．結果として得られる伝達関数は，各周波数において，それぞれのフォルマントの伝達曲線の和となっている．このように，図5.2（b）のグラフに各周波数それぞれの実線で示された値を加算することにより伝達関数が得られ，この伝達関数に（S + HP）曲線を加算することによって同じ図の右側に実線で示されたスペクトル包絡が得られる．

（b）のフォルマント周波数は500 Hz, 1500 Hz, 2500 Hz, 3500 Hzである．破線で示されているのは，第1フォルマントが1オクターブ低い場合，250 Hzのときである．この影響は，周波数が低いときには大きく，高いときには小さい．その結果，（c）のグラフに見られるように，第1フォルマント周波数は10 dB以上スペクトル包絡が低くなる．フォルマント周波数におけるそのような変化は，このように，高い周波数と同様に低い周波数におけるスペクトル全体に影響を与えるのである．

2つのフォルマントとその間の伝達関数は，2つのフォルマント周波数が接近した場合に増加するといわれている．2つのフォルマントの距離が半分になった場合，音の伝達特性はフォルマント周波数において6 dB上昇し，フォルマント間では12 dB上昇する．このことは，実際，今まで述べてきたことの逆を単に言っているのであり，つまり，フォルマント周波数が近づくと互いに補い合うのである．このことは，後に述べるようにオペラの歌唱で大きな意義をもつ．

ここでもう1つ強調されるべきことは，音を放射するために口唇を開く能力は，口唇の開大面積と無関係であることである．口の開きが大きいからといって，発声器官がより大きな音エネルギーを出すわけではない．単に，フォルマント周波数が変化し，音レベルにいくらかの影響をもたらすだけなのである．

フォルマントと調音

われわれは，特定の方法で与えられたフォルマントの周波数を変えるのに必要な調音変化をどのようにすれば，決定できるのであろうか．あるいは，特定の調音位置変化により導かれるフォルマント周波数を，どのようにすれば決定できるのであろうか．発声者に，他のすべての調音器官をそのまま動かさずに1つの調音器官だけを動かすように指示するのは，あまりよい考えとはいえない．なぜなら発声者はそのようなことをうまくできないからである．われわれは，調音に関してはそのような命令系統をもっていない．もし1つの調音器官を動かしたとしたら，他のすべての調音器官も当然動くのである．この状況は，声門を制御する筋肉の場合でも同様である．それらの筋肉すべてが一緒に動こうとするのである．また，われわれは概して余り意識せずに調音運動を行うのである．調音は，調音器官の位置取りではなく，生成する音によって実現されているのである．

5 調音

　これらのことについて理解をより深めるためには，調音システムの理論的なモデルをつくるのがよい。このようなモデルはすでにいくつか提唱されており，ここではそれらについて簡単に説明する (Lindblom and Sundberg, 1971)。

　LindblomとSundbergによるモデルは，被験者がさまざまな長母音を発音しているときの側面X線写真の計測に基づいている。そこには，顎，舌体，舌尖，口唇，喉頭の5つの調音器官が含まれている。

　これらすべての調音器官はあるパターンに従って動く。例えば，顎の開きが増加すれば，顎から頚椎までの距離をいくらか減少するように，下顎は少し後ろへ動く。これは，顎の開きが，口の開きのみならず，咽頭を狭くすることを意味しているのである。

　舌の動きを，下顎を基準に見た場合，図5.3に見られるように，多くの母音が似たような舌の形によって生成されているのがわかるであろう。母音/i:/の舌の形は，他の多くの母音のときとほぼ同じである。そして，母音/ɑ:/の舌の形は母音/o:/と似ている。また一方，ドイツ語母音の/u:/の舌の形は他のスウェーデン語の長母音のどの形ともあまり似ていない。

　図5.3からは，舌体の形状は，いろいろに変化するということがわかる。硬口蓋や軟口蓋や，咽頭壁後部など，さまざまな方向へ膨らみ，その程度もさまざまである。これは，舌の形状が少なくとも2つのパラメータによって記述されることを意味している。1つは，膨らみの方向であり，もう1つは膨らみの量である。言い換えれば，舌がどの方向にどのくらい膨らんでいるかということである。これらのパラメータには番号が与えられている。方向−1は，/i:/に見られるように「硬口蓋に向かって」であり，0は母音/u:/のように「軟

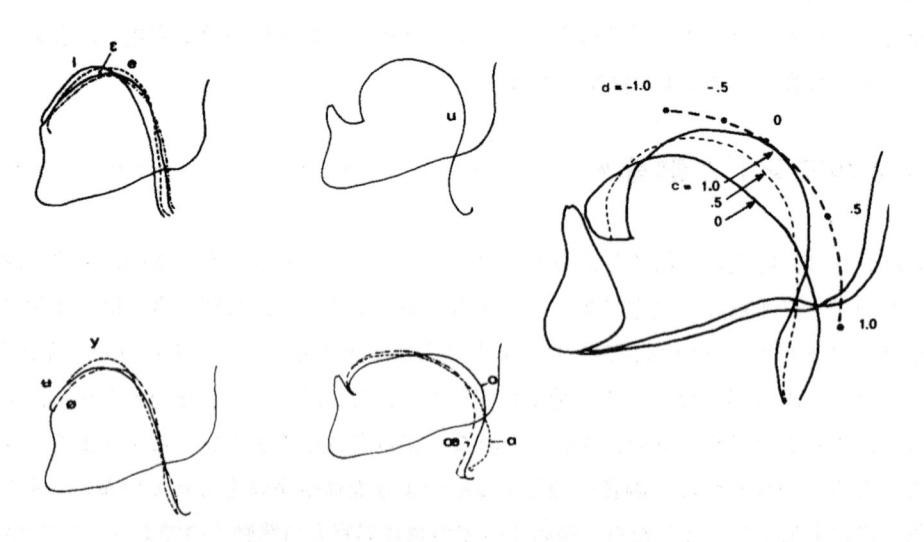

図5.3 図に記されている母音に対する舌体の正中面での軌跡。多くの母音は舌体が前方の位置で生成されている。右側の図の軌跡は，LindblomとSundbergによる調音モデルにおける舌の軌跡を記述するのに用いられた方法を図示したもの。cは膨らみの量を表すパラメータで，dは膨らみの方向を表すパラメータである (Lindblom and Sundberg, 1971より)。

口蓋に向かって」であり，+1は母音/α:/のように「咽頭後壁の下部に向かって」である。もし，膨らみの量のパラメータが1であれば，膨らみの度合は母音/i:/，/u:/，/α:/における通常の母音発音と同じである。0という値は，まったく膨らんでいない，中立な舌を意味する。他の方向と量のパラメータの中間的な値により，舌の中間的な形状が記述される。

　舌尖の方向は，観察された母音の間でははっきりとは変化しない。ほとんどの母音においては，かなり受動的に位置が定められており，下の門歯の後ろにある。例外は母音/u:/で，図に見られるように後ろに引っ込められている。舌尖は，長い定常的な母音を生成しているときに多少怠けているようにも見えるが，子音の調音のときにはその分まで活動するのである。いくつかの子音では，舌尖と硬口蓋の間に完全，または，ほぼ完全な接触を必要とする。したがって，舌尖は上側にもち上がり，前後にも動くことができる。

　口唇の開きは，もちろん顎の開きにほぼ依存する。概して口唇の小さな開きと顎の大きな開きの組み合わせ，またその逆の組み合わせのとき，調音は難しくなる。口唇の開きは，丸まったり，横に広がったり（つまり口角が丸まったり引っぱられたり）する。突き出たり，横に広がったりしていない中立の状態での顎の開きと口角間の距離との相互依存関係が，図5.4に示されている。中立の位置では，上下の口唇の距離が両側の口角間の距離に依存するということは特に驚くには値しない。

　喉頭は挙上したり下降したりする。通常の音声では，発声された音に依存して喉頭の高さは変化する。例えば，しばしば異なる母音は異なる喉頭の位置と関連している。主な規則としては，喉頭は/i:/のように口唇を横に引っぱって発音された母音のときに挙上し，

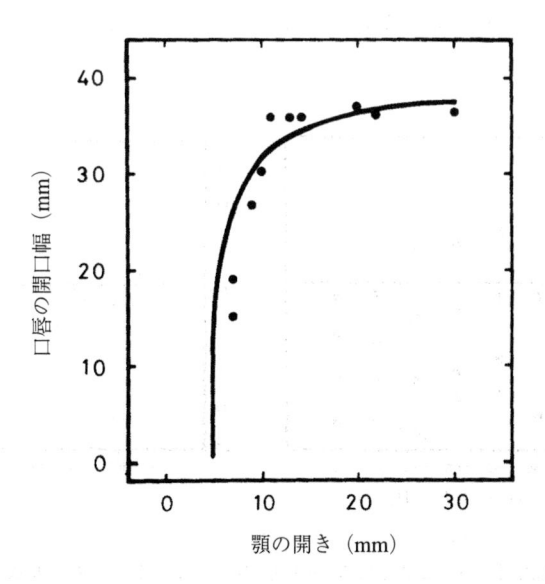

図5.4　（平口でも円唇でもない）中立的な唇の形において唇の幅が顎の開きに依存している様子。点は測定されたデータを示す。線は近似線である（Lindblom and Sundberg, 1971 より）。

/u:/のような円唇母音の場合に下降するということがいえる。われわれの脳の計算機は，声の生成の音響理論を扱うことに秀でているようである。つまり，口角の位置変化によって達成される音響的効果は，喉頭位置の垂直方向の動きによって得られる音響的効果とよく似ている。別の言葉でいえば，もしも，口角の引っぱりと喉頭の上昇とが組み合わされると，あまり円唇化する必要はない。

　通常の話声では，喉頭の垂直方向の位置は，発声周波数によって変化する。周波数が高いほど，喉頭の位置は高い。実際には，垂直方向の喉頭の位置を決定することは場合によって難しいのだが，この相互関係は話者ごとの基本周波数を測定することに用いられている。この相互関係を図5.5に示す。これはShipp and Izdebski（1975）による男性の声に関する研究である。(b)のグラフを見ると，訓練されていない発声者の声の振舞いはいろいろ異なるが，それでもすべての被験者において，通常発声における発声周波数の全帯域に相当する200 Hzまで上昇させていく発声では，喉頭の位置は発声周波数の上昇に伴って上昇している。これよりも高い周波数では，被験者は異なった反応を見せている。図5.5（a）は，プロの歌手の結果を示している。かなり異なった結果がグラフに現れている。一般的な傾向として，喉頭は，発声周波数が上がるほど下がっている。歌手の喉頭調節については，後の章でもう一度取り上げる。

　LindblomとSundbergの調音モデルに戻ろう。すべての調音パラメータが定量化されており，X線画像によって示された調音形状は計算することが可能である。声道の調音の配置は，声道断面積関数に変換できる。つまり，調音における輪郭の位置が決まれば，声道の断面積をかなりの正確さで推定することが可能である。音響管による共鳴器としてモデル化することにより，声道断面積関数に対応するフォルマント周波数を推定することが可

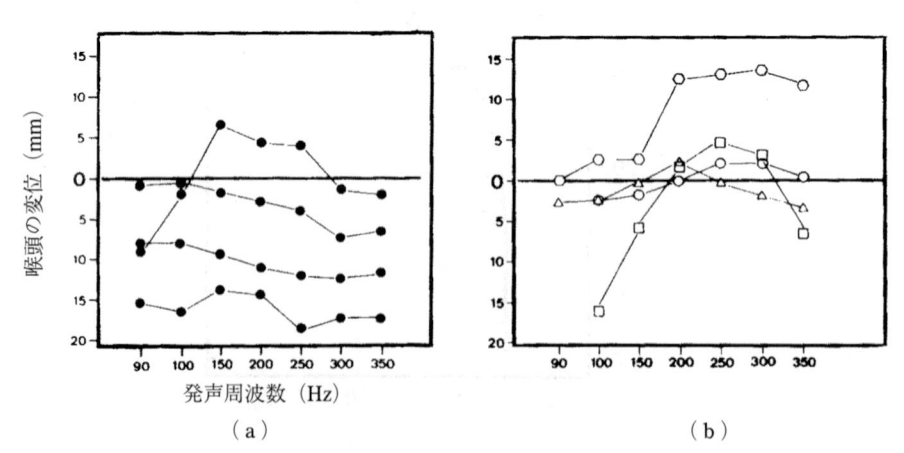

図5.5 男性歌手（a）と歌手でない男性（b）における，発声周波数ごとの安静位置（0 mm）と比較したときの垂直方向の喉頭の位置。多くの歌手においては，ピッチが上昇するとわずかに喉頭が下がる。それに対し，歌手でない人では少し上がる傾向がある（Shipp and Izdebski, 1975 より）。

能なのである。このようにして，ある調音形状に対するフォルマント周波数が求まるのである。このモデルにより，1時点の1つの調音パラメータの操作によるフォルマント周波数への影響を考察することができる。

　図5.6～図5.8に結果が示されている。図5.6から，フォルマント周波数が，顎の開きによって変化することがわかる。第1フォルマントだけが顎の開きの増加に伴って，一貫して同じ向きに変化していることに注意してほしい。顎の開きは，第1フォルマントを変化させるために大変効果的なのである。図5.7と図5.8は第2フォルマントが，方向のパラメータや量のパラメータに関係なく，舌の形状が変化したときに大きく変化しているのが見られる。結果として，舌の形状は，第2フォルマントに大きく影響する調音器官であるといえる。

　図5.6～図5.8までは，唇の円唇化によって，すべてのフォルマントを多かれ少なかれ下がっていることを示している。これらの図には示されてはいないが，喉頭の下降にも同じような効果がある。円唇化による影響に関する説明の1つは，声道が伸びるということである。つまり，長い共鳴管では，共鳴周波数は下がるのである。この説明がしっくりこない読者は，発声器官をよく想像してほしい。低い周波数を出すためには，長いパイプが必要であろう。

　顎の開きを一定に保ったままでも，はっきりとした発音で話すことができることはよく知られている。歯の間にパイプをくわえて話していてもである。一方，ここで考えられている調音モデルでは，顎の開きは，口唇の開きと第1フォルマントの操作にとって非常に重要な調音器官である。

　明瞭に発話することとパイプをくわえて発声することには，どのような関係があるのだろうか。実験によって，パイプを歯でくわえて発声した声のフォルマント周波数は，通常の状態のものとほぼ同じであることが示されている。このことから，顎の開きはフォルマント周波数と無関係であることが示されたように思われる。しかしながらそれは，われわれがあらかじめ意図したフォルマント周波数の組み合わせを生成するのに必要な声道断面積関数を得るために，声道を調節する能力をもっていることを示しているのである。顎が自由に動かせないときには，舌などの他の調音器官によって調音を補っているのである。このように，母音/i:/の発音のときのように顎が舌を前の方に位置させようと働かないときには，舌はただ中立の位置から通常よりも大きく動くのである（モデルの量のパラメータの値は1.0を超える）。特筆すべきは，これまで全く経験したことがなくても，顎を動かさないときに，どれほどの補償が必要かをわれわれが知っていることである。このような状況では，われわれは（口蓋のどこに舌があるかを感じる）触覚フィードバックを大いに使っているように思われる。このことから，顎の開きが，第1フォルマントを調節する唯一の方法ではないという重要な結論が導かれる。

　第4フォルマントは，声の音色にとって非常に重要である。言い換えると，声質の個人

5 調音

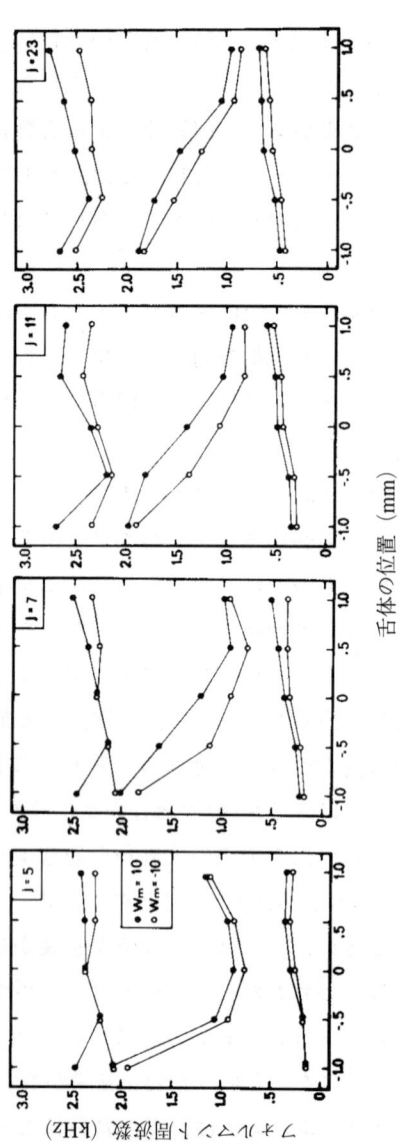

図 5.6 Lindblom と Sundberg による調音モデルに基づいた第1〜3フォルマント周波数への顎の開きの影響。グラフは異なった舌形状ごとに示され，舌の突出の質量 (d) 方向より挙げられている。$c=1, d=-1$ のとき/i:/。$c=1, d=0$ のとき/e/。$c=1, d=1$ のとき/æ/。$c=0, d=0$ のとき中立位置。$c=0, d=1$ のとき/a:/。$c=0, d=0$ のとき/u:/。●と○はそれぞれ平唇，円唇の開きを表す。第1フォルマント周波数は，顎の開きが増すほど常に増加する (Lindblom and Sundberg, 1971 より)。

図 5.7 Lindblom と Sundberg による調音モデルに基づいた，顎の開き (j) が示された状態での舌形状の第1〜3フォルマント周波数への影響。●と○はそれぞれ平唇，円唇の開きを表す。第2フォルマント周波数は，舌形状が変わると大きく変化する (Lindblom and Sundberg, 1971 より)。

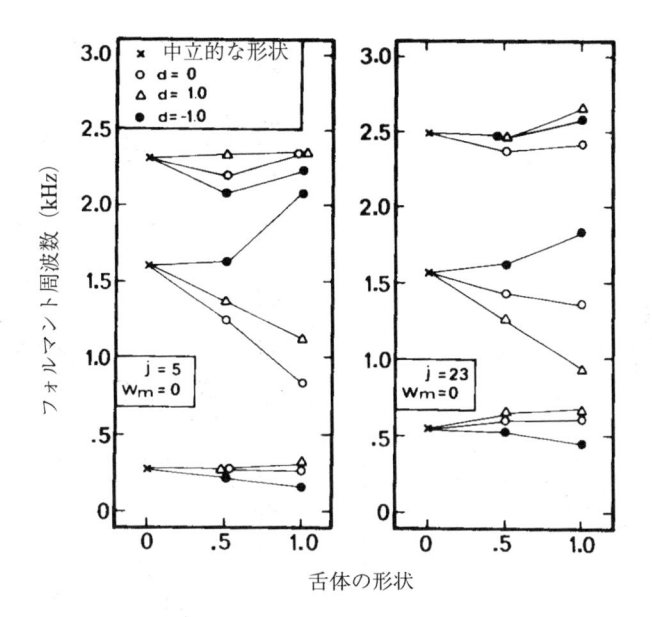

図 5.8 Lindblom と Sundberg による調音モデルに基づいた舌の突出（d）の度合の3つの異なった舌形状で2つの顎の開き（j）のときの第1〜3フォルマント周波数への影響。グラフでは，持続発声母音で通常の調音を行った場合で，左側の値は中立位置，右側の値は舌が完全に突出した形状を表す。舌形状の変化により，第2フォルマント周波数は大きく変化する（Lindblom and Sundberg, 1971 より）。

的特徴にとって重要である。このフォルマント周波数にとって，特に重要な2つの要因がある。声道の長さと，喉頭管内またはその近辺の声道の容積である。これらの1つまたは両方の要因が，与えられた声道断面積関数と関係するかどうかは，咽頭の下の断面積に依存する。もしも咽頭の断面積が，喉頭管の開きの断面積よりもかなり（6倍以上）広ければ，第4フォルマントは，喉頭管の断面積，特に喉頭室，つまり声帯と仮声帯の間に位置するくぼみの体積によってほぼ決まる。喉頭室が適切に拡大すると，第4フォルマントは低くなる。一方，喉頭管の開きが咽頭の幅と比べて十分に狭くはない場合では，第4フォルマントは，声道長と喉頭管の形状に依存する（Sundberg, 1974）。

男性，女性，子供のフォルマント周波数

よく知られているように男性，女性，子供では，一般的に平均声道長が異なり，また声道長はフォルマント周波数に重要な影響を与える。このことから，同じ母音で，男性，女性，子供のフォルマント周波数は通常異なっている。図5.9（a）は男女において，母音の質の決定的な要因である第1，第2フォルマント周波数の平均値を示す。この図においては，ほとんどの小さな母音の島における女性の値が図の周辺部に点在するのに対し，男性の値は原点に接近しているのがわかる。これは，各母音に対して，男性のフォルマント周波数

5 調音

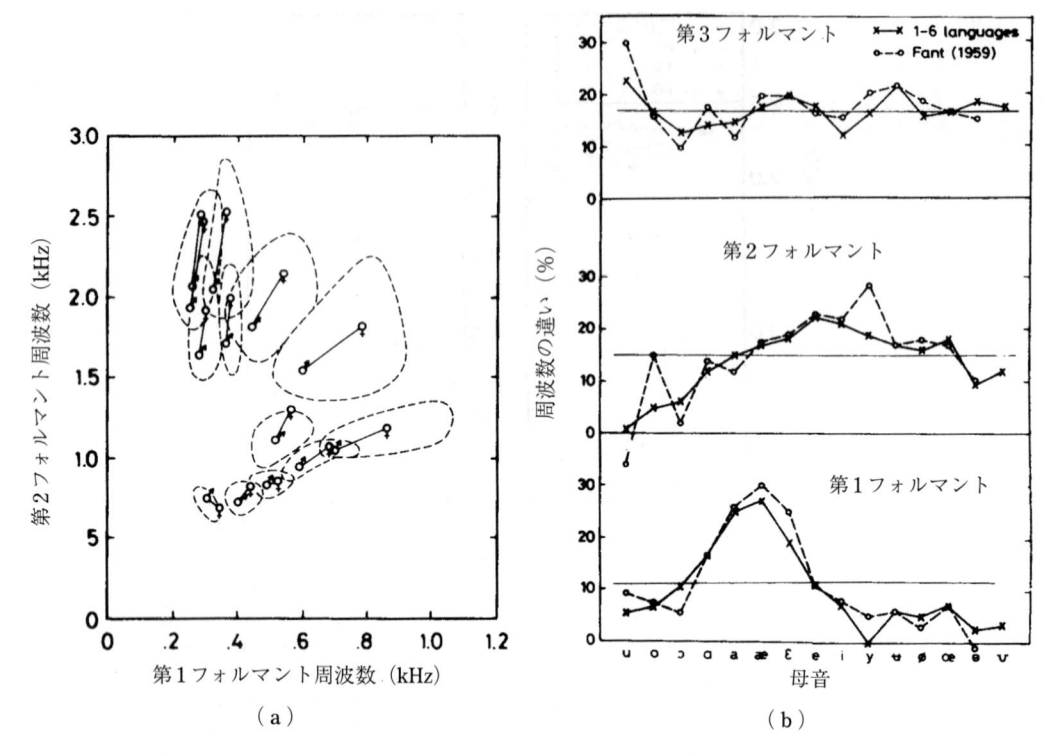

図 5.9 成人男性および成人女性話者のフォルマント周波数の差。(a) 母音ごとの第1，第2フォルマント周波数の男性，女性話者の平均。点線は p.23 の図 2.12 で示した母音の「島」である。(b) Fant (1975) によるパーセンテージで表した第1～第3フォルマントの差。

の平均は，女性のフォルマント周波数の平均より高いことを意味している。

　図 5.9 の (b) は，男性と女性の成人におけるフォルマント周波数の平均の違いを，各母音の第1，第2，第3フォルマント周波数に関して，成人女性が成人男性より上回るパーセンテージを表している (Fant, 1975)。この違いは大きく，これらの違いは母音間で，とりわけ第1，第2フォルマントがかなり異なる。一方で，これらのパーセンテージの差は，さまざまな言語でも同様に生じる。第1フォルマント周波数は，イタリア語の "caro" における開いた /a:/ において最も大きなパーセンテージの違いを見せる。第2フォルマント周波数では，すべての前舌母音において，大きな差が見られる。母音全体の平均をとると，第1，第2，第3フォルマント周波数の違いは，それぞれ 12 %，17 %，18 % となる。子供の平均フォルマント周波数は，大人より約 20 % 高く，成人男性と比較すると，それぞれ 32 %，37 %，38 % となる。おそらく，これらの違いのほとんどは，各話者グループ間の声道の大きさの違いに起因すると考えられる。よって，より年少の子供ほど，声道がより短いため，年長の子供より高いフォルマント周波数をもつ傾向がある。

　男性と女性の平均的な声道の寸法を比較すると，女性の声道は単に男性の声道をひと回

り小さくしただけではないことがわかる。Nordstr m（1977）によると，成人女性の口の大きさの平均は成人男性の85％であるのに対して，女性の咽頭長は，男性の77％にすぎないことがわかっている。言い換えると，女性の平均咽頭長は，男性の平均咽頭長よりもはるかに短く，その一方で口においては男女の平均の差はずっと小さいのである。

　成人男性と女性における，口と咽頭長の差によって生じるフォルマント周波数の差を計算すると，予測と実際の食い違いに気づくだろう。Nordström（1977）によれば，寸法において見られる違いによっては，実際のフォルマント周波数の違いを説明できないのである。この理由はまだよくわかっていない。性差による方言，すなわち性方言（sexolect）の存在も除外できない。男性と女性とで，いくつかの母音に対して微妙に異なる調音を行うこともあり得る。この理由は，母音識別における私たちの聴覚と脳で用いられる多くの未知の処理過程に隠されているのかもしれない。また，男性と女性の声道における違いでの，十分に詳細な知識を私たちがまだ得られていないということも考えられる。

　正しい言い方をすれば，子供と成人男女の間に，フォルマント周波数の違いがあることの本当の理由はまだ詳しくはわかっていないということができる。それでもなお，これらの話者のグループ間の声質の違いが，どの程度まで，フォルマント周波数の違いによるものか，を見ていくことは興味深いことである。Coleman（1976）は，このトピックについて興味深い研究を発表した。声質を聞くことにより被験者は話者の性を識別する実験で，図5.10に示されているように発声周波数はフォルマント周波数よりはるかに重要であることを示した。第1，第2，第3フォルマント周波数の平均は，声質における男性らしさ，女性らしさとは，ほとんど，または全く相関がない。3つのフォルマント周波数の平均と，男

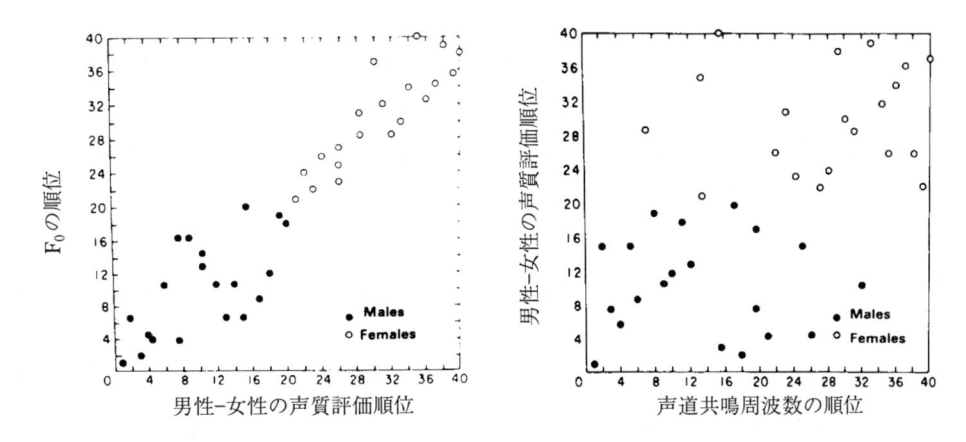

図5.10　発声周波数および3つの低いフォルマント周波数の平均値と声の音声における女性らしさとの関係。左のグラフは，点の横軸方向の順番は女性らしさに対する投票の得票数順になっており，縦軸は発声周波数に関する順序を反映している。右のグラフは，低い方からフォルマント周波数の3つの平均値を発声周波数の代わりに用い縦軸の順序とした。○および●はそれぞれ女性と男性の声を示す（Coleman, 1976より）。

5　調　音

性らしさ女性らしさ間に見られる弱い相関は，発声周波数とフォルマント周波数平均との間に見られるのと同様の低い相関に起因するのである。

　これらの結果について，この実験では，3つのフォルマント周波数を別々に考察するのではなく，3つの平均値をとっていることが重要だと思われる。性の間での声質の違いをこのような平均値でとらえることができるのかどうかは不明であり，平均の中に，声道長のように調音に関係しない要因に，より依存するような第4フォルマントが含まれているならば，結果は違ったものになるかもしれない。

　明らかだと思われるのは，2つの性の間の声質において知覚上の最も大きな違いを導くのは，フォルマント周波数よりも発声周波数であるということである。平均発声周波数の違いは約1オクターブであり，これは，フォルマント周波数の差よりもはるかに大きい。私たちの脳は極めて賢く，話者の性を予測するにあたって，小さなフォルマント周波数の差よりも，大きな発声周波数の差によってより印象づけられる，ということがわかる。

　声質における男性らしさ女性らしさの点において，発声周波数が支配的役割を担っていることは，経験的に知っていることを補強するように思える。男性話者が上手に裏声声区を用いれば，男性らしさはほぼ完全に消失することが，一般的に観察される。例えば，カウンターテノール，すなわちアルトを歌う男性歌手の声は，間違いなく男性よりも女性らしく聞こえる。たとえ彼の声道の寸法によって，男性のフォルマント周波数となっていてもである。中声区と裏声で観察される音源の違いは，十分に女性の声質を付加することができる。

　もし，男性と女性の話者の間のフォルマント周波数の差と知覚との関連性を確かめるならば，この発声周波数による顕著な違いをまず取り除かなくてはならない。これは，時には，実際の発話を用いることも可能である。というのは，一部の男性は著しく高い発声周波数で話し，一部の女性は格別に低い発声周波数で話すからである。したがって，現実には，発声周波数の違いは，男性と女性話者の間に必ず存在するというわけではない。もし上に挙げたような男性と女性の声を比較すれば，声質によって発話者の性別を言い分けるのは非常に難しいであろう。このことから，男女のフォルマント周波数の違いは，声における男性らしさ，女性らしさの知覚にほとんど影響しないことがわかる。

　歌唱においては，これらの状況は少し異なる。たとえ，多くのカウンターテノールが，テノールよりアルトのように聞こえるとしても，たいていの人は，しばらく聞いていると歌手の性別を言い当てることができる。さらに，ボーイソプラノは概して大人の女性ソプラノとは全く異なって聞こえる。最後に，テノールとアルトの声質の違いは，同じ発声周波数の領域で歌っていてもかなり異なったままである。

　このことは，興味深い問題を提起する。平均的な男女の話者における違いと同様のフォルマント周波数の違いが，男女の歌手の間にも見られるであろうか。この問題について，2名のテノール歌手と2名のアルト歌手を用いた研究が行われた（Ågren and Sundberg,

1978)。歌手は，同じ発声周波数領域で同じ曲を歌った。よって，テナー歌手は自分の声域のうち高域で，アルト歌手は自分の声域のうち低域で歌うことになった。図5.11は，フォルマント周波数の違いを2種類の方法で示したものである。図5.11（a）のグラフが示すのは，これまでしばしば見てきた母音の島の外側にある歌手の第1，第2フォルマントである。このことから推論できるのは，それぞれの母音となるような声質を与えるフォルマント周波数のすべての組み合わせを，これらの母音の島は含んでいないということである。図5.11（b）のグラフが示すのは，これらの歌手が，第1～第3フォルマントに関して，性差によるパーセンテージの差が，一貫性をもっていないことを示している。しかし，もしテノールとアルトが，基本的に同じフォルマント周波数で部分的に同じ発声周波数で発声するなら，これらの声種の間にある無視できない違いを説明するのは何であろうか。

　すでに述べたこの違いの1つは，音源である（図4.11, p.71を参照）。他の違いは，第4フォルマント周波数であり，これは，図5.12で見られるように，一貫してアルトの方がテノールより高いのである。すでに述べたように，第4フォルマントは，喉頭管の寸法に大きく依存する。喉頭管は，典型的には成人男性より成人女性の方がはるかに小さい。すな

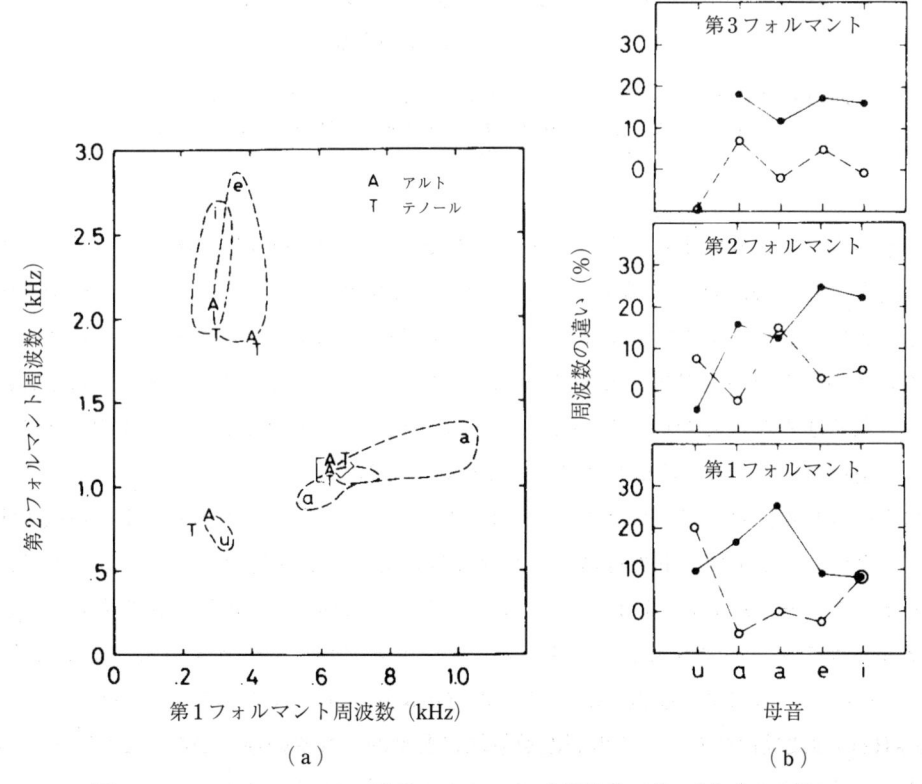

図5.11　アルトとテノールの歌手のフォルマント周波数の差。(a) 第1，第2フォルマント周波数の平均値。波線は図2.12 (p.23) にある母音の「島」。(b) 第1～第3フォルマントの差をパーセンテージで表したもの (Ågren and Sundberg, 1976 より)。

5 調 音

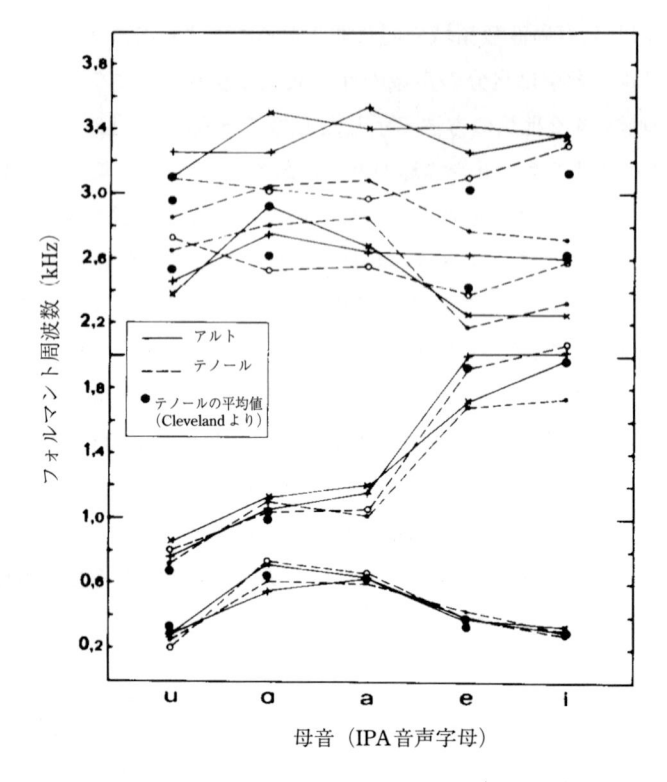

図 5.12 2人のテノール（破線）と2人のアルト（実線）について測定した第1～4フォルマントの周波数（● は Cleveland (1977) で報告されたテノールに関するデータを参照したもの）。

わち，喉頭管の底を構成する声帯は，成人女性では，9～13 mm 長であるのに対し，成人男性の場合は 15～20 mm 長となる．もしこのような喉頭管の差がアルトとテノールの間にもあると仮定すれば，第4フォルマント周波数がアルトにおいてテノールよりも高いことは驚くにはあたらない．アルトとテノールに関する，より低次のフォルマント周波数については，後程また議論したい．しかし，とりあえず，本題を少しそれて，この第4フォルマントの違いの知覚における重要性について思索してみよう．

この章のはじめにおいて述べたように，2つのフォルマントの間の周波数距離が減少すれば，この2つのフォルマントの近傍ないし間では声道の音伝達能力が増加する．では，もしアルトとテノールが第1～第3フォルマントにおいて大体同じ周波数の値をもち，なおかつ，アルトがテノールよりも高い第4フォルマント周波数をもつとすると，結果として，第3，第4フォルマント間の距離は，アルトの方がより大きいはずである．したがって，2.6～3.3 kHz の周波数領域では，この周波数領域に典型的な音源の違いがないとすると，スペクトルの部分音はアルトよりもテノールの方が強いはずである．

このアルトとテノールの間のスペクトルの差の声質における重要性は，今度は聴覚理論の方向へ少し横道にそれれば，明らかにすることができるだろう．声質には多くの次元が

あり，同じピッチとラウドネスをもった2つの音の音色が異なることもあり得る。テノールとアルトの間の声質の違いに特に関連のありそうな声質の次元において，片方の端を「柔らか（soft）」「なめらか（smooth）」といった語で表現し，反対側の端には「ざらざらした（rough）」「がらがらした（harsh）」といった言葉で表現する。

　Terhardt（1974）によれば，この声質の次元は，スペクトルの複数の部分音の振幅と，その間の周波数距離に依存する。とはいうものの，この距離は，私たちの聴覚システムに特有な，特別な周波数尺度で測定する必要がある。この聴覚の周波数尺度は，他のどの周波数尺度とも異なる。低周波数に対しては，この尺度は線形である。500 Hz付近を超えると，対数尺度に移行する。これは，この聴覚周波数尺度においては，1ステップ，ないしは1単位が，低周波数ではヘルツ数に相当するのに対し，高周波数では周波数の割合に相当する，ということを意味する。このように，単位としては，Hzも音楽で用いられる半音も，不適切なのである。かわりに，この単位は，「臨界帯域」と呼ばれる。聴覚上の臨界帯域は，このように，可聴域上で異なった広さをもつ周波数帯である。図5.13では，バスの領域では臨界帯域が約100 Hzであるのに対し，500 Hzを超えると，中心周波数の約20％であることを示す。

　もし，同じくらい強い2つのスペクトルの部分音が同じ臨界帯域に収まるなら，実際のところ，2つのうちの1つを聞き分けること——つまり，1つの音がもう1つの音とともに鳴っているように聞くことは不可能である。2つの音は，分解不能な1つの単位に束ねられてしまう。2つの同等に強いスペクトル部分音を，別々の音のように聞き取れる条件は，これら2つの部分音が少なくとも臨界帯域幅以上離れていることである。このようなスペク

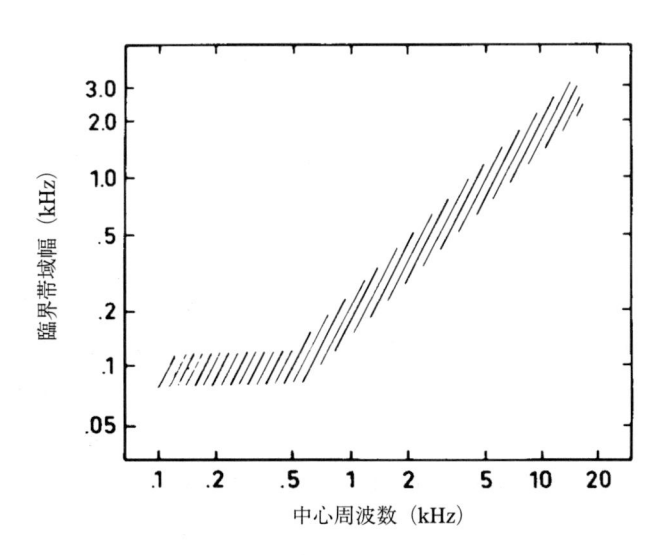

図5.13　さまざまな中心周波数の臨界帯域。バスに相当する低い周波数の領域では臨界帯域幅は100 Hz。500 Hzより上では，およそ中心周波数の20％である。

トルの2つの部分音の声質への効果は全く特別である。振幅をほぼ同じとし，臨界帯域内に収まる部分音の対すべては，声質のざらざらした印象（roughness[1]）をもたらす。もし，部分音対の振幅が大きければ，この効果は絶大である。

では，スペクトルのどの部分音が，ざらざらした印象に影響を与えるのであろうか。この疑問を，声において生じる調波スペクトルにのみやや限定して考えると，とても単純な答が得られるだろう。基本周波数が100 Hzより低い場合には，すべての隣接するスペクトルの部分音の対が，臨界帯域幅より狭い範囲に位置するので，部分音対すべてがざらざらした印象をもたらす可能性がある。基本周波数が高くなると，周波数において20％未満，音程では短3度，の距離で位置する周波数の対だけが，ざらざらした印象をもたらす。最も低い5つのスペクトルの部分音の周波数距離は，短3度よりも大きい。もし部分音を調波列の順で並べるなら，これらの音程は以下のとおりとなる。

部分音	音程
1と2	オクターブ
2と3	5度
3と4	4度
4と5	長3度
5と6	短3度

スペクトルの部分音対の距離が，スペクトルの高域に向かっていくにつれ，音程は徐々に狭くなっていくのに注意しよう。また，基本周波数が100 Hz以上の場合には，第4部分音以上の，すべてのスペクトルの隣接する部分音対がざらざらした印象をもたらし得ることが観察される。

私たちの多くが，男性と女性の声質は，とりわけざらざらした印象の点で異なることに同意するであろう。男性の声は，基本周波数が十分に低いときには，ざらざらして，ときにはごろごろ唸るようにすら聞こえる。フライ発音はその極端な例である。だが，もし，アルトとテノールの共通の周波数領域（約250〜500 Hz）を考えてみると，ざらざらした印象を生じ得るのは，第4部分音以上の部分音の対であることがわかる。

テノールの声質において，最も効果的にざらざらした印象をもたらすのは，どのようなフォルマント周波数の組み合わせであろうか。発声周波数を260 Hz（対応する楽音のピッチは約C4）以上について考えてみると，暗算でたちまちにして1300 Hz以上のスペクトル部分音であることがわかる。これより，声質のざらざらした印象を増加させるには，1300 Hz以上の2つの隣接する部分音が，同等の十分大きな振幅をもつ必要がある。第3，第4フ

---

[1] 訳注：音声言語医学で用いられる嗄声の印象評価尺度GRBASでは，roughness粗糙性（そぞう性）という言葉が日本語ではあてられているが，ここでは一般的な印象評価としてのroughnessであることを協調するための「ざらざらした印象」あるいは「ざらざら度」という語を訳語としてあてておく。

ォルマントの周波数は，声質同様に，母音とはむしろ独立している。したがって，第3，第4フォルマントが，テノールとアルトの声質でのざらざらした印象の違いを生じるのに関係していそうである。

　もし，第3，第4フォルマントが周波数上で接近するならば，いずれも振幅が大きくなり，よって，この2つの間，および近辺のスペクトルの部分音の振幅も増加する。もし，これらのフォルマント間の周波数距離が，臨界帯域以下であったなら，これらのフォルマントは，部分音対を強調し，ざらざらした印象を生成し得る。先述した研究（Ågren and Sundberg, 1978）において，第3，第4フォルマント間の平均周波数距離は，テノールの場合で16％と臨界帯域より狭く，アルトの場合は27％と臨界帯域より広いことがわかっている。このことにより，第3，第4フォルマントの周波数距離が狭いために，テノールの声においては，部分音はますますざらざらした印象を生じやすくなるとわかる。この理論的考察は，たとえ4人の被験者からのみ得られた結果ではあっても，多くのアルトとテノールに適用可能であるという仮説を支持するものである。音源における違いが，同様の効果をもたらすこともあり得る。例えば，高域での音源スペクトル部分音の振幅が小さければ，声質におけるざらざらした印象は減少する。

　成人女性と子供の間の声質の違いは何であろうか。これについては，ほとんど何もわかってはいない。よって，楽しみながら推論してみよう。発声周波数の違いを除くと，子供は成人女性に比べて，平均して20％高いフォルマント周波数をもっている。（平均的な子供，というのが年齢，声道長，体長の，どの点においてなのかはさておき！）このようなフォルマント周波数の違いは声質には重要で，その結果得られる声質の違いによって，話者が子供なのか女性なのかわかるようになるのである。さらに，子供と女性の間には，典型的な音源の違いもあるかもしれない。しかし，方言も重要な要因かもしれない。おそらく，子供たちは子供なりの言語音に関する調音様式をもっているであろう。

　すべてのフォルマント周波数を20％上昇させることによっては，ざらざらした印象の違いが生じなくなる。ボーイソプラノとボーイアルトの声質の違いが明らかに存在する一方で，対応する女声パートとの違いも存在する。おそらく，成人女性の声は，いくらかよりなめらかであるといえるだろう。考えられる理由の1つは，ソロパートを演じるほどに音楽教育を受けた少年はすでに成長してしまっていて，女性歌手の喉頭に比べてより大きな喉頭をもっていることである。もしそうだとすると，第4フォルマント周波数は，喉頭管に強く依存するので，少年歌手の場合は，より第3フォルマントに近くなるであろう。だが，残念なことに，これは単なる推論にすぎず，将来にきちんと研究がなされて，証拠が出てくるのを待たなければならないだろう。

5 調 音

テノール，バリトン，バス歌手におけるフォルマント周波数

　Cleveland（1977）はテノール，バリトン，バスの声種について研究を行った。これらの3つの声種での代表的な声のいくつかについて，フォルマント周波数と音源スペクトルを調べた。8人の男性プロ歌手が，同じピッチで/u:/,/o:/,/α/,/e:/,/i:/の各母音を歌ったときのフォルマント周波数を測定した。これらの母音をランダムな順序で歌唱指導者たちに呈示し，各々について，テノールかバリトンかバスかを分類するよう教示された。この分類テストの結果を用いて，各3つのカテゴリーを代表すると仮定できるフォルマント周波数の組を決定した。図5.14に，第1，第2フォルマント周波数の組を示す。5母音の第1～第4フォルマント周波数の平均と声種との相関を調べた。高い平均フォルマント周波数の組をもつ声はテナーと分類され，低い平均フォルマント周波数の組をもつ声はバスと分類された。また，声質の男らしさ，女らしさの研究においてすでに触れたように，基本周波数はかなり重要な要因である。高いピッチで歌われた母音は，テノールと分類され，低いピッチで歌われた母音は，しばしばバスと分類される結果となった。これもまた，基本周波数と声質の分類との間での，知覚における関連性を示す例である。
　聴取実験の試料は，体系的に音のすべての要素が異なるようにしてあり，これらは歌手から簡単に得られるものではない。声種間のフォルマント周波数の違いを別として，声の分類において，より重要な違いを導く要因が存在する可能性がある。このような未知の要因の関連性を明らかにするために，Clevelandは類似した母音からなる集合を合成し，先ほどと同じ歌唱指導者たちに分類させた。こうして選ばれたフォルマント周波数の組み合わせが，最初の聴取実験の結果によって3つの声種とされたものにとって典型的なものであると予測されるように選択された。この実験の結果によって，ピッチが影響の強い要因であることには変わりないものの，フォルマント周波数もまた，声種との関連があることが確認された。
　歌手自身による分類（は実に信頼がおけると見られる）については，結果を見ると，声質やフォルマント周波数ではなく，むしろ発声周波数領域に基づいているとわかる。ピッチ中心について測定されたこの周波数領域が，声のこの分類における他の要因の関連性とも，関係があるのだろうか。これは，1つの例を除き，予想どおり相関があるとわかった。発声周波数の領域の中心ピッチと，第1～第4フォルマント周波数の各平均との間に，有意な相関が見られた。中心ピッチが高いほど，フォルマント周波数の平均値も高いのである。フォルマント周波数の平均値と声種との間に相関があったとしても，これは，単に発声周波数域と歌手の声種の間との相関があることを意味する。少し考えてみると，この結果は驚くにあたらないとわかるだろう。実際のところ，プロ歌手においては，これらの要因は相関をもたないのでは，と疑うことも可能である。が，もし声がバスの周波数領域とテノール特有のフォルマント周波数の組み合わせをもつなら，声の持ち主はプロ歌手になると

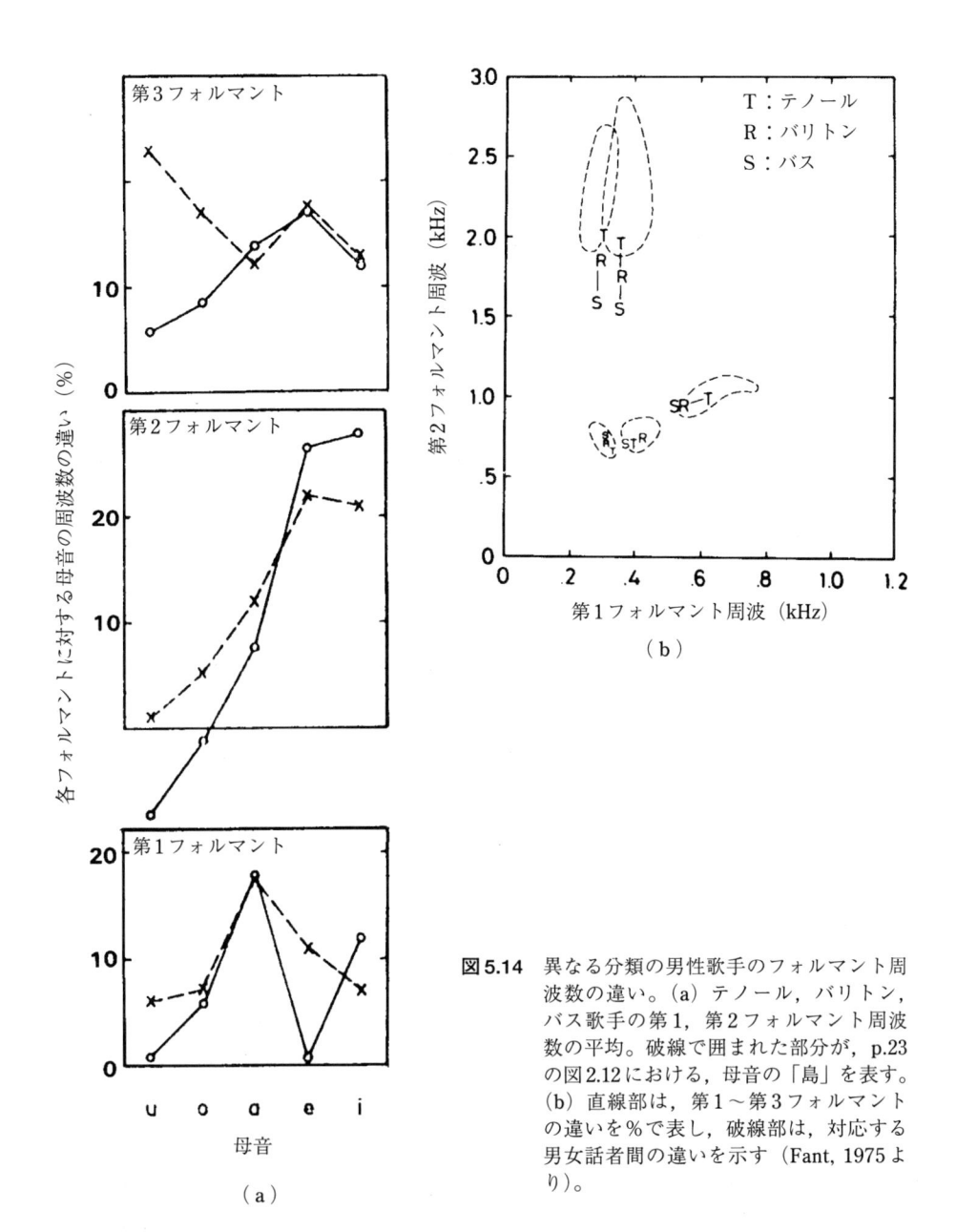

図5.14 異なる分類の男性歌手のフォルマント周波数の違い。(a) テノール，バリトン，バス歌手の第1，第2フォルマント周波数の平均。破線で囲まれた部分が，p.23 の図2.12における，母音の「島」を表す。(b) 直線部は，第1〜第3フォルマントの違いを%で表し，破線部は，対応する男女話者間の違いを示す（Fant, 1975より）。

は考えにくい。言い換えるなら，声質と歌唱における声域の一致は，オペラ歌手が職業的に成功するにあたって不可欠なのである。

　また，Clevelandは，特定の母音における一部のフォルマント周波数の組み合わせが，他の母音よりも声種を明確にすることを見出した。例えば，/ε:/，/e:/，/u:/の母音における第2フォルマントや，/i:/の母音における第3フォルマント，/e:/，/o:/の母音における第4フォルマントである。これらの母音では，この特定のフォルマントの周波数値の高低が，それぞれテノールとバスの声を示すとわかった。

図5.14に見られるように，1つの母音について，テノールとバスとのフォルマント周波数の違いが，男声と女声とのフォルマント周波数の違いと驚くほど似ていることは興味深いといえる。このこともまた，咽頭長の違いが声質の分類の違いに重要な役割を果たすことを示唆するものである。もちろん，咽頭長は喉頭の垂直位置に依存する。このことは，一部のバリトン歌手が，テノールへと声種を変化することができる理由を説明し得るだろう。これらのバリトン歌手は，発声周波数の領域を上へと広げていく際に，わずかに高い喉頭位置を用いるというテクニックにより，テノールのようなフォルマント周波数となる。いずれにせよ，1つの母音に対して，フォルマント周波数をかなり広範囲に変化することができることに留意すべきである。また，すべての母音は，喉頭の垂直位置のみならず，顎の開口度，舌の形状などの点で，さまざまに調音される。このようにして，さまざまな音色をもつ声質が得られるのである。歌唱と感情的な発話においては，このような音色の付与は非常に重要であると思われる。後程この問題にまた戻ってくることとしよう。

　テノールで低い値をとる第4フォルマントを除くと，アルトとテノールとのフォルマント周波数に一貫した違いがあるようには見えないことは，すでに述べたとおりである。また，たった今，テノールとバスの声が，成人の男性と女性の声と同様に異なるのを見てきた。アルトとテノールにおける違いが非常に小さいことは自然なことで，テノールのフォルマント周波数は男性の平均値よりもかなり高く，結果として女性の値に近くなっているはずである。しかしながら，テノールとアルトとの第4フォルマントの違いは，おそらく典型的かつ重要なものであり，結果として，テノールはアルトよりも，やや粗い声質となるであろう。

　この，男性のフォルマント周波数と声種との関係という主題を離れる前に，すべての声の分類は，かなり多岐にわたることを強調しておきたい。声についてのエキスパート数名に尋ねれば，ここで考察してきた分類それぞれの中に，リリック，ドラマティックなど，多くの細分類があることがわかる。音響的にこれらの声種の特徴となっているのは何かは，まだ解明されていない。おそらく，これらの声種は，フォルマント周波数だけではなく，声の音源，特に，発声周波数とラウドネスに伴う音源の変化，といった点においても異なると思われる。例えば，ワーグナーのテノールのフォルマント周波数が，他のタイプのテノールよりもワーグナーのバリトンの周波数により近い，などと推論する誘惑にかられるのである。

フォルマント周波数と喉頭の垂直方向の位置

　喉頭の垂直方向の位置（以下，「喉頭の高さ」と呼ぶことにする）は，一般的に通常発話においては変化する（図5.5）。大抵の場合，母音/i:/では，/u:/に比べて高い喉頭位置で調音される。さらに，発声の訓練をされていない話者の場合，地声声区においては，発声周

波数の上昇につれて，喉頭も高くなる傾向がある。歌唱の教育においては，母音とピッチとによらず，十分低い喉頭の位置を得るために努力するのが一般的である。歌唱教師は，生徒たちが通常発話で用いるのとは異なる調音の習慣を確立するように指導するのである。

このため，歌唱において，そして発声器官に負荷を課すような発話においても，低い喉頭位置の方が好ましい，と推論できる。発声障害のある患者にとって，習慣的に喉頭を上昇させたまま発話することは珍しくなく，このような場合，発声周波数を低下させ，喉頭も低下させるのが，良い結果が得られる音声治療であると見られる。先の章において，喉詰め発声がしばしば高い喉頭位置と関連があるのを見てきた。よって，これらの理由により，喉頭の高さと声を効率的に用いる方法との間に何らかの関係が存在すると考えられる。

一般的に，声の聴取が上手な人にとっては，話者の声を聞いて喉頭位置が異常かどうか判断することは困難ではない。一般的な印象では，話者の喉頭が下降した際には，母音の声質は暗い感じとなり，喉頭が上昇したときには，より甲高く金きり声（shrill）のような感じとなる。言い換えるなら，喉頭の高さと声質との間には何か関係がありそうである。このことは特に不思議なことではない。喉頭の高さが変化することによって，声道長が変化し，それによりフォルマント周波数が変化する。しかし，実際のところ，どのようにして喉頭の高さがフォルマント周波数に影響を及ぼすのであろうか。

この疑問は，著者も参加した研究（Sundberg and Nordström, 1983）の主題であった。実演の目的で喉頭の高さを変化させることに慣れている2名の被験者からデータ採取を行った。さまざまな母音について，フォルマント周波数を測定した。第1，第2フォルマント周波数は，図5.15に示すように，(a) の母音空間図内での直線は一貫して変化した。通常の喉頭の位置に属する値は，低い喉頭の位置と高い喉頭の位置との間に生じた。ただし，母音/u:/は，例外である。ほとんどの母音について，下降した喉頭によるフォルマント周波数の値の組み合わせは，図5.15において，本来の「母音の島」の外にあり，母音/œ:/近辺の比較的狭い範囲に集中している。これは，低い喉頭位置で発声された母音が，この母音/œ:/とある種の類似がある，という経験的事実に対応すると考えられる。

図5.15 (b) が示すように，成年男性と女性との間のフォルマント周波数の違いのパーセンテージを比較してみると，それが喉頭の上昇と下降との間でのフォルマント周波数の違いと驚くほど類似しているのがわかる。母音/æ:/, /a:/において第1フォルマント周波数の上昇が最大となり，母音/e:/, /i:/, /y:/において第2フォルマント周波数の上昇が最大となり，これは，男女を問わず，また喉頭長の高低によらず同様である。この類似性から示唆されることとしては，喉頭の高さの変化と必然的に関連するところの咽頭長の違いが，男女のフォルマント周波数の違いにおいても決定的であるということである。

喉頭の上昇は咽頭長の短縮だけではなく，咽頭下部の狭窄をも引き起こす。喉頭が下降すると，咽頭下部が開くように，咽頭壁組織が伸張しなければならない。喉頭が上昇すると，この咽頭壁組織は折り重なり咽頭下部を埋めることとなる。加えて，中～下部の咽頭

5 調　音

さまざまな喉頭位置

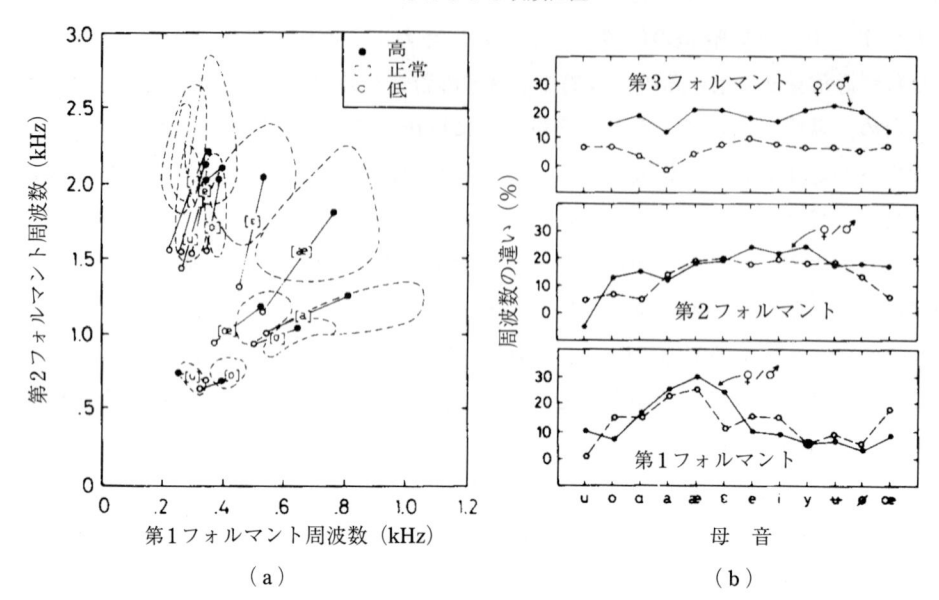

図5.15 2名の男性被験者が喉頭の垂直位置を意図的に変化させて歌った際に観察されたフォルマント周波数の違い。(a) 各母音の平均フォルマント周波数（●：喉頭上昇，母音記号：通常位置，○：喉頭降下）。破線で囲まれた部分が，p.23の図2.12における，発話で観察される値の分布を示す「母音の島」である。正常な喉頭の高さに属する値は，大体上下の喉頭位置での値の中間に見られる。喉頭低下条件では，すべての母音のデータ点が，狭い領域に集中している。(b) フォルマント周波数の違いを%で示したもの（Sundberg and Nordström, 1977より）。

括約筋も重要である可能性がある。これらの括約筋は，輪状軟骨と甲状軟骨および舌骨から，後上方に伸びて咽頭後部壁の咽頭縫線へと付着している。括約筋の収縮は，喉頭の上昇と咽頭の収縮とに貢献する。

　この章で後程見ていくように，喉頭の下降が，第4フォルマント周波数を下降させる結果となることが予測される。すでに述べた研究（Sundberg and Nordström, 1983）によれば，喉頭の位置の上から下への変化は，すべての母音と被験者との平均において，第4フォルマント周波数に17％の低下をもたらすことと関連している。これに対応する第3フォルマント周波数の低下は，やや小さく11％である。喉頭の垂直方向の位置の変化によって，第3，第4フォルマント間の距離がわずかに縮小するのは，興味深いことである。

　要約すると，喉頭の高さの変化から生じるフォルマント周波数の変化は，これまで，男性と女性の間で，またテノールとバスの間で観察してきた変化の一部と類似している。女性の咽頭長は男性より短いため，男女間のフォルマント周波数の違いと，喉頭の高さの高低によるフォルマント周波数の違いとの類似性は，決して予想できなかったものではない。また，このことは，テノールがバスより短い咽頭長をもつこと，そして，バリトンからテノールへの声種の変化が，他のどの要因にもまして，習慣的により高い喉頭の位置をとる，

という2つの仮定を支持するものである。

男性オペラ歌手でのフォルマント周波数

　これまで，第2，第3以下のフォルマント周波数について考察し，特定の声のタイプにおいて，これらのフォルマント周波数がどのように異なるかを観察してきた。次に，西洋のオペラ歌唱において，第4，第5フォルマントもまた，声の音色と関連が深いことを見ていく。

　通常発話の声質と，オペラハウスやコンサートハウスで聴くことのできる歌手の声質とには，明らかに大きな違いがある。歌唱で用いる声に対しては，非常に高い要求がなされる。通常の音楽表現，演奏に対する要求だけでなくだけでなく，オーケストラの伴奏の大きな音に対して十分な音量が要求されるのである。もし，オペラの演奏において，プロの歌手を訓練されていない話者に入れ替えたなら，伴奏のオーケストラが小さな音量である場合を除いて，聴衆は話者の声が全く聞こえないといった結果になるであろう。さもなければ，最初のうち話者の声が聞こえたとしても，話声はすぐに声を枯らしてしまうであろう。プロ歌手の技巧には，大きな音のオーケストラの伴奏があっても声を十分に聞こえるようにする，という重要な能力が含まれている。

　では，まず，訓練を受けていない通常の声に比べて，プロの歌手の声はどのくらい音圧レベルにおいて大きいのであろうか，という疑問について考えてみたい。2つの異なる研究（Bloothooft, 1985; Coleman et al., 1977）から得られたデータを組み合わせて，プロの歌手の声と普通の人の声とを比較した結果を図5.16に示す。どちらの研究も，話者の分類によらず，話者が発声し得る最大音圧の平均値について比較したものである。しかしながら，ここで得られる値すべてが比較可能なわけではない。訓練された歌手の声については，音楽的に許容される音に関する値であり，最も高いピッチは，男声の裏声声区で歌われたものである。発声の訓練を受けていない人については，あらゆるタイプの音が許容された。

　これら2グループの被験者についての「柔らかい（soft）」の意味の比較が興味深い。図5.16に見られるように，歌手での「柔らかい」と呼ばれる声は，訓練されていない被験者の声の最小音レベルよりも，20～40 dBも大きいのである。おそらく，音のレベルが最も小さい状態にある声は，音楽的目的に用いることが困難だからであろう。

　図5.16にある歌手と歌手でない人の平均値を比較すると，男声と女声のいずれにおいても，歌手が歌手でない人を上回るのがわかる。特に女声については，声域の両端において，差は最大となる。女声の最も高いピッチでは，差は20 dBを超える。もちろんのこと，この大きな差は，大音量のオーケストラの演奏する前で，自分の声の音が聞こえるようにどのようにして，歌手が努力しているかということが部分的に説明される。つまり，単に，いかにして例外的に高い音量の声を発声するかを，歌手が習得してきた結果である。後程，

5 調音

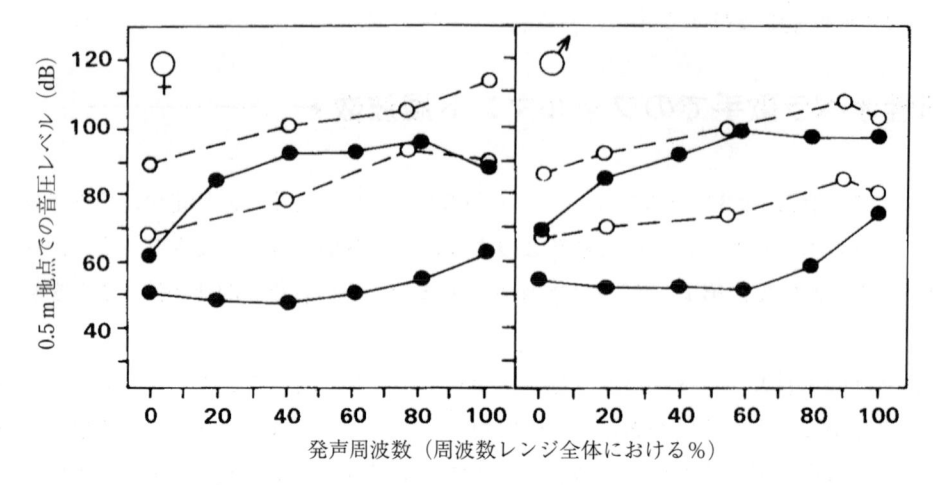

図5.16 歌手と歌手でない人における，さまざまな音レベルの平均的な範囲を示すデータ。歌手は，より大きな音レベルで発声し，とりわけ発声周波数域の両端ではこの傾向が顕著である。この違いは女性の場合により顕著である。発声は柔らかな歌唱よりも発話の方がより柔らかであると見られる（Bloothooft, 1985; Coleman et al., 1977 より）。

この能力を作り出すのは何であるかを見ていく。

　この音レベルの違いに加えて，別の要因である，歌手の声におけるさまざまなスペクトルの特徴が，オーケストラの大音量の伴奏時にもオペラ歌手の声を聞こえるようにする手助けとなっている。この説明は，発声のラウドネスの定義と関連する。大体において，図5.16にもあるように，ラウドネスはdB単位で測定された音レベルで表現される。だが，音レベルは，私たち人間が知覚するラウドネス（＝音の大きさ）を表現する完全な測定量ではない，ということをここで明らかにしていこう。現時点では，プロ歌手の声と訓練されていない人の声とでは，音レベルでは小さな違いであっても，必ずしも同じ大きさに知覚されるとはいえない，と結論づけられる。

　男性オペラ歌手の用いる典型的な母音の声質を注意して聞いてみると，母音の声質が通常発話からは大きく逸脱しているのがわかるであろう。4名の歌手によるさまざまな母音のフォルマント周波数を測定して，歌手でない人の発話でのフォルマント周波数の測定値との比較を行った（Sundberg, 1974）。図5.17に見られるように，非常に大きな違いがあることがわかる。前舌母音の第2，第3フォルマント周波数は，普通の発話のような高い値に届かない。歌唱時の第4，第5フォルマント周波数は，通常発話に比べると，母音による変化がほとんどない。また，歌唱時の母音における第5フォルマント周波数は通常発話の第4フォルマント周波数よりわずかに低い値をとる。明らかに，通常発話の母音における第3フォルマントと第4フォルマントに対応する母音との間に，「余分の」フォルマントが発生しているのがわかる。

　「余分の」フォルマントという概念は，正確なものではないが，グラフではそのように見

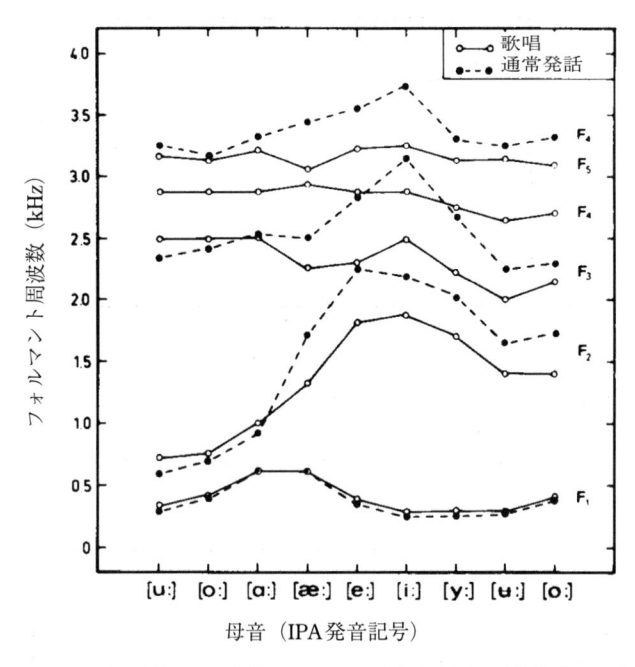

図5.17 各母音（横軸）での平均フォルマント周波数を，歌手でない人（点線）と歌手4名（実線）から得たもの。前舌母音での第2，第3フォルマントは歌唱された母音においてより低く，歌唱における第5フォルマントは，発話による母音の第4フォルマントよりも低い（Sundberg, 1974より）。

える。というのも，すでに存在するフォルマントに，余分のフォルマントを追加することは不可能だからである。また，発話された母音にすでに存在するフォルマントの周波数を変化させることは可能である。よって，私たちが余分のフォルマント，と呼んでいるものは，発話された母音にも実際には存在しているのだが，ほとんどの場合，音源の倍音が小さくなる高い周波数にフォルマントの周波数が存在するために，スペクトル分析においては，このフォルマントがはっきりとは見えないのである。とはいうものの，便宜上「余分のフォルマント」という言い方を続けて用いることにする。

このようなフォルマント周波数の違いは，直ちに聴取可能である。第1，第2フォルマントについて見ると，人によっては「暗い感じの」「覆われたような」もしくは「色がついたような」といった言葉を用いて，その効果を表現する。Appelman（1967）は，これを「母音の移住」（migration）と記述した。まずは例を見てみよう。歌唱時の母音/i:/での第1～第3フォルマント周波数は，発話時の/i:/よりも，発話時の/y:/に類似している。一部の歌唱指導家は，この効果を得るために，学生たちに歌唱時の/i:/の母音を/y:/に近づけるように「色づける」ように指導する。同様に，歌唱時の/a:/は発話時の/o:/に，歌唱時の/e:/や/æ:/は発話の/œ:/に近づくようにと指導する。

声道で余分のフォルマントが作られると，このフォルマント近辺での声道の音伝達能力

5 調　音

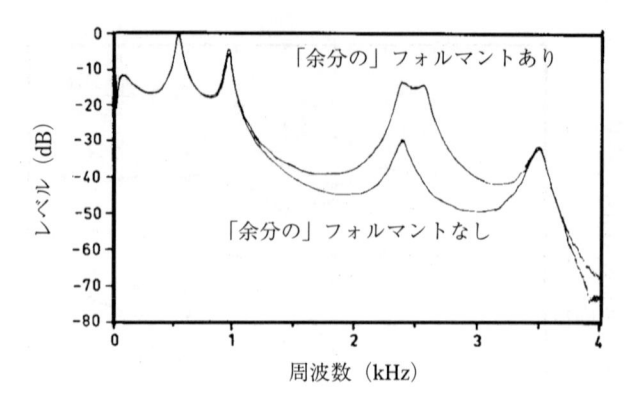

図 5.18　高次フォルマントを第3フォルマント近辺にチューニングした際の母音/α:/のスペクトル包絡における効果。共鳴のみによって，スペクトルのレベルは数 dB 上昇することがある（Sundberg, 1978a より）。

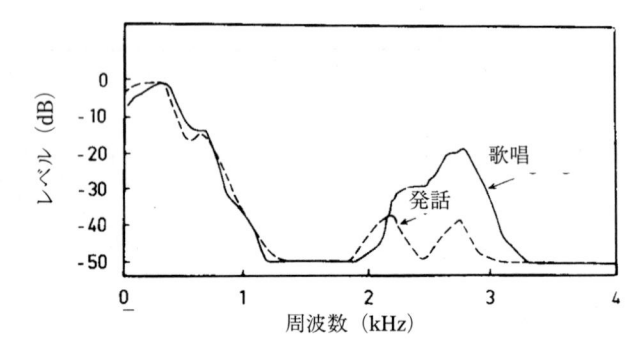

図 5.19　母音/u:/を男性プロオペラ歌手が歌唱した場合と発話した場合のスペクトル包絡。スペクトル包絡の 3 kHz 近傍にピークができるのは，歌唱におけるすべての有声音（ソプラノは除く）での典型である。このピークを「歌手のフォルマント」と呼ぶ（Sundberg, 1974 より）。

は大きく改善する。図 5.18 に示されているこの効果は，図 5.2 において示した法則を応用したものである。図 5.18 から観察されるのは，この余分のフォルマントを第3フォルマントの近くに調節することで，声道の音伝達能力を 20 dB 以上も改善するということである。このような余分のフォルマントにより，このフォルマントの周波数領域のスペクトル包絡のピークが作られるのである。

スペクトル包絡のピークは，実際の歌声にも現れ，図 5.19 に 2 つのスペクトルを用いて図示する。これは，男性プロオペラ歌手が，母音/u:/を歌った場合と通常発話した場合の 2 種類を示したものである。通常発話の母音では，2～3 kHz の周波数領域に 2 つのピークが現れ，1 つは第 3，1 つは第 4 フォルマントである。歌唱では，2 つのピークは 1 つの複雑な形状のピークに合体し，これは，通常発話の 2 つのピークよりも約 20 dB も高いのである。

3 kHz 付近のスペクトル包絡のピークは，西洋音楽文化圏での男性オペラ，コンサート歌手によって発声される有声音すべてに典型的なものである（女性の場合については，次節

にて取り扱う）。このピークは，一般に「歌手のフォルマント」と呼ばれ，ある種誤解を招きかねない表現ではあるが，本書においてもこの術語を用いる。この歌手のフォルマントは，男性プロ歌手の母音のスペクトルについて研究してきた多くの研究者によって観察されてきた（Bartholomew, 1934; Rzhevkin, 1956; Winckel, 1953; Sundberg, 1974, 豊富な参考資料が，Schultz-Coulon et al., 1979 にある）。Gibian（1972）によると，一部の歌唱指導者たちは，この現象を「頭部共鳴」や，「顔の位置法（placement in the mask）」と呼ぶ。歌手のフォルマントの中心周波数は，声種により異なる（Dmitriev and Kiselev, 1979）。Seidner et al.（1983）は，ピッチと母音によって，歌手のフォルマントの中心周波数は，バス歌手の場合で 2.3〜3 kHz，テノール歌手の場合で 3〜3.8 kHz であると報告している。

　歌手のフォルマントの生成に音響的に寄与するのは，主に各第 3，第 4，第 5 のフォルマント群である（Sundberg, 1974）。別の言い方をすると，これらのフォルマント間の周波数の分離は，歌唱の母音においては，より小さい。結果として，これらフォルマントの周波数領域での声道の音伝達能力が増加し，スペクトル包絡のピークも上昇する一方で，他の特徴は保たれる。伝達関数のピーク（極大点）の振幅は，第 3，第 4，第 5 フォルマントの周波数分離に大きく依存する。

　歌手のフォルマントの振幅は，第 3，第 4，第 5 フォルマントの周波数のみならず，この周波数領域の音源の部分波の振幅にも依存する。これまでわかっている限り，これら部分音の振幅は，声門での閉小速度を反映している。もし，気流グロトグラムが比較的小さい閉小速度の値をとっているなら，（例えば，声門閉鎖が不完全である，などのために）歌手のフォルマントの振幅もまた，比較的低くなるであろう。その逆に，何かの原因で閉小速度が非常に大きい値をとれば，歌手のフォルマントも非常に高い値となるであろう。事実，Rothenberg（1981）は，プロ歌手のグロトグラムにおいて，しばしばこのような非常に大きい閉小速度を観察した。

　前章にて，より強い音は柔らかい音に比べて強い倍音を有することについて触れたが，これは，柔らかい発声に比べて，強い発声では声の音源のスペクトルの降下がさほど急峻ではないからである（p. 74 の図 4.15 を参照）。このことが示すのは，歌手のフォルマントと呼ばれるスペクトルの極大点での振幅は，強い音のスペクトルにおいてより大きく，これは図 5.20 に示すとおりである。さらに，高いピッチの音の音源スペクトルの方が，低いピッチの音の音源スペクトルに比べて，高次の倍音により支配されるのであれば，Hollien（1983）の測定で示されたように，同様の推論をすることが可能である。一方，Bloothooft（1985）は，ピッチそれ自体は，歌手のフォルマントのレベルに対して，何ら明白な効果をもたないこと，すなわち，この効果は，高い音は低い音に比べて，通常はより強く歌われる，という事実に基づくと考えられることを示した。

　歌手のフォルマントのレベルに影響を与える他の要因には，母音があるだろうと推察される。Bloothooft（1985）によると，男性プロ歌手の，/i:/，/e:/などの高い第 2 フォルマ

5 調音

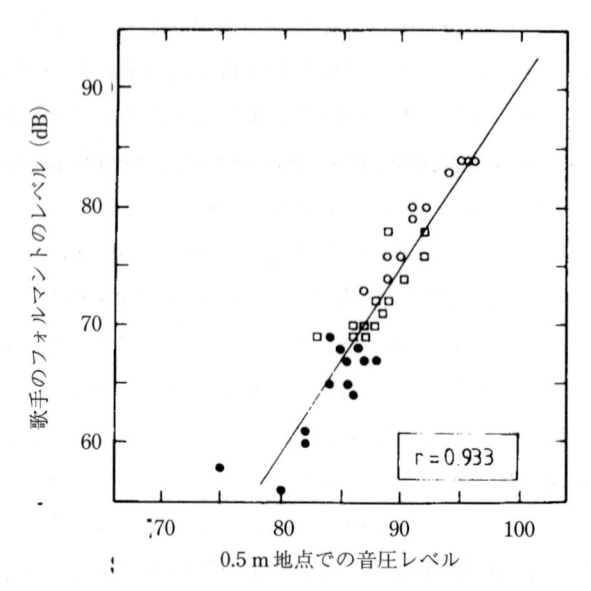

図5.20 バリトン歌手が，半音階で母音/æ:/を柔らかく（●），中ぐらい（□），強く（○）の各発声で歌った場合の，歌手のフォルマントの音レベル。歌手のフォルマントのレベルの増加量は，全体の音レベルの増加より大きいことから，発声が強くなればなるほど歌手のフォルマントが支配的になることがわかる（Cleveland and Sundberg, 1983 より）。

ント周波数をもつ母音では，歌手のフォルマントは，全体の音レベルに比べて，平均で約12 dB弱い。/u:/，/o:/といった，第2フォルマントが低い母音では，同様に，平均で約20 dBも弱い。

すでに知っているように，フォルマント周波数は調音に依存する。では，どんな種類の調音によって歌手のフォルマントが生じるのか，を問うのがよいであろう。古くは1934年に，Bartholomewは，喉頭管が歌手のフォルマントの生成に重要な役割を果たすのではないかと考えた。この仮説は，正しい理由をいくつかもっていた。すでに，第4フォルマント周波数が喉頭管の形状に特に影響を受けやすいことを見てきた。また，歌手のフォルマントは，すべての音に存在し，母音の調音による影響は比較的少ないはずである。喉頭管は，声道で，母音の調音によって最も変化しない部位である。

図5.21は，男性歌手が，同一母音を歌唱しているときおよび発話しているときのX線写真をトレースしたものである。歌唱時には喉頭はより下降しており，これは，男性プロ歌手においては典型的に観察される（Shipp and Izdebski, 1975; さらに図5.5も参照のこと）。図5.21ではまた，咽頭深部の冠状面でのX線写真のトレースにより，喉頭を意識的に上昇または下降させた際の曲線の変化が観察できる。喉頭の下降は，喉頭室およびとりわけ喉頭管を取り巻く声道下部である梨状窩の拡大とに関連している。

これらの調音の変化による音響的効果は，2つの事柄に依存している。1つ目の事柄は極

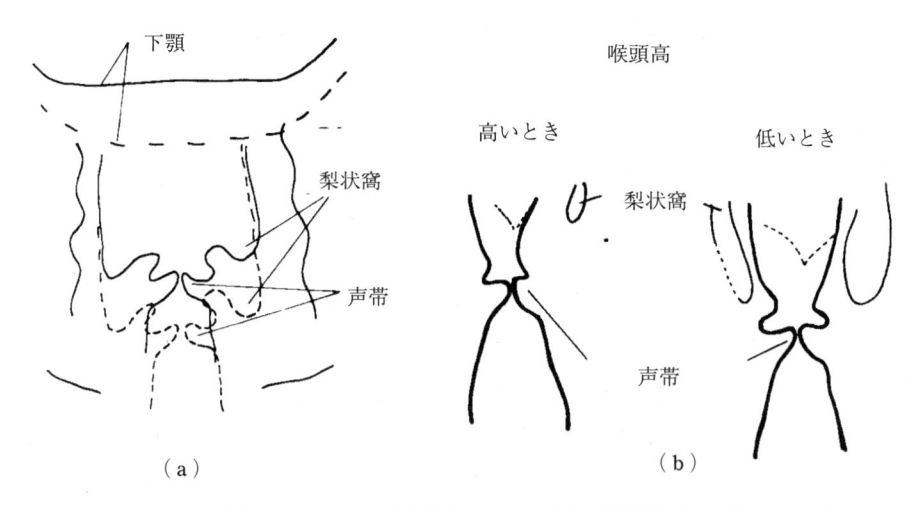

図 5.21 (a) 男性歌手が同じ母音を歌唱しているとき（破線）と発話しているとき（実線）の前面からのX線写真をトレースしたもの。歌唱時には，喉頭は降下し，梨状窩は広くなっている（Sundberg, 1970より）。(b) 歌手が故意に喉頭を上下させた際の，咽頭深部の冠状面でのX線写真内に見られる曲線。喉頭を降下させた際には，喉頭室と梨状窩がかなり広がっている（Sundberg, 1974より）。

めて単純である。喉頭の下降は，咽頭長の増加によって声道長を長くする。咽頭が長くなることは，図5.15で示したように，前舌母音の第2フォルマント周波数に関して特に重要である。2つ目の事柄は，すでに述べたように，喉頭の下降は明らかに咽頭下部を広くすることである。例えば，喉頭管の開きが咽頭より十分に狭くなるとただちに，第4フォルマント周波数は喉頭管の大きさに強く依存するようになる。

　声道モデルを用いた測定によると，歌手のフォルマントの生成に必要とされる高次のフォルマント周波数の群化は，実現可能である。しかしながら，その実現のためには，咽頭長の増加と，喉頭管の入口部の存在する垂直方向の位置における咽頭の断面積が，喉頭管の断面積の6倍以上になることが必要である（Sundberg, 1974; Childers et al., 1983）。とりわけ，喉頭の下降により喉頭室が拡大すれば，第4フォルマント周波数は，成人男性での典型的値である3.5 kHzから2.8 kHzあたりへと下降する。図5.17のデータで，3 kHz近辺に現れている余分なフォルマントは，モデルを用いた実験において喉頭管の強く依存していることが示されたフォルマントと，同一であると仮定するに足る理由が存在するのである。このようにして，歌手のフォルマントを生成するための高次フォルマント周波数の群化を得るには，喉頭管が重要な道具のようである。

　歌唱の教師の中には，生徒たちに鼻からなるべく頻繁に呼吸し，歌唱中も息を吸い続けている感覚を維持するように勧める人もいる。おそらく，鼻からの静かな呼吸は，しばし

ば，喉頭の下降，および咽頭壁の拡張につながるからであろう（Strohl and Fouke, 1985）。

　喉頭を下降させることなく，歌手のフォルマントをもつ母音を生成することが不可能である，と言っているのではない。咽頭と喉頭の形状によっては，歌手のフォルマントを得るのに喉頭の下降を必要としないこともあり得る。歌手のフォルマントを生成するにあたり，調音上および発声上のまた別の構成があり得る。Wang（1983）は，京劇の伝統的なスタイルと中世期音楽を演じる際によく用いられる歌唱方法を代表する10人のテノール歌手について研究した際に，これらの歌手が，喉頭を下降させることなく，歌唱時に強い歌手のフォルマントを生成していることを発見した。

　しばしば，発声周波数が高くなると，喉頭管の入口部がかなり広がることについてすでに述べた。これまで見てきたことによれば，この開きが，歌手のフォルマントの生成に必要な高次フォルマント周波数の組み合わせをおびやかすおそれがある。咽頭の幅に比べて喉頭管の開き方が十分狭くなければ，第4フォルマント周波数は，喉頭管よりも，他の声道部の影響をより強く受けることとなる。これを避けるために，歌手は咽頭を大きく開き続け，さらには発声周波数の上昇に伴って更に喉頭を広げ続けるのである。後者の状態は，図5.5にあるとおりである。発声周波数が高くなればなるほど，歌手は喉頭の垂直位置を下げるのである。一部の歌唱教師たちは，「カバーする（covering）」という用語を用いて，発声周波数によって変化するものとしてこの咽頭拡張を示しているように思われる。

　ここで，発話において通常行われることとオペラ歌手がしているであろうこととの間に明らかに対照的なことが見られるのである。多くの通常の話者では，喉頭の高さは，だいたい発声周波数を反映している。だが，プロ歌手はこの無意識に起こる習性を放棄して，逆に，発声周波数を高くする際に喉頭を下降させるのである。当然のことながら，喉頭の動きを再学習するのには時間が必要である。教師が直接的な言葉を用いず，例えば，音を「前に出せ」，「鼻内で鳴らせ」，「鋼」を音の中に保て，音を「覆われたように」などの暗示的な言葉を用いて指導するならば，この再学習に必要と思われる時間は，さらに非常に長くなるであろう。生徒の中は，これらの表現が意味するところを把握するのに苦労する者もいるだろう。歌声のスペクトルを表示するなどの視覚的補助は，教師がいわんとする音の特徴の正確な理解に役立つ手段となる。音について話すときのよく知られた困難は，私たちが伝えようとする意味を正確に伝えるのに役立つ指針がないことである。

　西洋の男性のオペラやコンサート歌手に，歌手のフォルマントが存在することは，適切な発声にとって必要不可欠なもののように思える。これはなぜだろうか。答は，声にとっては最も要求の高い歌手が歌わなければならない音響的環境に関連するように思われる。すなわち，歌手はしばしばオーケストラの伴奏と歌わなければならないからである。

　オーケストラの音における最も強い部分音は，450 Hz近辺に現れる傾向がある。図5.22に示すように，オーケストラと通常発話について，長い時間（数分間）で長時間平均スペクトルをとったものを見ると，人間の話し声もまた，最も強い部分音は，オーケストラの

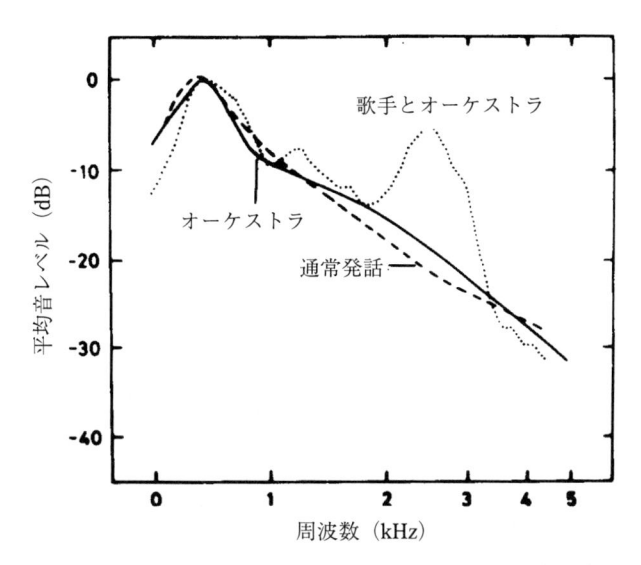

図5.22 交響楽でソリストがいるとき（実線）といないとき（点線），および通常発話（破線）での長時間平均スペクトル。「歌手のフォルマント」が，オーケストラにソリストがいるときといないときとの大きな違いをなしている（Sundberg, 1972より）。

場合と同じ周波数領域に現れる（音レベルのある程度の違いを，暫定的に度外視すると）。グラフ内のこれら2つの曲線の形状は，むしろ極めて似ているといえる。また，オーケストラの音において，歌手のフォルマントの周波数領域（この場合は3 kHz以下）に当てはまる部分音が，450 Hzでの部分音に比べてかなり弱いことが観察される。この事実が意味することは，3 kHz近傍にて強い部分音をもつように歌う歌手は，この周波数領域ではオーケストラ伴奏の音成分との競合は中程度に抑えられるということである。つまりこの周波数領域では歌手が主導権を握ることが可能である。したがって，オーケストラが大きい音を出しているときにも，歌手のこのような声を容易に聞き分けることができるのである。この効果は，著者のこの主題についての記事（Sundberg, 1977b）の付録のフォノグラムレコードに収められている。

　歌手のフォルマントには，まだ他にも利点がある。それは，歌手によって生成される音放射特性に関連した現象である。音声周波数の低い部分音は，すべての方向に概ね等しく分散し，放射はほとんど全方向性であると言ってよい。一方，高い部分音は，歌手の後方または側方よりも，前方に向かって放射する。部分音の周波数が高いほど，この効果はより顕著となる。歌手がもし声のエネルギーを450 Hz付近に集めたとすると，生成された音のエネルギーのかなりの割合が後方や上方へと消失してしまう。歌手のフォルマントの周波数領域にある部分音は，同じようには失われない。歌手が聴衆に正面で向き合っている限り，この周波数領域にある部分音は，より聴衆に向かって直接放射されるからである（Winckel, 1953; Marshal and Meyer, 1985）。

このように，歌手のフォルマントはオーケストラの伴奏が大きいときにも，歌手の声を容易に聞こえるようにしていると考えられる。ここで，歌手のフォルマントが高次のフォルマントの周波数の群化によって生成され，このような周波数の群化を得る方法の1つに喉頭の下降があることを思い出してみよう。喉頭を下降させるために，大きな筋肉の労力を必要とするわけではないので，発声の経済性の面から見ても，どのようにして歌手のフォルマントを歌うかを習得することは重要であると思われる。歌手のフォルマントは，余分な発声の労力のコストをかけずに，声をよく聞こえるようにするのである。

興味深いことは，オーケストラの音の特性が，歌手が歌手のフォルマントが存在するような歌声を習得することが必要である重要な理由となっていることである。他の種類の性質をもつ音の伴奏で，歌唱に同様の技法が発見できるとは考えにくい。リュートやギターを伴奏として歌う人の母音は，オペラ歌手の声よりも通常発話に近いことは間違いない。同じく，ロックコンサートでオペラ歌手のテクニックを用いているとも考えられない。増幅器（アンプ）が声と楽器伴奏とのバランスを調整しているからである。

これらの場合において，歌手の技法は彼らの歌唱する音響的環境，加えてその環境の中で声が聞こえることの重要性を反映していると思われる。合唱では多くの場合，正反対のルールが適用される。合唱の音では，特定の合唱メンバーの声が聞こえてはならないのである。オペラ歌手の声は，合唱の音を極めて効果的に飛び越えて聞こえてくるようにしている（そして，音楽の種類によっては，不運にも聞こえてしまう）。このような理由により，理想的な合唱の声は，理想的な独唱の声とは異なるに違いない。次章では，これらの声がどのように異なっているかを見ていく。

図5.16に戻ってみるとここでは，この図がよりよく理解できるだろう。歌手の声が大きなオーケストラによる伴奏を通しても聞こえてくることは，dBによる音レベルで与えられる音響的な強さでは完全には説明できない。母音のスペクトルも考慮する必要がある。なぜならこの母音のスペクトルが決定的に重要なのだからである。

女性オペラ歌手のフォルマント周波数

図5.16で，またわかるように，女性の歌手と歌手でない人との間の主な違いは，最大音レベルである。歌手のフォルマントのレベルについて，Bloothooft（1985）により，歌手と歌手でない人との違いは，男性の場合に比べて女性の場合の方がはるかに大きいことがわかっている。しかしながら，女性の場合，フォルマントのレベルの違いは，本質的に音レベルに差があることによる，ということも指摘されている。このように，現実には，女声，とりわけソプラノでは，男声よりも歌手のフォルマントは小さい振幅となる（Hollien, 1983; Bloothooft, 1985）。

このような強い音を女性歌手が発声することで，ストレスを与えることなく得られる声

における効果とはどんなものだろうか。この問いへの答は，以下に要約された2つの研究の中に見つかるであろう（Sundberg, 1975; Johansson et al., 1983）。

　まずは，別の問いを提起することから始めよう。第2章において，通常発話のすべての母音には，母音固有のフォルマント周波数の組み合わせがあることがわかった。図5.9に示したように，女性話者においては，母音/u:/と/i:/における第1フォルマント周波数は，各々350 Hz, 300 Hz付近に現れる。アルト，ソプラノ歌手は700, 1000 Hz（ピッチのF5, C6）付近，もしくはそれ以上高い発声周波数で歌うことができると仮定する。これは，スペクトルにおける一番低い部分音がこれら発声周波数に現れることを示している。これは，上記に挙げた第1フォルマント周波数と本当に両立するであろうか。言い換えるなら，第1フォルマント周波数が基本周波数より1オクターブ以上も低いところに現れることが可能なのであろうか。女性歌手が音が共鳴することのない周波数に声の基本周波数を合わせて，有用な声道共鳴を無駄にするということがあり得るだろうか。

　最後の問いへの答を見つけるのは容易ではない。なぜなら，基本周波数が第1フォルマント周波数の半分を超えると，フォルマント周波数を決定するのは困難だからである。とはいうものの，これまでにわかっていると思われることを考え併せると，この答としては，定性的な見方をすれば，「否定せざるを得ない。プロ女性歌手の調音について調べると，通常の女性発話から逸脱した，3つの典型的な特徴を観察することになるだろう。（1）歌声は話し声よりもはるかに大きく聞こえる。（2）特に高いピッチでは，しばしばどの母音が発声されたかを聞き取ることは困難である。（3）顎の開口度は，母音よりも発声周波数に依存するようである。ソプラノ歌手が，/u:/ /i:/，もしくは，その他の通常では狭い顎の開口度をもつ母音を歌おうが，その顎の開口度は，低い音高よりも高い音程のときに，より広がる。図5.23はこの典型的な例を示している。

　発話と歌声での母音の調音方法の違いの背景には，発声の経済性がその動機となっていると考えられる。すでに，顎の開口度が第1フォルマントの周波数にとって特に決定的であることがわかっている。このように顎をより広く開けることで，ソプラノ歌手は第1フォルマントを発声周波数と同期して上昇させる傾向があると予測できる。

　図5.24はこの推測を裏づけている。この図では，筆者がプロソプラノ歌手とともに，かなり特殊な実験を行って集めたデータが示されている。この歌手は，最初は普通に，振動器（人工喉頭と呼ばれる）を首に付けつつ，さまざまなピッチで，さまざまな母音を歌った。振動器が実験者によって活動されると，ソプラノ歌手は歌うのをやめ，静かに母音の調音だけを行った。このようにして，極端に高い基本周波数の場合にもよらず，フォルマント周波数を推定することができた。この結果，得られたデータは，母音合成器における通常の音源と組み合わせ，補強された。のちに，これらの結果は，別のソプラノ歌手を用いたX線による研究の結果により裏づけられた。X線による画像から抽出されたソプラノ歌手のさまざまな声道形状を，音響モデルで実現し，フォルマント周波数について分析を

5 調　音

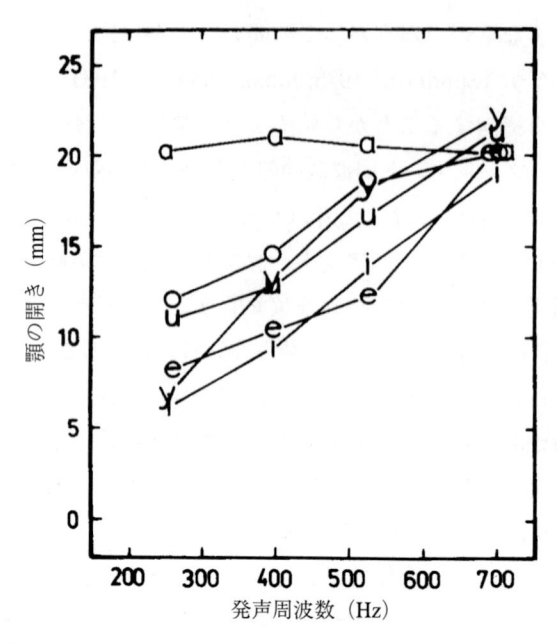

図5.23 プロのソプラノ歌手が，種々の母音を異なるピッチで歌唱した場合に観察された顎の開き幅。そもそも顎が広く開いている母音/a:/を除いて，ピッチが上昇するにつれて顎の開きが大きくなる傾向がわかる（Sundberg, 1975より）。

行ったのである（Johansson et al., 1983）。

　図5.24に示された結果は，母音変化の規則を図示したものである。通常の，第1フォルマント周波数の値が，発声周波数より低くなるとただちに，第1フォルマント周波数が発声周波数の近くに調整されるというものである。発声周波数と第1フォルマント周波数とが完全に一致するわけではないが，それでも，高いピッチにおいてはまったく同じであるといえる。このように，顎の開き具合を発声周波数に応じて調整することで，明らかに，歌手は第1フォルマント周波数を発声周波数の値により近づけるように調整を行うのである。もし，発声周波数が変化すれば，付随して顎の開き具合も変化するのである。

　この，発声周波数に伴った顎の開き具合の調整，という単純な法則から得られる音響的な利得はかなりのものである。この歌手は，極端な場合，利得は30 dBにまで及ぶ（より大きい数を好む読者は，対数表示のdB単位を用いずに，母音はエネルギーにして1000倍の上昇をもって放射される，ということもできよう）。このような状態での母音が聞きやすいのは自明である。

　第1フォルマント周波数が発声周波数と重なると同時に，言い換えると，発声周波数が通常の第1フォルマント周波数の値を超えるとただちに，音の強さは増加する。この戦略が，図5.16に示されている女性の非歌手とプロ歌手とが達する最大の音レベルに違いがあることの原因と考えられる。放射される出力を最大化するために，訓練されていない人の

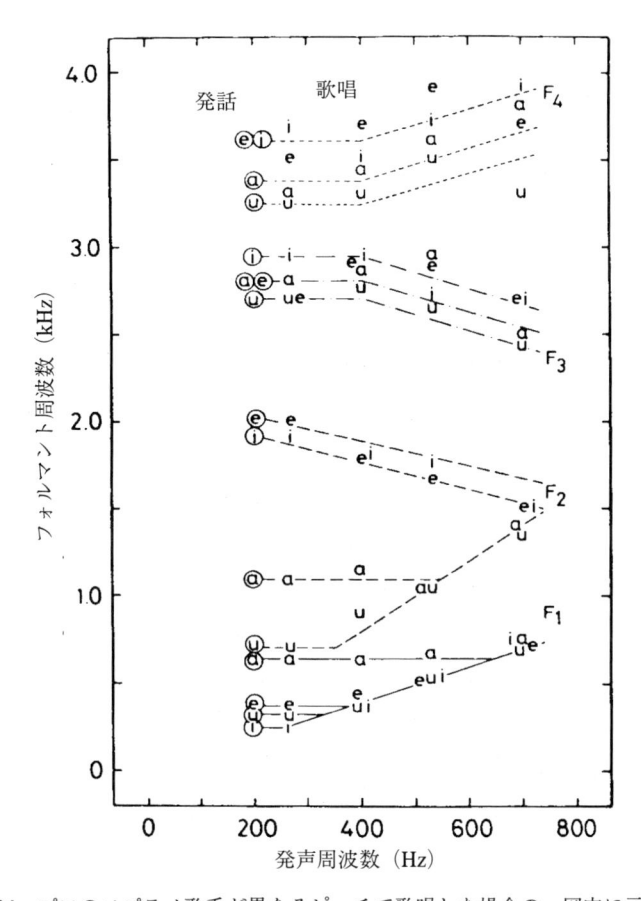

図 5.24 プロのソプラノ歌手が異なるピッチで歌唱した場合の，図内に示す母音についての低い方から4つのフォルマント周波数（F1, F2, F3, F4）。○で囲まれた値は，被験者の発話に属するものである。直線が以下の傾向を示している。第1フォルマントは発声周波数より低くなることは許されない。ピッチが上昇するにつれ，後舌母音である/u:/, /ɑ:/の第2フォルマントは上昇し，前舌母音である/e:/, /i:/の第2フォルマントは下降する（Sundberg, 1978c より）。

声はプロ歌手の声に比べると，フォルマント周波数を用いるという技巧をまるで用いていないように見える。

　直立姿勢をとっていないときでさえ，顎の開きを大きくするために，筋肉を動かすエネルギーがたくさん必要になるわけではない。発声を強くするには，呼気の筋肉の収縮によって声門下圧を上昇させることが必要である。加えて，一部の喉頭筋の収縮も必要である。ピッチに応じたフォルマント周波数の調整により，歌手の母音では，筋肉を動かす少ないエネルギーで，大きなラウドネスが得られることがわかる。このように，発声の経済性を実現する原理は，男性のみならず女性のプロの歌唱の場合においても当てはまるとわかる。

　ここで，ソプラノ歌手の発声周波数はしばしば500 Hzを超えることに着目すべきである。図5.22によれば，この発声周波数は，オーケストラの伴奏において最も強い部分音が現れ

る周波数領域より高い。この理由により，大体B4の音高に対応する周波数を超える場合，歌手の声がよりよく聞こえる可能性が高いことがわかる。もっと低い発声周波数で歌うことの多いアルトについては，状況は悪い。アルトの場合は，歌手のフォルマントを利用しているように見える。Seidner et al. (1983) や Bloothooft (1985) によると，歌手のフォルマントは，ソプラノよりもアルトの場合において顕著である。アルト歌手が，どんな調音において特別な技法を用いて歌手のフォルマントを生成するのかについては，残念なことにまだ知られていない。

　第1フォルマントの周波数を発声周波数より少しだけ高めに調整することによって，発声に非常に特殊な効果があることが最近の研究によって示された。Schutte and Miller (1985) は，何人かのソプラノ歌手の，声門直上における気流の変化を測定した。声門振動周期のある短い区間において，実際には気流は逆流していることが発見された。ソプラノ歌手が歌っている際には，開放期においては，空気は実際には肺に向かって下の方へ逆流していたのである。この全く予想もしなかった発見は，Rothenberg (1985) と Fant and Qi-guang (1985) によって示された音が声道内で反射するという事実によって説明される。この反射は非常に強く，肺からの気流を超える量となり得る。この状況では，歌手はとても特別な感覚を発声時に感じるはずである。おそらく，とても効率的に空気を用いている発声をしているように感じられるはずである。このような，第1フォルマント周波数が発声周波数をわずかに超えるときにのみ起きる感覚は，歌手がこのフォルマントを調整する戦略を学ぶために有用である。

　このような母音の調音の非常に大きな変化は，母音に関する音のラウドネスのみならず他のフォルマント周波数にも自然と影響をもたらすことになる。このことは，図5.24に図示されている。前舌母音である/i:/, /e:/の第2フォルマント周波数が，発声周波数の上昇につれて下降しているのがわかる。後舌母音である/u:/, /o:/, /ɑ:/においては，第2フォルマントは，第2部分音の近傍に，すなわち発声周波数の2倍のところに現れる。発声周波数が440 Hzあたりを超えるとすぐに，第3フォルマントは上昇し，第4フォルマントは下降する。

　図5.24をもう一度見てみると，最も高いピッチでは，これまで調べてきたさまざまな母音のフォルマント周波数がかなり等しくなるのがわかる。図内に示されるすべての母音に対して，少なくとも，第1，第2フォルマントは，大体同じである。このことからわかるのは，もととなる調音もそれほど大きく違わないということである。Johansson et al. (1983) による，プロのソプラノおよびアルト歌手のX線による研究によって，調音にそれほど差がないことが確かめられている。図5.25に見られるように，/u:/, /ɑ:/, /i:/での舌の形は，発声周波数が960 Hzの場合ほぼ同じである。

　顎の開きが，第1フォルマント周波数の調整にとって手軽な手段であることをすでに述べた。そして，本章ではこの手段が女性の歌唱においてよく用いられることを見てきた。

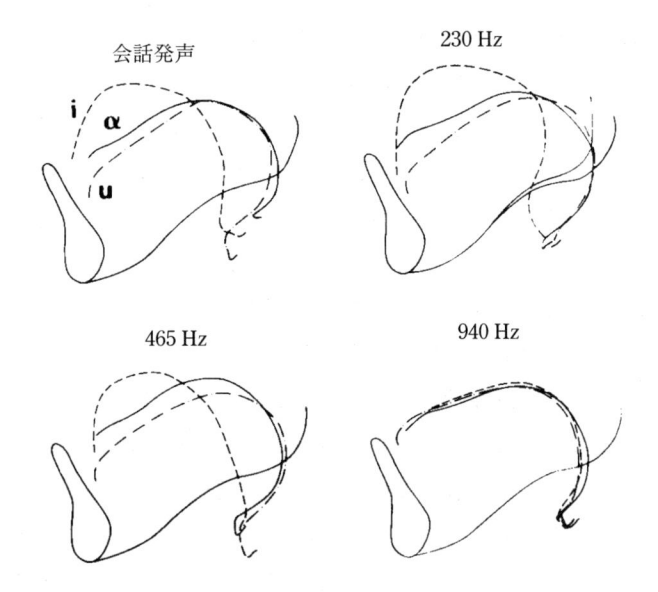

図 5.25 正中断面での舌体の曲線。破線，実線，一点鎖線は，それぞれ，/i:/，/a:/，/u:/のものである。左上の曲線群は，会話発声時の母音である。そのほかは，図に記された発声周波数で歌唱されたものである。注目すべきことは，最も高いピッチで歌われているときには，舌の形はすべての母音において本質的に同じとなっていることである（Johansson et al., 1983 より）。

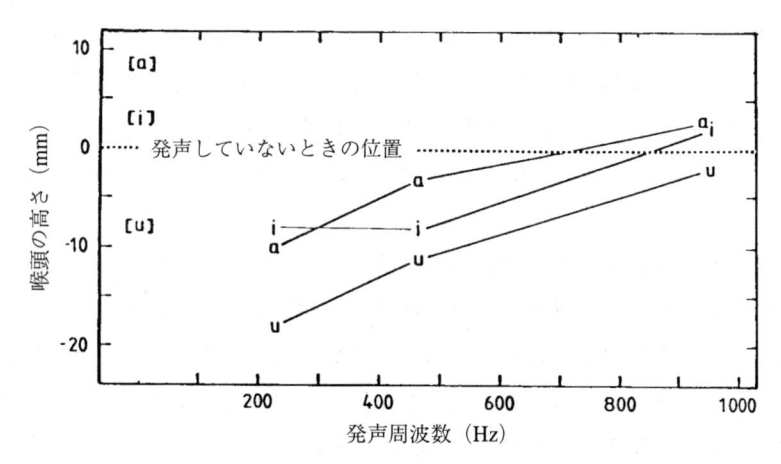

図 5.26 プロの女性歌手において観察された喉頭の垂直位置。[ ] 内で示される記号が，発話時のものである。[ ] の付いていないものは，歌唱時のものである（Johansson et al., 1983 より）。

しかしながら，第1フォルマント周波数には，別の調音における要因が影響することもある。1つは，声道長であり，これは，喉頭を上昇させたり，口角を引っぱったりして，短くすることができる。一部のソプラノ歌手においては，ピッチに依存して口角を引っぱるのが見られ，また一部の女性プロ歌手は，図5.26で示すようにピッチに依存した喉頭の垂直

位置の制御を行うことが観察されている。多くの歌唱指導者たちは，この喉頭位置を上下させる戦略は，声に有害であると考えている（Ruth, 1963 などを参照）。しかしながら，図5.26で見られるような喉頭位置の上下といった挙動と，歌手として長期にわたって職業的な成功を収めることが結び付き得ることもまた事実である（Wang, 1983を参照）。

だが，これらの全く常識外れな母音の調音とフォルマント周波数の値の状況のもと，母音としての声質はどういったものとなるだろう。非常に高いピッチで歌われた母音の識別についての研究（Sundberg, 1978b）によれば，通常発話で用いられるフォルマント周波数が高ピッチ歌唱で用いられた場合には，母音としての声質は著しく損なわれることがわかっている。非常に高い発声周波数は，ジレンマを引き起こすのである。すなわち，どのようなフォルマント周波数を選んでも，正常な母音としての声質は生成できないということである。この点については，第8章でより詳しく取り扱う。重要なことは，おそらく，ピッチ依存でフォルマント周波数を変化させる法則を用いることで，女性歌手は母音の明瞭性の多くを失わずにすむということであり，さらに重要なことは，これによってラウドネスを大幅に増加させることであり，これはプロ歌手においてはとても重要なことである。

最後に，ピッチに応じて顎の開き具合を変えることによってメリットを得る声のカテゴリーについて述べておく。図2.12（p.23）を振り返って見てみると，答がわかるであろう。通常の第1フォルマント周波数を発声周波数が超えるときに，常に，第1フォルマント周波数を上昇させることによりラウドネスを大幅に増加させるのである。/i:/，/y:/，/u:/などの一部の母音では，E_4などの低いピッチあたりでもこのことは生じる。/ɑ:/，/a:/などの高い第1フォルマント周波数をもつ母音では，C_5, F_5などの高い発声周波数にピッチが達するまで，第1フォルマント周波数を移動させる必要はない。ここで疑問が生じる。こういったことが，歌唱教育において，/ɑ:/，/a:/などの母音を豊富に用いる原因となっているのだろうか。

要約すると，ピッチに応じた顎の開きの調節は，バス歌手においては最も高いピッチで歌う際に用いられ，テノール歌手においては発声周波数領域の高音部で，いくつかの母音に用いられ，アルトとソプラノにおいては非常に低い音を除き，ほとんどの母音の歌唱の際に用いられる。しかしながら，きちんとした測定は，少数の女性歌手についてのみ得られているだけであり，より多くのデータが必要である。

声種と声道長

これまで，さまざまな種類の声の間のフォルマント周波数の違いの多くが，声道の大きさの違いによるものであることを見てきた。声道長と，フォルマント周波数に反映されるスペクトルの特徴量との関係について，具体的な研究がなされてきた。Dmitriev and Kiselev（1979）は，20人のプロの歌手を用いて，とりわけ，音源エネルギーの平均値の分

布を周波数の関数として示す長時間平均スペクトル（LTAS）を見ることにより，歌唱における音響特徴量を観察した。

　人間の声の長時間平均スペクトルには，通常，少なくとも，1つの大なり小なりはっきりとしたピークが見られる。このピークは500 Hz付近に現れ，第1フォルマント周波数に関連するものである。このピークの正確な周波数位置は，各被験者の声における第1フォルマント周波数の平均値に依存すると考えられる。男女いずれの歌手の場合も，2～3 kHzのあたりに，また2つ目のピークが現れる。これは，歌手のフォルマントに関連するものである。ソプラノの場合，このピークは第1のピークに比べると決して顕著ではない。いずれにせよ，この2つ目のピークの正確な周波数上の位置は，各被験者の声における高次フォルマントの平均周波数に依存する。

　DmitrievとKiselevは，この2つのスペクトルのピーク（極大点）における中心周波数を決定した。2人はまた，被験者の側面からのX線写真から，声道長を測定した。図5.27に示すように，この実験からは肯定的な結果が得られた。いずれのスペクトルのピークの中心周波数も，声域につれて上昇した。スペクトルのピークは，バス歌手では最も低い周波数に，ハイソプラノでは最も高い周波数に現れた。しかし，これですべてではなく，声道長も声域によって体系的に異なり，ハイソプラノは最も声道長が短く，バス歌手は最も声道長が長かった。アルト歌手のデータはなかったが，しかしながら，声道長と歌声における2つの主たる長時間平均スペクトルの極大点の中心周波数との間に，確かな関係があることは明らかである。

　メゾソプラノの声種では，グラフにある全体的な傾向に一致しなかった。第1のスペクトル極大点での中心周波数は，バリトンの中心周波数と同様に低い。にもかかわらず，メゾソプラノの声道長は，バリトン歌手たちの声道長よりも約5.5 cmも短いのである。声道長に関していえば，メゾソプラノはソプラノと同じくらいの長さである。ところが，ソプラノの声の最初の極大点の中心周波数は，メゾソプラノよりも200 Hzも高いのである。これは何を意味しているのだろうか。

　長時間平均スペクトルの第1のピークが，第1フォルマント周波数の平均値によることはすでにわかっている通りである。この第1フォルマント周波数は，調音，とりわけ，顎の開きによって，非常に変化しやすい。このことを，ソプラノとメゾソプラノについて考えるにあたって考慮すれば，次のような推測が可能だろう。これらの2つの声の第1の違いは，発声周波数領域の違いであり，これは声帯のサイズに依存する。おそらく，メゾソプラノ歌手は，多くの母音の第1フォルマント周波数を下げることで，声質に「色を付ける」が，その結果，第1フォルマント周波数の平均値がバリトンと同じレベルに達するのであろう。このように，声道長に違いがないときですら，ソプラノとメゾソプラノの間に声質の違いを作り出すのである。

　もしこの説明が妥当ならば，これ以上に他に理由はないであろう。DmitrievとKiselevは

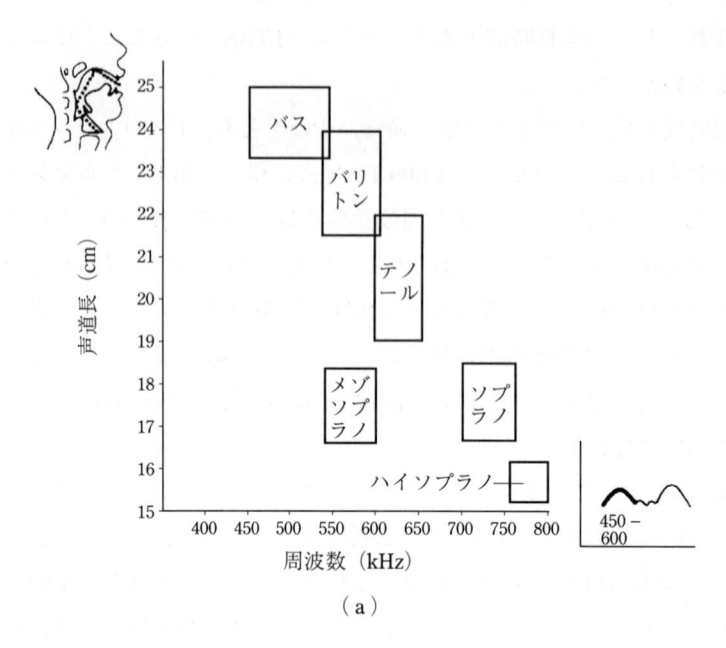

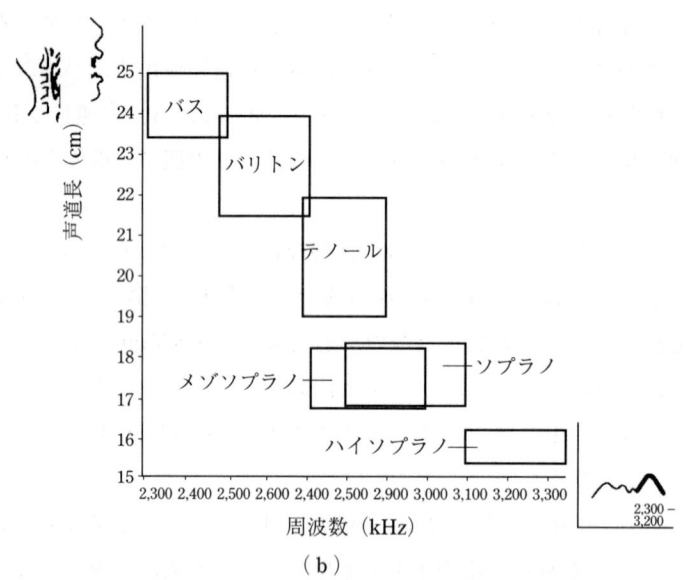

図 5.27 歌手のさまざまな声種，声道長，および，長時間平均スペクトルでの最も低い (a)，および最も高い (b) ピークの中心周波数との関係を示したもの。ピークの様子は，各図右下に概要図で示されている (Dmitriev and Kiselev, 1979 より)。

どのようにしてデータと平均値を得たのかについて詳細を述べていない。また，この 2 人はロシア人歌手について研究したのであり，西欧で育成された歌手たちの声質とは異なるように思われる。さらに補足的な研究が必要であると考えられる。

教育学的観点から

　これまで，男性と女性のオペラ歌手やコンサート歌手が，全く異なった母音の調音を行うのを見てきた。男性歌手が，発声周波数域を通じてフォルマント周波数を基本的には一定に保つのに対し（例外として，テノールやバリトン歌手が特定の母音を最高音域で歌う場合がある），女性歌手が歌う場合，大抵，調音は発声周波数によって異なる。というのは，これまで見てきたように，女性の発声周波数はしばしば，第1フォルマント周波数の通常の値より高いからである。男声においては，歌手のフォルマントの生成と維持のために必要なので，喉頭を下げること，または少なくとも咽頭を広げることが重要である。このような調音では，一部の母音の第1フォルマント周波数が低くなりがちで，高いピッチで歌う女性歌手にとって不利なはずである。このような背景があるにもかかわらず，非常に注目すべきだと思われるのは，熟練した歌唱指導家は，男性，女性の両性の生徒に歌い方を指導できることである。すなわち，これら指導家たちは，実際には2つの全く異なった母音の調音技術を教えているのである。

　よい歌唱指導者たちが，自分と生徒の性に関係なく指導できるのは，指導者たちが，下支えする調音よりも声質そのものに注意しているからである。適切な指導者は，生徒にとって「自由な」声を伸ばしていこうとする。それは，おそらく聞き手から見て，歌手の発声時の苦痛を想起するような特徴を取り除いた声を意味するのであろう。そのため，生徒たちは，多かれ少なかれ直観的な方法で，教師を満足させる発声と調音の方法を探し当てなければならないのである。

　舌，顎，声門下圧，などの用語を用い，より細かいことにこだわった指導方法に伴う危険な点は，生徒たちの注意を，真に音楽的ではない特徴，すなわち「ゴール」ではなく「手段」にのみ集中させてしまうことである。一方，生徒の中には，教師たちの印象に基づいた用語を用いた指導の解釈に悩み，時間を浪費する者もいる。そういった困難に面した生徒は，才能がないとされることさえある。いずれにせよ，歌手を教育する上での究極のゴールは，技術的限界を聴衆に感じさせることなく，音楽的な着想を実現することが可能な，従順な楽器としての声を与えることである。指導者の用語の問題によって，生徒がゴールにたどり着けないということは，決してあってはならないのである。

　男性の歌唱における，喉頭の垂直方向の位置の重要性は，声楽教育において頻繁に用いられるいくつもの比喩的な表現に裏づけられている。「あくびするように呼吸しなさい」，「バラの匂いをかぐかのように呼吸しなさい」といったような指導により，横隔膜の活性化や喉頭の下降につながる吸気に結び付く。同様の例としては，「泣いているように歌う」状態で，しばしば喉頭の下降と咽頭の開放を伴う。

　重要なことは，喉頭の下降は，これまで述べてきた純粋に音響的な理由のみならず，他のさまざまな理由からも好ましいということである。喉頭の下降は，外喉頭筋である胸骨

5 調 音

甲状筋の活動による．喉頭の上昇は，調音にも関与する筋肉により行われ，喉頭全体は舌骨につり下がって付着している．さらに，舌骨は舌などの調音器官につり下がっている．例えば，中咽頭収縮筋は，舌骨から始まり咽頭の喉頭縫線で止まる．上部はほぼ垂直に走り，おそらく喉頭の上昇中は活性化していると見られる．もしそうならば，喉頭が上昇する際に咽頭は狭くなるはずで，これにより，/i:/や/e:/などの広い咽頭を必要とする母音すべてが正しく調音できなくなる．このように，上昇した喉頭は，いくつかの母音においてはフォルマント周波数を変えてしまい，さらに重要なことには，歌手が使用できる調音の多様性を損ないかねない．もし喉頭が上昇せず，その代わりに下降するならば，舌骨から上方にあるすべての筋肉は弛緩しており，咽頭での調音の変化は妨げられることはない．

おそらく，喉頭の高さと発声の間にも相互に関係があると思われる．例えば，喉頭が上昇しなければ，音源はより安定した動作をするであろう．その一方で，あくびの声に典型的に見られる気息性の声質から推論されるように，喉頭の下降は，しばしば，声門の外転と関連づけられる．これにより，「歌手のフォルマント」を獲得するには，喉頭を下げるだけでは十分ではないとわかる．

さらに，発声障害の患者の多くは，習慣的に喉頭を上昇させたまま話すが，このような患者に対して決まって必ず勧められるのは，すでに述べたように，発声周波数を下げることである．多くの発声の訓練を受けていない話者では，発声周波数を下げることにより，喉頭の下降といった生理学的効果が得られる．発声周波数を下降させることは声の機能の改善のために用いて成功しており，喉頭の下降は，発声にかかわる一連の筋の弛緩につながると見られる．

歌声合成での実験（Sundberg and Askenfelt, 1983）によれば，喉頭の上昇がもたらす聴覚的印象は，「喉詰め」発声に典型的に見られる弱い基本波をもつ音源によって主にもたらされることが知られている．このことから，上昇した喉頭は，発声器官の全体的な筋の緊張と，下降した喉頭は，「気流発声」（外転），および発声器官全体の弛緩とおおよそ結び付けることができる．一方，ソプラノ歌手のX線を用いた実験で示されたように，喉頭を上昇させたままで美しく歌うことも間違いなく可能である．

では，どうやって，女性歌手たちは，第1フォルマント周波数を発声周波数に合わせる方法を学ぶのだろうか．多くの歌唱指導者は，生徒に「顎をリラックスするように」指導する．おそらく，指導者の意図するところは，発声周波数と素早く同期するように調整が可能な，可動性があり感覚の鋭い顎を定着させることであろう．また，母音/a:/が広く発声訓練に用いられていることは，示唆に富んでいるといえる．この母音は高い第1フォルマント周波数をもつ．よって，かなり高いピッチに近づくまでは，発声周波数に伴って顎の開きを調整する必要がないからである（図2.12, 図5.23, および図5.24参照）．

6 合唱歌唱

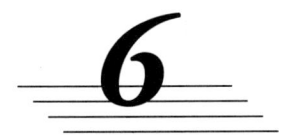

　合唱歌唱は，おそらく，最も一般的な歌唱法ではないかと思われる。それゆえ，このような特別な声の用法は，研究にとって重要な課題であるといえる。それにもかかわらず，ほとんどすべての歌声に関係する研究は，オペラ歌唱を対象としている。この理由から，合唱歌唱について多くの事実が報告されているわけではなく，この章は短めである。しかし，Stern Ternström と筆者がこの分野に関し最近研究をする機会をもたなかったとしたら，もっと短くなっていたであろう（Ternström et al., 1983; Ternström and Sundberg, 1984, 1986, 1988）。

　何人かの研究者は，発声周波数の調節，特に何が調整を助けるのか，という観点から合唱歌唱を研究してきた。また，合唱歌唱とソロ歌唱における音色の類似点，相違点について，特に歌手のフォルマントについてのいくつかの研究がある。

発音周波数はどれくらい同じなのか

　合唱歌手は，どれくらい正確に音を合わせているのか。この問いに対するごく自然な答は，アンサンブルおよび合唱指揮者の技量に依存する，ということである。ひどい合唱では，多くの場合，合唱歌手の人数分だけ，いろいろな発声周波数が存在しているように思われる。しかしながら，技術が向上するにつれて，音の統一感は増す。残念なことに，発声周波数に関する合唱歌手の一致性の程度を計測した人たちは，随分と異なる方法を用いており，それぞれの結果を簡単に比較することはできない。以後，合唱歌唱に対して，ユニゾン度という用語を用いる。

　Sacerdote（1957）は，ユニゾン度について研究した最初の科学者である。彼は4人のソプラノ歌手を計測したが，歌手の習熟度については記述をしなかった。狭帯域フィルタを通した雑音下で得られる発声周波数の分布を比較し，用いたフィルタの帯域幅が1.3半音のとき，歌手の発声周波数も同様の分布を示した。

Lottermosser and Meyer (1960) は，異なる方法を用いた．彼らは，1 Hz 幅のフィルタを使って合唱音楽のレコード録音を分析した．歌手の発声周波数の分布はスペクトルの狭いピーク（極大値）として現れる．彼らは，このスペクトルのピークの幅を振幅がピーク（極大値）の振幅の 70% まで減少したところにある 2 つの周波数の間の周波数上の距離とするように定義し（この計測方法に対し，工学者は帯域幅という用語を用いる），それらを計測をした．歌を勉強したことのある 4 人の合唱歌手の平均帯域幅は ±25 cent，最大帯域幅は ±50 cent，一方，最も狭い帯域幅は ±10 cent であった．

Ternström と著者は，図 6.1 にあるカデンツを有能なアマチュアの合唱団のバス部に歌わせ，ユニゾン度を計測した．リハーサルをしたあと，合唱団にカデンツを 4 回歌わせた．バスの 6 人は，喉頭にコンタクトマイクを固定し，多チャネルテープレコーダに歌声の信号を録音した．この方法で，それぞれの歌手の発声周波数を決定し比較することが可能となった．学習効果は現れず，実際，最初の 1 回目よりも 4 回目の演奏の方が向上したということはなかった．したがって，すべての演奏をデータとして用い，9 つの和音のそれぞれについて平均値を決定した．発声周波数の標準偏差はユニゾン度を評価するのに用いた．結果を図 6.1 に記す．いろいろな和音で同じような値が得られ，これはとりも直さず，すべての和音は同じくらい合わせるのが難しいということを意味している．標準偏差は 10〜16 cent の間にあり，すべての和音での平均値は，13 cent である．これは，バス歌手の人たちの発声周波数の値の 2/3 が 26 セントの周波数の幅の中にあることを意味している．他の言い方をすれば，13 セントより大きい偏差は，かなり特殊であるということである．

前述したように，これらの結果を比較するのは難しい．しかしながら，Sacerdote によるユニゾン度は他の 2 つの研究よりも小さいように思われる．この理由は，おそらく，Sacerdote の実験の歌手はビブラートを用いていたのではないかと考えられる．他の 2 つの

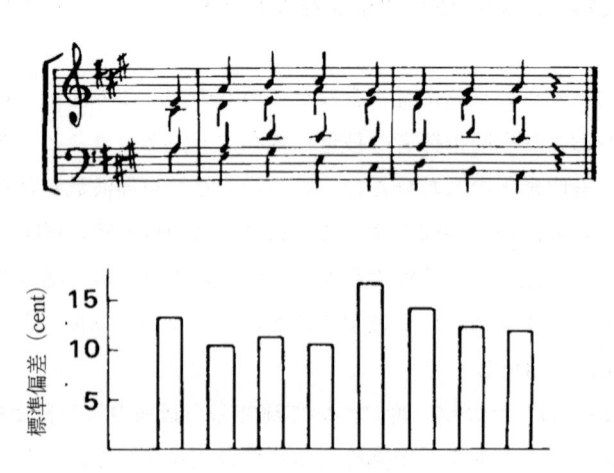

図 6.1 上に示したカデンツをバスのパートの 6 人の合唱歌手が歌った発声周波数に関する標準偏差，あるいは，平均値からの平均の偏差（Ternström and Sundberg, 1988）．

研究の結果は，結構一致している。合唱の技術の話は別にして，ビブラートは，結果に影響を及ぼす要因になっていると考えられる。前に見たように，少なくとも小さいアンサンブルでは，ビブラートは合唱歌手それぞれが音程を合わせる手掛りとなっていたうなりを消してしまう。

音程合わせの精度

LottermoserとMeyerは，集めた録音からさまざまな音程が合唱においてどのように合わせられているかを計測した。4つの合唱団のいくつかの協和音程に対する平均値を，表6.1に示す。

4度や5度やオクターブなどの完全音程では，すべてほぼ一致している。長3度，短3度，短6度，長6度において，短音程では狭くなる傾向が，長音程では広くなる傾向がある。言い換えれば，これらの音程では，ピッチのコントラストを強調するような傾向がある。これは，一般的に音楽の練習における典型的な音の合わせ方であるように思える（Sundberg, 1982）。

TernströmとSundbergの研究において，たくさんの音から発声周波数を決定する必要があるため，音程幅の平均値を計測する困難だった。その代わりに，音程を変えながら歌唱する合唱歌手の耳に届く音のさまざまな属性の効果について考察した。合唱歌手に，合成した参照する音をイヤホンで聞かせ，参照する音の上に5度または長3度で歌うように指示した。

基本仮説は，この実験の状況下では，スペクトル上のある部分音は他の部分音よりも重要性をもつのではないかということであった。一定の音程の2つの音のスペクトルにおいて，両方のスペクトルが調波構造をもちつつ，ある部分音が同じ周波数を共有するようにした。ご存じのように，母音を歌う場合，調波構造をもつという条件を満たしている。

例を示してみよう。2つの音の基本周波数の比が3/2，例えば，300 Hzと200 Hzになっ

表6.1 4つの合唱団による，和音歌唱における平均の音程幅（Lottermoser and Meyer, 1960より）

音程 （半音）	純正律の音程幅 （cent）	4合唱団の平均音程幅 （cent）	純正律からの差の平均 （cent）
3	316	275	−31
4	386	421	+35
5	498	501	+3
7	702	697	−5
8	814	795	−19
9	884	905	+21
12	1200	1200	0

ている場合に，音程は5度であるとされる。また，部分音の周波数は，倍数の関係をもっている。300 Hzの音の上音は，600, 900, 1200, 1500, 1800 Hz…の周波数をもつ。また，200 Hzの音の上音は，400, 600, 800, 1000, 1200, 1400, 1600, 1800 Hzの周波数をもつ。基本周波数の比が3/2なので，200 Hzの音の$3n$倍音（nは整数）の周波数は，300 Hzの$2n$倍音の周波数と同じである。同様のことが，ある音程の2つの音すべてについていえる。協和音程の場合のように，周波数比が小さい整数比になれば，スペクトル上の比較的低域に存在する部分音の1つが，最も低い周波数の共通の部分となる。この2つの音に共通な部分音のことを共通部分音とよぶ。低い周波数領域に共通部分音があることが完全音程をわかりやすいものにしていると考えることができるかもしれない。このようなことから，共通部分音の効果について考察をした。

　参照音としては，共通部分音を含むものと，完全に消去したものとを用いた。また，参照音のほかの2つの音響的特徴を変化させた。1つはビブラートで，ビブラートがあるものとないものを参照音として用いた。ビブラートに着目したのは，ビブラートが，ほぼ等しい周波数にある部分音同士の間に起こるうなりを消去するからである。そしてもう1つは，高次の部分音をもつもの，もたないものを参照音として用いた。

　18人の男性歌手を被験者として用いた。音程合わせの容易さを評価する尺度として，発声周波数における，各歌手のグループ平均値からの差について平均をとったものを用いた。すべての被験者が同じような発声周波数を選択した場合は，その音程は合わせるのが容易であるということになる。

　結果によると，音程の実現を容易とすることに関して，3つすべての要因が重要であった。ある1つの要因が影響を及ぼすかどうかについては，他の要因が参照音においてどうだったかということに依存していた。この結果は予想外ではなかった。実際に，ある音響的特徴をもつ参照音に対して5度の音程に合わせるのが簡単であれば，音程を合わせることをさらに容易にすることに他の音響的特徴を付加する必要はない。いずれにせよ，低い共通部分音の存在，ビブラートがないこと，高域の部分音の存在がすべて，協和音程に音を合わせることを助けているという結論を，実験結果は示した。

　後に行った実験で，共通部分音の有無だけでなく，共通部分音の音の強さが，音合わせの容易さに影響を与えることがわかった。第1または第2フォルマントの周波数が最も低い共通部分音の周波数とほとんど一緒になるように，母音と基本周波数を選ぶことは可能である。この場合，最も低い共通部分音の強さは非常に大きくなる。300 Hzと400 Hzの4度の音程について考察してみよう。最低共通部分音は，1200 Hzである。最低共通部分音は，/a:/の第2フォルマントによって強調される。この組み合わせを実際に実験で用いた。あらかじめ決めた組み合わせの発声周波数と母音をバスパートに歌わせて録音を行った。参照音としての母音を合唱歌手に提示し，合唱歌手に指定された音程で音を合わせるように指示した。この場合もまた，共通部分音が強調されている場合の方が，発声周波数をより正

表6.2 平均律での発声周波数＊（Hz）

C	C#	D	D#	E	F	F#	G	G#	A	A#	B	C
261.6	277.2	293.7	311.1	329.6	349.2	370.0	392.0	413.3	440.0	466.2	493.9	523.3

＊オクターブ上，あるいは下の周波数を知るには，それぞれの音の周波数を2倍，あるいは1/2にすればよい。

確に合わせることができるという結果になった。

この実験結果は，リハーサルにおいてフォルマントが共通部分音1つでも強調するようなテキストを用いれば，音を合わせるのが難しい和音の歌唱を改善する可能性があることを示唆している。和音を構成する発声周波数を得るには，表6.2を参考にするとよい。

和音に含まれる音の基本周波数から，整数倍の周波数を書き下せば，どの部分音が一致する周波数をもつかわかる。そして，p.23の図2.12のようなフォルマントに関する図を用いれば，最低共通部分音に第1または第2フォルマントが近くなる母音は何かがわかる。注意深く聞くと，フォルマントが部分音と一致しているのが普通にわかる。部分音は大きくなり，母音の音色の中で明瞭なピッチとして識別することが可能である。

合唱歌手が聞く他の歌手の声による音には，すでに述べた音響的特徴よりも，和音の音合わせを改善する上で重要な特徴量が存在する。すぐ思いつく要因としては，どれくらい音が大きいか，ということである。Ternströmと著者は，この特徴量の重要性を調べるために実験を行った。4人の合唱歌手が実験に参加し，単純な課題を行った。参照音を聞き，その音が鳴っている間中ずっとその音を歌うように指示した。同時に小さい電球を用いて，参照音が鳴っていることをわかるようにした。参照音は，合唱団の同僚のある楽句の音から選び，/a:/もしくは/u:/とし，ラウドネスは，約40 dBの幅で大きさを変化させた。しかしながら，歌手は常に一定の大きさで歌うように指示され，dBメータ上で自分の声の大きさを確認することが可能である。参照音が最大音量で提示された場合，歌手は自分たちの声を聞くことができなくなり，提示される参照音が小さいと，被験者である歌手は，歌唱中，参照音を聞くことができなくなる。

全員の平均値からの各人の差の平均値を再び用い，図6.2に示す。参照音が約25 dBの幅のところで，平均の差は小さい値をとる。これは，合唱歌手が歌唱に支障をきたすことなしに自分以外の合唱団の歌手の声を聞く音量は，かなり広い幅をもっているということを示している。しかしながら，参照音が非常に大きく，歌手が自分の声が聞こえないような場合は，状況は非常に混乱した複雑なものとなる。図の曲線は，最大音量のところでは非常に急峻に跳ね上がっている。参照音が非常に小さい場合は，それよりは緩やかに，音合わせの困難さが増加することが観察される。

しかしながら，こう結論づけることが正確であるとは実際にはいえない。図6.3で示されているように，被験者である歌手の発声周波数は，参照音が/u:/のときはとても不安定である。歌手は，最も小さい音量の参照音に対しては25 cent高くなり，最も大きい音量の参

6 合唱歌唱

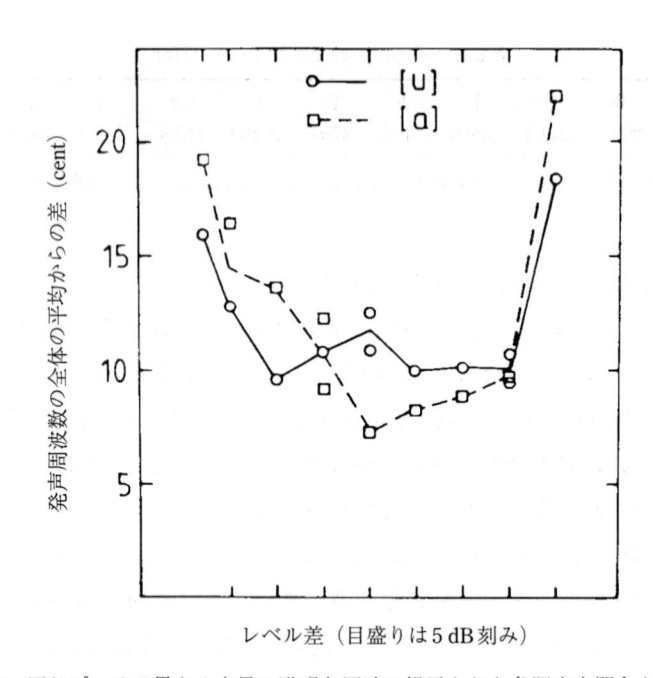

図6.2 同じピッチで異なる音量で歌唱と同時に提示された参照音を聞きながら、一定の音量で歌った合唱歌手の被験者群における全員の平均値からの差の平均。差の平均は、参照音の音量が、歌手が自分の声を聞けないくらい大きい音量のときに大きい値をとり、また、自分の声で参照音が隠されるような小さい音量のときに大きい値をとる（Ternström and Sundberg, 1988）。

照音に対しては45 cent低く応答していた（この効果は図6.2の結果を補うものであるといえる）。言い換えれば、約40 dB参照音の音量を大きくすると、70 cent近く応答の発声周波数が低くなるということである。これは半音よりもやや小さい幅で低くなるということである。同じ図にあるように、対応する効果は、参照音が/a:/の場合には観察されなかった。

この効果は正弦波においてよく知られており、知覚されるピッチは音量に依存するという効果である。多くの場合、信号が十分な数の上音をもっている場合は、この効果は消失する。実験において参照音はとても自然な音に聞こえていたのであるが、母音が/u:/の場合、参照音は十分な上音を含んでいなかったと考えることができるだろう。第4章で述べたことによれば、/u:/母音は、第1、第2フォルマントが低い周波数領域になるので、比較的小さな上音をもつことがわかっている。

これは、合唱歌手が聞く自分自身の声の音量と比較して、適切な音量で他の歌手の声を聞いているということを示している。個人の歌唱技術によって歌声の大きさには大きな差があるので、歌手それぞれが随分違う音量で歌っている場合に、このような合唱における音程合わせについては、困難が生じるのではないかと思われるかも知れない。さらにもう1つ別の推論を立ててみると、母音/u:/で和音を歌う場合の、音程合わせの問題があるとすれば、最初のリハーサルでは、母音を/a:/に変更すると、問題はなくなるかもしれないと

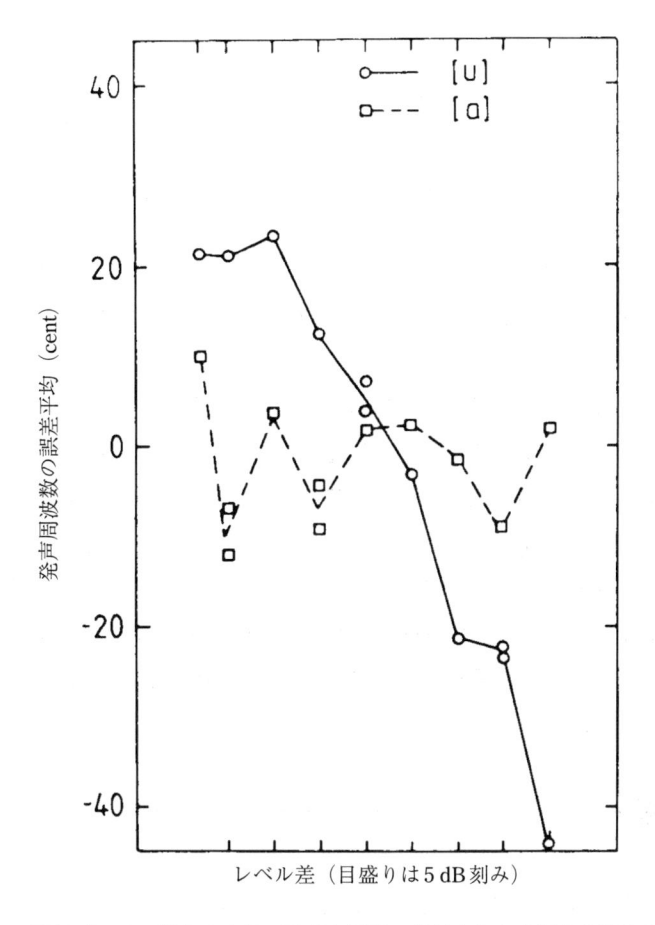

図 6.3 同じピッチで異なる音量で歌唱と同時に提示された参照音を聞きながら、一定の音量で歌った合唱歌手の被験者群における全員の発声周波数の誤差の平均。参照音が，/a:/のとき、発声周波数の誤差は，参照音の音量の影響はあまり受けていないが，参照音が/u:/のとき、参照音の音量によっては、歌手の声は 20 cent 高かったり，40 cent 低かったりする (Ternström and Sundberg, 1988)。

いうことである。

　2つの合唱団において行った計測によると、歌手に合唱団の他の歌手から聞こえる音は、音圧レベル 80 dB あたりを変動しているということを述べておく。しかしながら、音圧レベルがはるかに高い値になることもあり、ソプラノのパートでは、音圧レベルは 115 dB に何回も到達する。このような大きい音は聴覚にとって負担であり、だれかが発声したとたんに聴覚器官の感度は鈍くなる。内耳に到達するときにはレベルが下がるように中耳内にある筋肉が反射的に収縮するのである。

　異なるスペクトルの特徴が、合唱歌手が他の歌手とユニゾンで歌唱する能力へ及ぼす影響について見てきた。合唱歌唱にとって非常に重要な要因は、どのようにして合唱歌手が自分の声を室内残響と一緒に聞くかということである。この視点からの研究は、Marshall and Meyer（1985）によって行われた。カルテットの歌手に無響室内で歌手の周囲に設置されたスピーカからさまざまな室内残響をシミュレートして提示し，その中で歌うように指示を行った。

　室内の残響音は，2つの主要な要素をもつ。1つは，個々の初期反射音であり，50〜100 msで到達する。これらの初期反射音は，音源の近くにある音の反射面により作られる。時間とともに，反射音の数は増してきて，徐々に反射音はぐちゃぐちゃに混ざり，大きさが減衰していく持続的な音を第2の要素として形成する。この第2の要素である音のことを，残響音とよぶ。

　MarshallとMeyaerは，歌手が好む一緒に歌いやすい残響の種類について，予測どおりの結果を明らかにした。40 msの時間間隔で到達する強い初期反射音が，好ましいとされた。これは，歌手と反射する壁の表面との距離が7 mであることに相当する。この反射音が強いほど，歌手にとっては好ましい。初期反射音がもっと遅れて到達する場合，つまり，歌手に最も近い音の反射板と歌手との距離が7 m以上離れている場合，残響音が，初期反射音よりも重要になる。残響音の持続時間が，1, 1.5, 3秒であれば，それほど問題にはならない。このことは，室内における合唱団の位置が，合唱歌唱において重要な要因であることを説明している。

ソロ vs. 合唱

　合唱指揮者と歌唱指導者とで，将来ソロになる歌手が合唱で歌うべきかどうかに関する議論が白熱することがある。合唱を学ぶことは，ソロ歌唱を学ぶのに有効なのだろうか。合唱指揮者は往々にして，音楽を作り上げる能力は合唱歌唱においても磨かれ，その結果，磨かれた声は合唱でもソロでも用いることができるという主張をする。歌唱指導者は，声の使い方は異なり，ソロ歌唱では，合唱歌唱とは異なり個人の音楽的独創性が求められると主張する。

　客観的な知識が確かでなくまた客観的な知識に欠けていればいるほど，また加えて思い込みが強いほど，白熱した議論は起きやすい。ここでの議論を解決するために必要な事実は，少なくとも部分的には，合唱とソロ歌唱に用いられる声における違いに関連することである。歌手は，ソロと合唱の両方に対して同種の声の音色を作り上げるのだろうか。

　Goodwin（1980）は，合唱の中に声を混ぜて歌う場合，ソロとして歌う場合について，ソプラノ歌手がどのように声を用いているかについて比較を行った。スペクトル分析によると，ソリストとして歌唱した場合の方が，歌手はより大きい声で，また，上音もより大きくなるような声で歌っていることが示された。すでに知っているように，発声の強度が大きくなると，高域にある上音のレベルは，低域にある上音のレベルよりも，より増加する。したがって，上の実験で，上音が強くなっていることは，単に音量が大きくなったこ

とを反映しているにすぎない可能性がある。

　Rossing et al.（1985, 1986）は2つの研究で，同じ問題を研究した。1つは，男性歌手に関するもので，もう1つは，女性歌手に関するものである。この目的は，音源と声道による影響を分離するというところにある。

　被験者としては，合唱歌手としてもソロ歌手としても両方の経験のある歌手を用いた。言い換えれば，両方の歌唱方法（一方だけでなく）で高い技術をもっているとみなすことができる。被験者に実際的な条件を提供するために，合唱の音としては，あたかも合唱団の一員として歌っているかのように思わせるため，合唱団の中に置かれたダミーヘッドの両耳に付けられたマイクロホンによって録音されたものを用いた。録音された音はヘッドホンを通じて被験者が歌って前方に出された音と混ぜて再生された。このようにすると，かなり現実的な聴覚イメージが作られ，歌手の課題は，聞こえている合唱の中に参加するというものになる。ソロの状況の設定には，歌のピアノ伴奏を同様の方法で録音を行った。

　成人男性が被験者の場合は，両方の実験条件で，同じ母音，同じピッチ，同じ大きさで歌った一対の声を比較した。図6.4に示されているように，典型的な違いが見られた。ソロの条件では，どの歌手も大きな歌手のフォルマントと，500 Hzあたりより上の周波数領域でいくらか弱くなる上音とが見られた。また，歌手は，合唱歌唱の場合は，イヤホンの参照音の大きさと同じくらいの大きさに歌声を調節していた。

　女性歌手の場合は，大きさ，ピッチ，母音が同じ組み合わせを用いたことに，結論が基礎付けられていることが重要である。ソプラノソロと合唱用のための作品で，作品中に，合唱のソプラノパートが，ソリストによって歌われるフレーズを繰り返し合唱するような

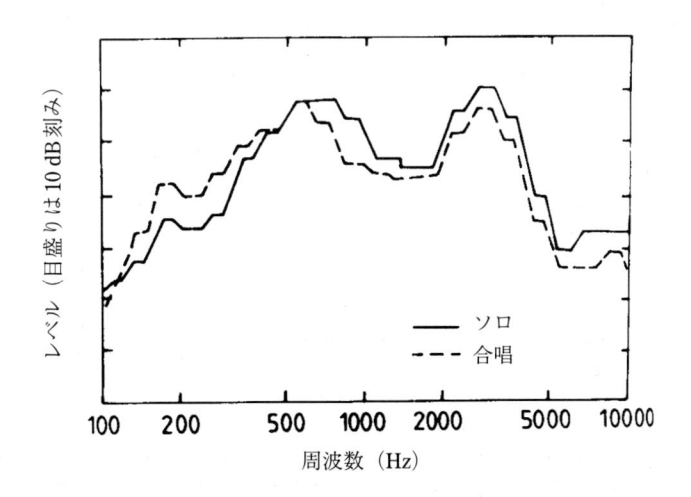

図6.4 男性歌手がソロ歌手として楽句を歌った平均スペクトル包絡と，合唱歌手として同じ楽句を歌った場合の平均スペクトル包絡。合唱歌手として歌った方が，低い周波数領域にある部分音が強く，歌手のフォルマントが少し弱い（Rossing et al., 1986より）。

6 合唱歌唱

ものを選び，長時間平均スペクトルを用いて結果を評価した．図6.5に典型的な結果を示す．2～5 kHzの周波数領域にある高い上音が，被験者がソリストとして歌う際に大きく歌っていることに注目したい．

これらの結果が典型的なものかどうかを確かめるために，さらに2人の被験者として，世界的にオペラ歌手として素晴らしい名声を手にしている歌手に，他の被験者と同じ条件で同じ曲のソロパートを歌うように指示した．これらの有名オペラ歌手は他の被験者よりも2～4 kHzの周波数領域にある高域の上音をもっと大きく歌っていることがわかった．これは，これらの高域の上音が大きいことは，前に見てきた男性歌手の場合に限らず，女性歌手にもいえる本質的なことであることを示唆している（ソプラノの場合の歌手のフォルマントに関して，この現象の基礎にある仕組みが明白になるまで適切に説明することが難しいとしても，「歌手のフォルマント」という用語は，単に声が大きくなることによって作られるのではなく，高次のフォルマントが群化するとによって作られるスペクトルのピークについて使われるべきであるといってよい）．

いずれにせよ，合唱とソロの歌唱における声の使い方は異なっており，その差がソロ歌手として成功する上でおそらく重要であるように思える．声質に何の問題もないソロ歌唱の学生が希望して合唱団に参加し，合唱の歌唱法で音楽的な経験を得ることはよいことであるといえるだろう．その一方，望ましい声質を訓練する上で問題を抱える学生が，同時に，若干異なる発声の方法を学ぶのに時間を費やすとしたら，同時に2つのことをするこ

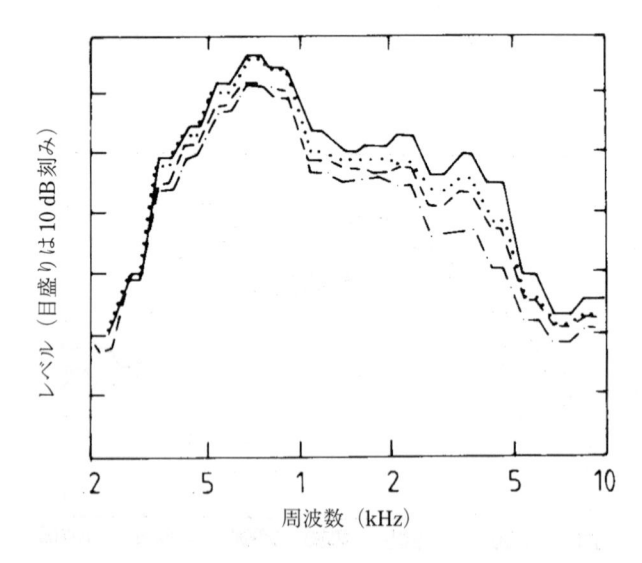

図6.5　女性歌手が2つの違う声の大きさで楽句を，ソロ歌手として歌った平均スペクトル包絡と，合唱歌手として歌ったの平均スペクトル包絡．実線と破線はそれぞれ，大きい声と柔らかい声でソロとして歌ったものを表している．点線と鎖線は，それぞれ大きい声と柔らかい声で合唱として歌ったものを表している．合唱歌唱は高域において，やや部分音が弱くなっている（Rossing et al., 1986より）．

とより1つのことに集中した方が賢明であるといえるかもしれない。とにかく，合唱とソロ歌唱は，声質として同じ種類ではないということを知っておくことは有益であると思われる。

強調しておきたいのは，ここで述べたことは，ソロ歌唱と合唱のいくつかの相違点のうちの1つだということである。他の相違点は，おそらく前述したように，合唱よりもソロの歌唱において，より重要な個人の音楽的創造性に必要なものであるだろう。3つめの相違点は，合唱歌手は，合唱団の他の人の音色と混ざり合うように声質を調節するのに勤めるのであり，ソロ歌手は，自分自身の個性的な音色を作ろうとしている，ということである。

母音の固有ピッチ

著者は，合唱に関する重要な実験をもう1つTernströmと一緒に行った（Ternström et al., 1983）。合唱指揮者が経験する典型的的な現象で，音程の合わせ方は平坦で，また，母音に依存する傾向があるということを実験の出発点とした。あたかも，母音そのものがピッチに関してある傾向をもっているかのようなのである。これはあり得ない話ではない。母音の調音には，顎の開きや舌形状の調節が含まれる。よって，調音の変化は，発声周波数を決定する喉頭の軟骨の調節を妨げることがあるかもしれないということは容易に想像できる。

著者らの実験では，合唱歌手に長い持続音を歌わせ，それぞれの音の発声の真ん中あたりで，あらかじめ与えられたやり方で母音を変換させるように指示する。そのときの発声周波数を計測し，母音変換時に起きたすべての発声周波数の変化を分析した。実験の一部では，被験者である歌手に，自分の声の聴覚フィードバックをイヤホンからの雑音で消して，自分自身の声が聞こえないようにした。

図6.6は，実験で用いたすべての母音の組み合わせについての結果を示している。多くの場合，はっきりしない傾向が観察された。しかしながら，/i:/母音では，高いピッチで発声することとの関連性が多くの場合に見られた。被験者が/i:/から，/ε:/，/e:/，/a:/に切り換えるとき，発声周波数は低くなった。また，/o:/や/φ:/から，/y:/へ母音が切り換わるとき，多くの場合，ピッチは上昇した。

これらの効果は，合唱歌唱だけでなくソロ歌唱にも現れるが，明らかにどんな状況でも起き得るというわけではない。ソロ歌手は，調音のシステムによってピッチ調整のシステムへ及ぼされる影響を軽減させるために，これら母音のピッチへの影響を避ける方法を学習していると思われる。また，合唱とソロ歌唱との歌唱条件には重要な違いがある。ソロ歌唱では，一般的に伴奏楽器による安定した参照すべき音があり，常に伴奏楽器の音を聞きながら，自分の音高をチェックすることが可能である。合唱においては，参照する音はみな，同じくピッチが母音によって変化する状況に直面している他の合唱の仲間による音

6 　合唱歌唱

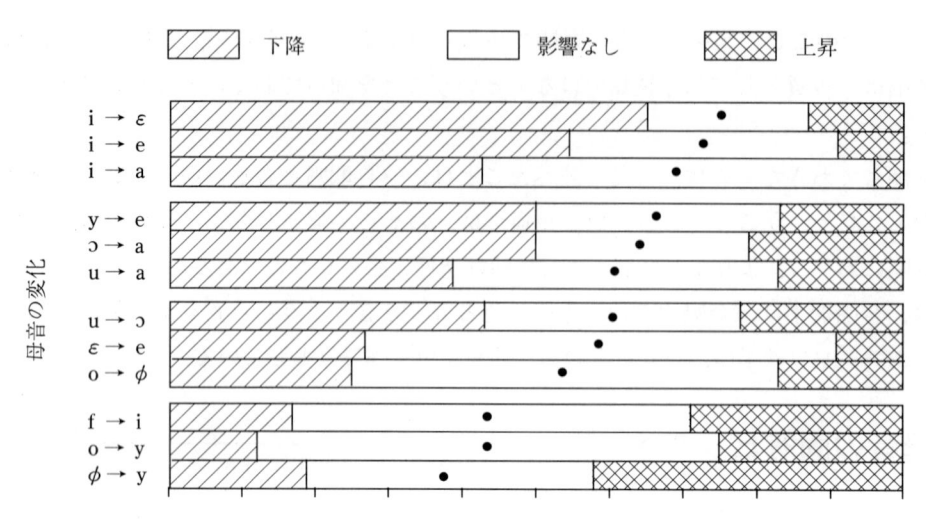

図6.6 合唱歌手が一定のピッチを保ちつつ，母音を変化させたときに観察される発声周波数の平均変化。母音は，/i:/から/ε:/，/e:/，/a:/に変化したとき，発声周波数は下がる傾向が見られ，また，/o:/や/ø:/から，/y:/へ母音が切り換わるとき，ピッチは多くの場合上昇した。

である。したがって，母音のピッチに関する傾向は，合唱における音程合わせの問題であると，主張することができるだろう。

いくつかのその他の疑問

　読者の方々はおそらく，この章のここまで，合唱におけるさまざまな疑問の多くが触れられずにいると，考えられていることと思う。これは不思議なことではなく，前述したように，過去の合唱研究はそれほど多くないということが理由である。ここで，合唱に関する疑問のうち，提起するだけでなく答えることができそうに思えるものをいくつか述べてみよう。

　音程合わせに関するいろいろな側面について，これまで研究が行われてきた。しかしながら，旋律と和声の要求が対立する場合，どのように重み付けをしているかについては，あまりよくわかっていないようである。例えば，伝統的和声の属和音–主和音の連続について考えてみよう。このような場合，一般的に，属和音の第3音は，主和音の根音へと半音上行する。長三度の音程は狭く，よって，属和音の第三音は低くなっていることが予想される。一方，音楽の演奏において，短音程は小さく，長音程は大きくなることを前に見た。主和音において，この要求を満たす1つの方法は，根音の音高を少し下げることである。しかしながら，これは妥当な方法のようには思えない。他の可能性は，属和音の第3音を上げることである。属和音の正しい音程関係からの逸脱を意味するが，音楽家自身の話や実験による計測の両方から，この方法は一般的に使われている方法であると考えられる。

この例では，短三度の音程はやや狭くなるべきであるという旋律における原理が，長三度は狭くなるべきだという和声の原理に勝ったのである。しかし，旋律における要求は，常に和声における要求よりも重視されるのであろうか。この問いの答を見つけるためには，他の音楽のジャンル同様に合唱の歌唱について研究を進めなければならない。

さまざまな声種によってフォルマント周波数に違いがあることを見てきた。例えば第5章で，歌手のフォルマントの中心周波数は，バスでは低く，テノールでは高いことを述べた。良い合唱歌手においては，これらのフォルマント周波数の違いは，どのようになっているのだろうか。合唱団のメンバーはお互いに歩み寄って，ほとんど同じフォルマント周波数になるように申し合わせているのだろうか。あるいは，同一パートの歌唱者がフォルマント周波数が一緒になるように申し合わせているのだろうか。それとも，一緒のフォルマント周波数になることは重要なことではないのだろうか。いずれにせよ，合唱におけるフォルマント周波数の分布は，合唱の音色にとってとても重要であることに違いはない。合唱の音色は，合唱団の間でも，さまざまな国の伝統的な合唱の歌唱法の間でも，おそらく違いがあると思われる。

フォルマント周波数を調べることが，声質の多様性を表現する唯一の方法ではない。音源もまた変化する。特に，基本波の大きさは変化することをこれまでに見てきた。合唱歌唱でもこのような変化が起こっているのであろうか。男性のソロ歌手は，合唱歌手よりも歌手のフォルマントにおけるエネルギーが大きく，低域でのエネルギーが小さくなるようになっているということを，前に見てきた。これに対応するような違いが，合唱歌唱の声種間にもあるのだろうか。テノールは，バスよりも低域ではエネルギーが小さく，高域ではエネルギーが大きいのであろうか。合唱歌唱の経験に基づく著者の直感では，作品中にバスソロがあり，高いバスパートを歌う場合は，バスは"明るい"声質で必ず歌うべきである。この声質は，おそらく，音源で支配的な基本波が小さくなるように歌うことで得られるであろう。

合唱の音を決める他の重要な要因は，部屋の残響特性である。合唱団が，今歌っている部屋から別の部屋に移動したときに，歌唱における問題が消え失せる，ということはよくあることである。部屋の音響は，歌手が合唱団の他の人たちの声をどれくらいの大きさで聞くかということに影響を及ぼす。また，他の歌手の声の大きさは，個人の歌唱にも影響を与える。歌唱はまた，どれくらいの大きさで自分自身の声を聞いているかに依存するのだろうか。お風呂で歌うときのように，上音が十分に自分の耳に反射して返ってきた方が，音を合わせやすいのだろうか。

明らかに，合唱歌唱は，科学的研究の可能な広い領域であり，ここにあるすべての質問は，定式化され，答を得るべきである。将来，これまでよりも多くの研究者が興味をもってくれることを期待する。

7　話声，歌，感情

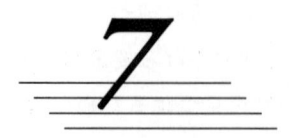

　話し手の感情状態は，声の使い方に重要な影響を与える。1つの文を発音する場合，多様な表現方法が考えられるが，そこには話し手の感情状態が最大限に反映される。感情状態の違いは，声のピッチ曲線やさまざまな音節の持続時間をはじめとする話声の他の特徴に現れる。多くの場合，聞いている声から話し手の感情状態を知ることができる。発声するときの感情状態は極めて重要であり，その使い方いかんによっては問題さえも引き起こす可能性がある。音声医学者の一般的な臨床所見としては，ストレスは話し手の声の使用に多くの場合影響するが，時には声の問題にまで発展する場合もある。

　歌唱に関しては，いわば「全体的なイントネーション」のような声全体のピッチ曲線は作曲者によって決定される。では，歌手は歌詞に示される感情の雰囲気を伝えるために，何を加えることができるのだろうか。全体的な抑揚や作曲の枠組みを妨害することなしに，感情を音声信号に乗せるために話声で用いられる符号のいくつかの特徴的な細部を歌のパフォーマンスに加えることが可能である。「細部のイントネーション」，すなわち，発声周波数曲線を微妙に変化させるように発声することにより，歌手はこの問題を解決していると思われる。そういうわけで，感情が話声や歌声の中に，どのように音響的に表現されているかは興味深い。

　さまざまな研究者たちが，どのように感情が音響的に伝えられるのかという問いの答を見つけるために種々の方法論を示してきた。それらの多くは音の分析であったが，声の生成面について検討したものがいくつかあり，ジェスチャーと音の相互関係を研究した報告もある。このテーマにおいて，3つの解説：Crystal（1969），Kramer（1963），Scherer（1979）について言及すべきであろう。これらの論文は，例えば，声に基づく人格判断や声へのストレスの影響といった研究や，広い範囲での声と感情の組み合わせを論じてきた。Schererの解説は，この分野における彼自身の広大な研究を要約したものである。

　妙な話だが，声と感情の話題に対するいくつかの貢献は宇宙航空学によって間接的に生み出された。数日間宇宙で独りぼっちになった宇宙飛行士たちは，彼らの感情状態の意識

調査をするため，あらゆる可能な手段を使うことが重要となった。しかしながら，この章では人格やストレス面のいずれについても論じない。その代わり，どのように特定の感情が話し方に影響を与えるのかという問いに焦点を当てていくことにする。

感情音声

われわれは声の音のどこから話し手の感情状態についての情報を検出するのだろうか。先に述べたように，1つの要素として，文の言語的な内容によって与えられる情報を変化させることなく，かなり自由に変化させることが可能な発声周波数パターンが挙げられる。呼吸のパターンも感情に影響を受ける可能性があり，したがって，声門下圧による効果が予想される。声門下圧が上昇する場合，ラウドネスが上昇し，発声周波数もいくらか上昇するだろう。加えて，速い呼吸では話声でのフレーズの長さは減少するはずである。

例えば，震え（"怒りに震え"，"戦々恐々として"）が運動機能の障害であるのと同様に，口が乾くのは感情からくる症状であることは疑う余地がない。これらの要因は，声門音源にいくらかの影響を与えるはずである。このように，話し手の感情状態が声の多くのパラメータに影響を及ぼすと推論できる十分な理由がある。

Lieberman and Michaels（1962）は，さまざまな音源パラメータの関連を調べた。一連の聴取テストで，彼らは，男性話者による感情音声から規則的に数を増やした音響的パラメータを抽出した。すると，根本的に異なる発声では，聴取者が正確に感情を識別する能力は85％（何も手を加えない）から14％（原音の振幅変調のみを保持した話声）に減少した。この85％から47％への大幅な減少は，音声信号に対する調音の寄与や声門上の影響が取り除かれたために生じた。同様に，発声周波数の変動が重要であることも認められた。発声周波数の変動が取り除かれると，正答率は47％から25％に落ちた。LiebermanとMichaelsは，さまざまな感情様式がすべての音響パラメータに対し同じ程度に影響するのではないことも発見した。例えば，"恐れ"（fear）は他の感情よりも振幅の情報にひどく依存するようである。

Sedlacek and Sychra（1963）は，23人の俳優に1つの文を8つの感情状態"中立"（neutral），"愛情"（love），"喜び"（joy），"真面目さ"（solemnity），"喜劇"（comedy），"皮肉"（irony），"悲しみ"（sorrow），"恐れ"（fear）を表現して読ませた。評価者を異なるグループに分けて実施した聴取テストでは，テスト文で話された言語を理解する個々の能力に依存したこれら感情状態の正答率の差は認められなかった。評者の文化的背景とも関連は見られず，アジア，アフリカ，ラテンアメリカの学生たちはこのテスト文で話された言語に唯一聞き慣れているチェコの学生グループとほぼ同じ解答であった。彼らはまた聴取テストで最も高い得点を示した文の発声周波数，振幅，スペクトルの解析を行った。平均発声周波数は"喜び"で上昇し，"悲しみ"で下降し，"中立"では中間だった。同様

に，発声周波数の変動も重要であると考えられた。悲しい感情状態では，ゆっくり下降する変動に付随して1つの発声周波数のピークが典型的に現れ，一方，より活動的な感情と結びついた発声では，2つのピークが生じることがわかった。

Trojanは一連の論文で（例えば，1952年），主に年少者の特徴に関して，感情表現と関連した2つの明確な発声の次元に関する仮説を支持する間違いない証拠を示した。1つの次元は"弱い声"（Schonstimme）と"力強い声"（Kraftstimme）によって表される次元で，"自動リズム（automatic rhythm）"の2つの極に対応していると述べられている。もう1つの特徴は咽頭の広さで，Trojanによれば，"喜び"（pleasure）と"嫌悪"（disgust）を表現するのに使われた。これらの仮説を参照しながら，Trojan and Winckel (1957) は，これらの発声と調音とにおける特徴の音響的影響について検討した。予想どおり，"弱い声"と"力強い声"の発声様式は振幅に関し異なっており，一方，彼らの論文に載っているスペクトルが示すように，咽頭の広さの調音調節はフォルマント周波数に影響を与えた。

後に，WilliamsとStevens (1972) は4つの感情状態"悲しみ"（sorrow），"怒り"（anger），"恐れ"（fear），"中立"（neutral）の声への影響を検討した。異なる感情状態が表現される短い口語劇を，俳優たちに演じさせた。発声周波数曲線において，"中立"は鋭い対比のないゆっくりした変化と関連づけられることがわかった（図7.1）。"怒り"の発声周波数は"中立"のときよりも標準的に高かった。さらに，2,3の音節は発声周波数曲線で高いピークを示した。それらのピーク以外は，曲線は平坦で連続的だった。"悲しみ"ではまったく異なるパターンを示し，発声周波数は低く，ほとんど変化がなかった。文の終わりまでほとんど中断することなく，周波数はゆっくりと下降した。"恐れ"ではいくつかのパターンが見られたが，中でも，速い増加と減少，明確な対比が見られた。統計的には図7.2で見られるように，平均発声周波数は"悲しみ"が最も低く，"中立"と"恐れ"ではさらに高くなり，"怒り"で最も高かった。変動は"悲しみ"で最小になり，"恐れ"では最大になった。

同じ文（"For God's sake!"）では，"中立"は最も短く，"悲しみ"は最も長く発音された。これは母音ではなく，子音がより長いことに起因するものであった。毎秒平均音節数は"中立"では4.3，"怒り"では4.2，"恐れ"では3.8，"悲しみ"では1.9だった。"悲しみ"では音源における安定性の欠如も観察されており，各々の声のパルスで，含まれる倍音は同じではなかった。"怒り"では，第1フォルマントが高いことも観察され，おそらく口の開きが強調されることが原因だと考えられる。

長時間平均スペクトルは，声の音源に含まれる倍音の量についての情報を提供する。図7.3に示された結果によれば，約1 kHzの倍音は，"怒り"で最も強く"悲しみ"では最も弱かった。"怒り"は声門下圧の増加，おそらく内転筋の活動の高さに関係があると推論できる。その場合，振動周期内で声門は通常より急激に閉鎖し，音源スペクトルにおける倍音もより強くなると考えられる。その反対に，"悲しみ"ではすべての筋活動の低下が正反

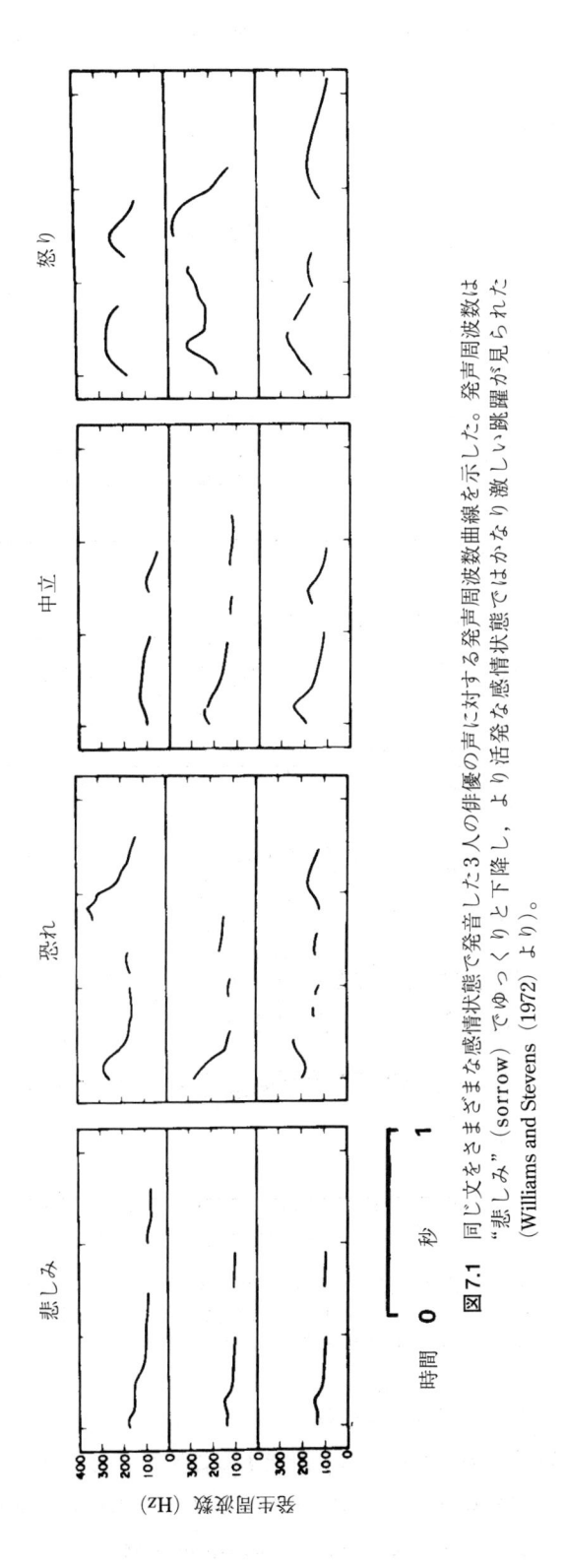

図7.1 同じ文をさまざまな感情状態で発音した3人の俳優の声に対する発声周波数曲線を示した。発声周波数は"悲しみ"(sorrow) でゆっくりと下降し、より活発な感情状態ではかなり激しい跳躍が見られた (Williams and Stevens (1972) より)。

7 話声，歌，感情

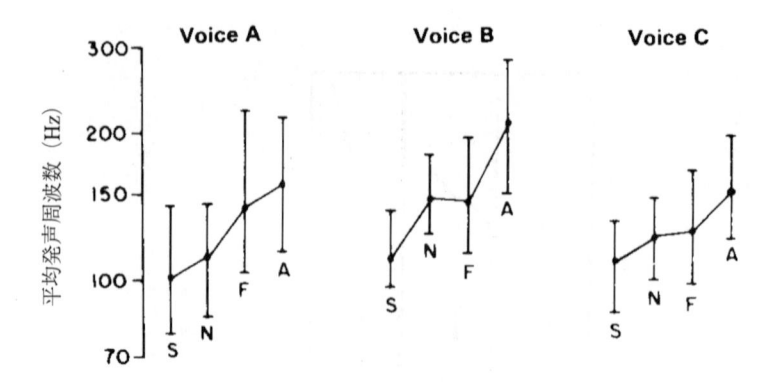

図7.2 3人の俳優がさまざまな感情状態で話した発声周波数の平均と範囲（それぞれ点とバーで示す）：S＝"悲しみ"（sorrow），N＝"中立"（neutral），F＝"恐れ"（fear），A＝"怒り"（anger），発声周波数は"悲しみ"で最も低く，"怒り"で最も高かった（Williams and Stevens（1972）より）。

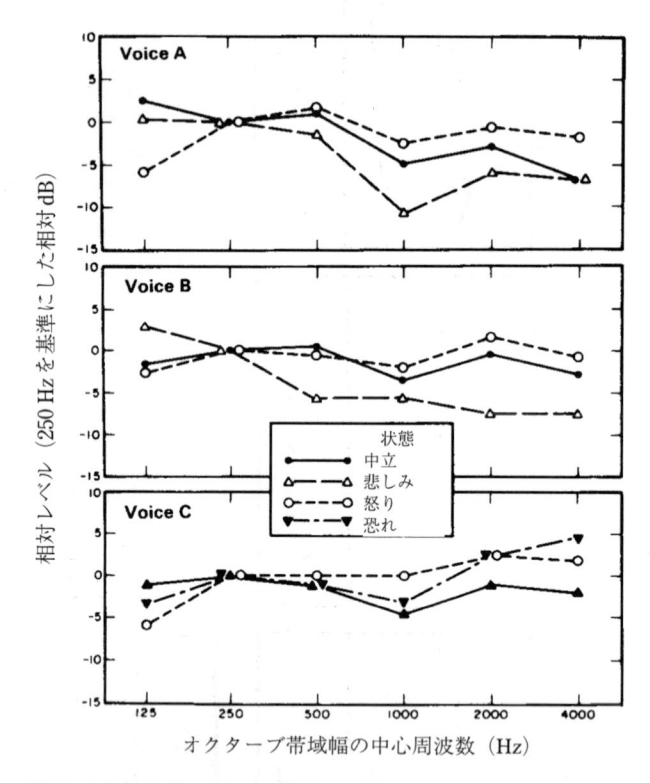

図7.3 異なる感情状態で話した俳優の平均スペクトルを示した。"悲しみ"（sorrow）と"中立"（neutral）では高次倍音に対する振幅が最も低かった（Williams and Stevens（1972）より）。

対の影響を及ぼした理由として考えられる。

　ある1つの貴重な資料が保存されており研究することが可能であった。1937年5月6日，ニュージャージー州で飛行船ヒンデンブルク号の到着とその後レークハーストでの爆発を述べていたシカゴのラジオニュースキャスターのHerbert Morrison（WLS）の録音である。

152

爆発前後の彼の声のスペクトログラムを図7.4に示す。いくつかの典型的な影響が観察されている。すなわち，大惨事の前では，発声周波数はなだらかに上昇したり下降したりする変化が認められる。大惨事の後では，発声周波数はより高くなり，より大きな範囲の中で非常にゆっくりと変化する。しかも，突然の小さな不規則性を示しており，また，ニュースキャスターが一瞬発声周波数のコントロールを失ったことを示唆する一種の震えを明らかに示した。

要約すれば，WilliamsとStevensによると，次に挙げるさまざまな感情状態の特徴が話し言葉に対して示された。

怒り（anger）　発声周波数は中立で話される通常の高さのほぼ半オクターブ上にあり，発声周波数の範囲は非常に広い。音節によっては，強さが増したり発声周波数が突然上昇したりし，時には高い第1フォルマント周波数が伴われ，特に強調されることがあった。調音は過度と言える程，はっきりしている。

恐れ（fear）　"怒り"に比べると 発声周波数は低く，突然，ピークが現れたり，不規則性が見られる。"中立"よりも調音は正確である。

悲しみ（sorrow）　発声周波数に変動はほとんど見られない。調音はゆっくりで，母音や子音，ポーズが長く，嗄声のような不規則性が見られた。発声周波数はフレーズの終わ

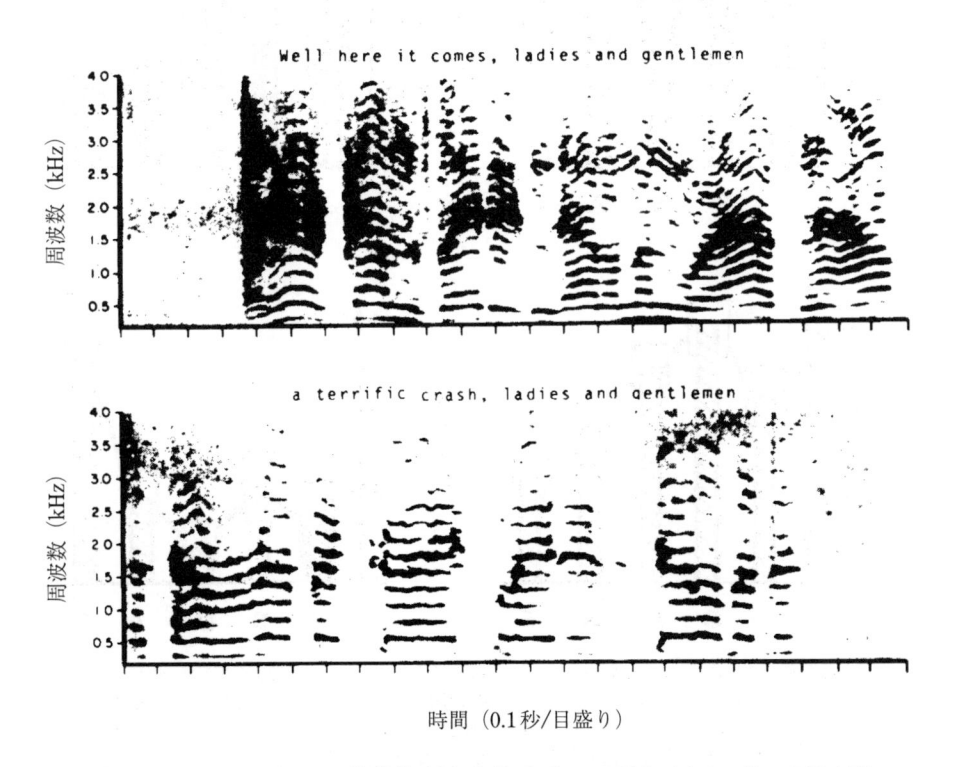

図7.4　ヒンデンブルクの墜落前（上）と後（下）のラジオアナウンサーの話す声の時間スペクトログラム。話者が突然に数名の乗客の死を目撃しているとき，声の特徴が急激に変化している（Williams and Stevens（1972）より）。

7 話声，歌，感情

りに向かってほぼ単調に下降し，時々震えが生じていることが見てとれる。

中立（neutral）　上記の感情状態よりも話す速度は一般的に速い。子音はしばしば不明確に発音されるが，母音は十分に調節されたパターンを示し，発声の制御が不十分なために起こる不規則性を示す例は少ない。

感情表現を伴う歌唱

Kotlyar and Morozov（1976）は11人のプロ歌手に異なるアリアや歌の特定のフレーズを数回歌わせて，感情的な歌唱の研究を行った。歌手たちは異なる感情様式"幸せ"（happiness），"悲しみ"（sorrow），"恐れ"（fear），"怒り"（anger），"中立"（neutral）を表現して歌った。正式な手順を経て，著者らは歌手たちが実際にその目的を達しているかを確認し，歌の異なる多くの異なった音響的特徴について検討した。その結果を図7.5に示す。

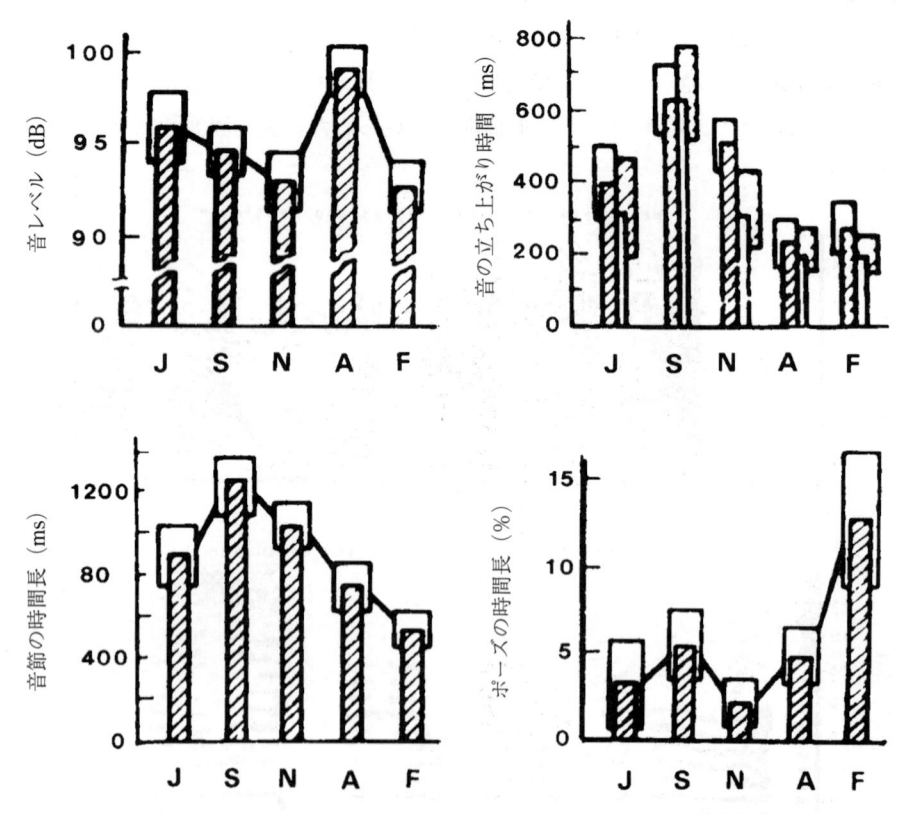

図7.5　プロ歌手による歌唱において表現された異なる感情様式でのいくつかの音響的な声のパラメータの平均相関関係。感情様式は次のように示された。J ="喜び"（joy），S ="悲しみ"（sorrow），N ="中立"（neutral），A ="怒り"（anger），F ="恐れ"（fear）。上の右図で，斜線の柱は声の立ち上がり時間を示し，白の柱は声の減衰に相当する値を示す。"悲しみ"ではすべてがゆっくりと動くようだ。長方形はそれぞれのデータのばらつきを示す（Kotlyar and Morozov, 1976 より）。

平均音節持続時間によって定めたテンポについては，"恐れ"で最も速く，"悲しみ"では最も遅かった。"恐れ"では音節間のポーズが最も長いことが特徴的であった。"中立"ではポーズは最も短くなった。"怒り"では声の振幅が最も大きく，"恐れ"では最も小さかった。"悲しみ"では音の立ち上がりが最も遅く，"怒り"と"恐れ"では音の立ち上がりは最も速かった。このようにして，それぞれの感情状態の示した典型的な音響特徴パターンが考察された。

　彼らはまた，どの程度全体の内容を識別することができるか，すなわち，考察を行った感情様式において有意に検知された時間依存の特徴（ピッチ，ラウドネス，音の立ち上がり，など）を変化させ，電気的に生成した信号を評価者に提示した。これら電気的に生成された音の信号は，母音と子音の特徴を除去し，ラウドネスとピッチとが変動する単純な音として作られた。聴取者が信号の提示した感情様式を判断することができるかどうかということが考察すべき問題である。

　聴取者は，これら実際の声とは異なる刺激音の提示する感情様式の識別を，かなり上手に行ったが，"喜び"の識別は聴取者にとって非常に困難であることが示され，刺激音は決して本当の幸せを表した声には聞こえなかった。可能な解釈として，彼らの考察した時間的な変動はさまざまな感情様式の特色を示すが，信号の他の特徴も関連していると考えられ，特に"喜び"では信号のもつ他の特徴が関連していると考えられる。言い換えれば，おそらく音節やポーズの持続時間のみではなく，声の振幅や音の立ち上がりや減衰時間によっても，歌唱では"幸せ"が表現される。それでもやはり，これらのパラメータは"悲しみ"，"恐れ"，"怒り"，"中立"の典型的なパターンに関係しているのである。

感情発声

　Fonagyは彼一人もしくは他の研究者と共同で，話声に影響する感情状態の方法に関する興味深い一連の研究を行った。話声において話し手の気分がどのようにして表されるかということと直接関連するこれらの研究について見ていこうと思う。

　FonagyとMagdics（1963）は，以下の異なる10の感情状態と態度に関連したさまざまな作曲者たちの旋律線の話声の基本周波数を比較した。"喜び"（joy），"優しさ"（tenderness），"あこがれ"（longing），"媚"（coquetry），"驚き"（surprise），"恐れ"（fear），"もの悲しさ"（plaintiveness），"あざけり"（mockery），"怒り"（anger），"皮肉"（sarcasm）である。つまり，この研究では，われわれが最初に全体的なイントネーションと呼んだ発声周波数パターンの比較が行われた。

　Fonagy（1962）は，感情音声の声門の動きの測定を報告した。2つの測定方法，すなわち喉頭鏡とX線断層撮影が使われた。3人の話者が母音/i/を繰り返しはっきりと発音して，異なる感情と態度を表すよう試みた。Fonagyは次の方法で発声のタイプを記述した。

7 話声，歌，感情

（1）"柔らかい有声"
（2）"優しいささやき声のような，柔らかい無声"
（3）"意地悪なささやき声のような，かたい無声"
（4）"喉を詰めた，きしみ声の発声で，かたく憎しみに満ちた声"
（5）"軽べつした唸声"

声帯に関しては，声門でのフライを伴う緊張した発声では仮声帯の内側への移動により声帯は見えなくなり，無声発声では声帯は閉じなかった。"優しい，および，意地悪なささやき声"では，仮声帯の横方向の位置が異なった。喉頭室は，"柔らかく，弱い有声"の発声では広く拡大していたが，"優しいささやき声"ではいくらか小さくなり，"意地悪なささやき声"ではかなり小さくなった。"軽べつした唸り声"では，声帯が厚く膨らんでいるのが観察された。このようにして，Fonagyは感情状態や話し手の態度が喉頭調節にかなりの影響を及ぼすという結論を支持するに十分な結果を得た。彼は"前意識的表現ジェスチャ"として，すべてのこれらの感情に依存した声門の特徴を解明した。

感情的な発声の調音

感情と態度が調音に影響を及ぼすと推論するのはこじつけではない。この話題はFonagy（1976）により，異なる感情で発音された発声での口の開きや舌のパターンに関連する研究がなされてきた。次のようにはっきりした結果が認められた。さまざまな母音に関し調音特徴の一部を仮定した場合の標準値からいくぶんか逸脱して母音は発音された。"怒り"（anger）は極端な調音位置の間での激しい動きと関係があり，一方，"優しさ"（tenderness）はゆっくりとした，より柔軟な動きに特徴がある。脅迫的な表現の発音では，舌は，最初は緊張し極端な調音位置をとるが，いわば"矢を射るように"次の調音位置へ動いた。

"失望"（disappointment）は，舌と軟口蓋の連続的な弛緩と，調音動作の速度の減少を特徴とした。Fonagyは，典型的な"失望"の感情における調音の動作と，"失望"するときの感情の変化，期待—不安—失望—断念との間には，平行した関係があると考えた。しかも，彼は他の感情状態に関連した調音動作と，感情のもつ意味との間に類似点を見つけた。どんな態度も，その態度のもつ心的状態を反映した調音それ自身によっても表現されるのである。Fonagyは，このことを感情状態の具現化として，あるいは中立的な状態での調音動作から逸脱した動作へ再変換することにより，解釈を行おうとしたのである。Fonagyによれば，表現の背後にある感情状態を正しく解釈するためには，中立的な感情状態に対する発音方法の知識が必要になるという。このようにして，（予想される）中立からの逸脱によって，話し手の感情状態に関する情報が伝わるのである。

別の研究において，FonagyとBerard（1972）は，1人の女優が非常に一般的なフレーズ（8時です："Il est huit heures." または "It is eight o'clock."）を発音したときに，顔の表情

に対応する調音と声門の両方をどのように使っているかを考察した。Fonagy はまた，聴取者が電話で会話しているときのように，聞いている声から顔の表情が推測できるかを調べた（Fonagy, 1967）。

感情による身体の動きと音

われわれは，Fonagy が，肉眼で観察できる身体の動きと隠れた身体の動きとの間に，密接な相関関係があるという信頼できる仮説について見てきた。通常では目視できない身体の動きのいくつかの例は，喉頭軟骨に見ることができ，その多くは声の高さの調節に関係している。もし，感情を表現した身体の動きの特別なパターンが，特定の感情状態において典型的に見られるのなら，同一の感情状態で生成された話声のピッチに対応した身体の動きのパターンがあると推測できる。言い換えれば，感情表現に伴う身体の動きは声の生成における音響の用語に翻訳されているかのように思える。

Clynes（1969）によれば，異なるモダリティにおいて共通して，感情表現の生成と知覚の両方のもととなっている感情表現の"原型"と呼ぶものの表出として，発声と調音ジェスチャは現れると考えられる。Clynes（1980）は被験者に，"怒り"（anger），"憎悪"（hate），"悲しみ"（grief），"愛"（love），"性"（sex），"喜び"（joy），"尊敬"（reverence）の7つの感情様式のうちの1つを表現するよう，ボタン式変換器のボタンを押してもらった。その結果生じた動的な圧力の垂直，水平成分を記録した。垂直成分を，動的な音響パラメータすなわち音の高さの変化と正弦波の信号の振幅包絡線に変換した。Clynes は評価者にこれらの音響信号を提示し，感情様式の表現として音響信号を強制選択で識別させた。その結果，かなり高い正答率が得られた。被験者にビデオテープに録画された指の動き（音なしで）を見せたときに比べ多少低かったが，ほぼ80％の正答率を得られた。もし，身体の動きが音響信号に符号化されている例として声の機能を取り上げるならば，これらの結果は容易に理解できるだろう。

議　論

本書で，これまで取り上げてきた研究のほとんどが音響に関する記述をしているのとは対照的に，Fonagy の論文は調音と発声の観察に関するものである。Fonagy と Clynes の両者は，一般的な心理学の枠組みの中で，これらの観察を位置づけようと試みた。Fonagy の結果は，発声器官の使われ方と発声の感情内容に関係があるという仮説を支持するものである。舌は，脅迫的な発声では極端な調音位置の間を"矢を射るように"動くが，それは脅しを示すシンボルとして見ることができ，優しい発声のゆっくりした動きは，優しさに非常に適合しているように思われる。

発声と調音のこの象徴的な挙動に関して可能な1つの理由としては，各感情と態度は発声器官を含めた全身の行動に影響を及ぼす典型的な動きのパターンをそれぞれもつということが考えられる。例えば，"悲しみ"や"鬱"では多くの筋活動が最小限に抑えられることが普通である。すなわち，"悲しみ"は激しいジェスチャで表現するというよりは，むしろ動きを最小限に抑えようとする傾向があり，それによって感情のヒントを与えているようである。そのような低い筋活動レベルでは，話すテンポにも特徴として現れると考えられる。発声周波数の曲線が平坦に伸びていることは，輪状甲状筋や他の筋肉の活動の低さを示唆する。音源の倍音の数が少ないのは呼気筋の活動の低さを示すが，結果として声門下圧が低下すると考えられる。実際，悲しい発声ではあらゆる筋があまり活動的ではないようである。

　怒っている声に対しても，反対のことが，当てはまる。発声周波数は高くなり，発声周波数の曲線には強いピークが現れ，音源は倍音成分が豊かになり，話す速度はかなり速く，おそらく声は強くなっていると思われる。これは発声器官の筋の多くが，活発で迅速に変化していることを示す。怒っている人のジェスチャが視覚的に激しいことと関係があるだろうことは容易に想像がつく。

　このように，"悲しみ"や"怒り"の両者には声とジェスチャの間に関連性があることが認められる。ほかに何が推察できるのだろうか。発声器官のジェスチャは目視できないが，目視によって観察できるジェスチャもある。また一方，発声器官の動きの結果である音響現象を聞くことができる。

　特定の発声法と，その発声特徴を記述するのに用いる言葉との間には何か関係がありそうである。緊張した発声は，内転筋の活発な活動に付随した高い声門下圧によって特徴づけられる。呼気筋と発声にかかわる筋肉の一部が，強く"緊張"する。おそらく，この種の一致は，話し手も聞き手も分かっていない生理的な徴候によって特徴づけられる発声の方法を解釈しようとする際に，伝えようとしている意味を正確に想像させることを可能としているのである。

　われわれは，話し手の感情状態が発声器官の用い方に影響を及ぼすいくつかの例を見てきた。これは，なぜ教師と生徒の感情関係が声の訓練に決定的な影響をもつのかを説明しているようである。もし，スタジオの雰囲気がリラックスしていなければ，そこで学んだ発声もリラックスしたものとならない可能性が非常に高いのである。

8 知覚に関するラプソディ

　われわれが声を聞くとき，フォルマント周波数や音源の基本波，発声周波数，dBによる声の強さなどを考えることはほとんどない。これらの音響データを巧みに処理し，むしろ，ピッチや声の大きさ，音色，攻撃性や優しさ，嫌み，などのような声の特性を聞いている。これまでは，主に客観的，物理的な用語を用いて記述することで，声を扱ってきた。この章では，ある程度確実に知られていることについて，いくつかの客観的な用語と知覚的な用語の間にある隔たりを埋めてみたい。ここでは系統的に切れ目なく内容を示すというよりは，ラプソディーのように，少しさまざまな情報を紹介していくことにする。

　私たちが音声を知覚するときには声を音響信号として処理するが，大部分は無意識に，生成にかかわる用語による記述と結びつけているのは意味深い。つまり，声を聞くときには，その音を生成するために音声器官がどのように使われているのかを想像してしまう。その意味では，話者や歌手は同じであるようだ。Moses（1954）は声を知覚する方法に対して"創造的聴覚"という名文句を考え出した。例えば，"緊張した"（tense）あるいは"リラックスした"（relaxed）といった声の音色を実際に記述するためには，効果的かつ実用的である。この背景には，根拠として声の機能に関するわれわれの直感的な知識がある。おそらく，われわれは発声器官から聞こえてくる声の音色を想像し，どのように発声が感じられるのかを分析する。そこから，私たちはこの想像した発声を通して，音色を記述するのである。このことが，黙って声を出さずに，非常に緊張した発声を聞いた後に，自分自身の声も緊張した声に感じることの理由なのである。声や歌の指導での成功あるいは研究の大部分は，この内観的能力によるものである。実際，Fonagy（1967）は，唇の開きの形を"聞く"ことが可能であると実験で立証した。

自分の声の感覚と聴取

　だれでも実際にハイファイ録音を聞くとそのままの音が聞こえるのに，自分の声だけは

違って聞こえる経験がある。このような知覚は，自分自身の声が他の話者よりもかなり違って聞こえることを示すよい例である。これには2つの理由が挙げられる。

　第1の理由は，口から発する音声が耳に届くときには，音の周波数に応じて伝わり方に違いがあるためである。すなわち，高い周波数では口の縦軸に沿って放射が集中する。そのため，低い周波数スペクトル成分は，振幅の減少がわずかなまま話者自身の耳に届く。図8.1にこの現象を示す。曲線は，話者の耳と口の前で録音したスペクトルの差を示す（Sundberg and Gauffin, 1974）。2つのスペクトルが一致する場合，言い換えれば，すべてのスペクトル帯域で開いた口唇からすべての方向に等しく伝わるなら，すべての周波数における差は0となるはずである。図からわかるように，実際はそうではなく，低音部分だけ差が小さい。これは，低い周波数だけが耳へ効率よく届いているためである（実際，低い周波数はあらゆる方向へ均一に伝わる）。この図は，高い周波数になるほど，後方には放射がないことも示している。これらの違いは，長波に相当する低い周波数は障害物の周りを曲がることができるが，短波である高い周波数はそれができないという音波の伝達を象徴するものである。

　これらの実験は，話者の頭部での音の伝達に関係しているが，話者からの距離を測定したときの音の伝達とは異なる。例えば，話者から非常に離れた場所では，音の放射が周波数に左右されることはほとんどない。つまり，他の周波数帯域におけるスペクトルの放射の差は図8.1に示されるよりも非常に少ない（Flanagan, 1965; Marshall and Meyer, 1985）。

　口の前と耳で比較した上記のスペクトル測定は，床や天井，壁で音を吸収する無響室で行ったものである。話者は音の反射板に近づかなければ，自分の声の高い倍音を聞くことはできないだろう。私たちが話しているとき，近くに音の反射がなかったら，声の音色は私たちの前に座っている人々に聞こえるよりも「低音」に聞こえる。この「低音」の程度

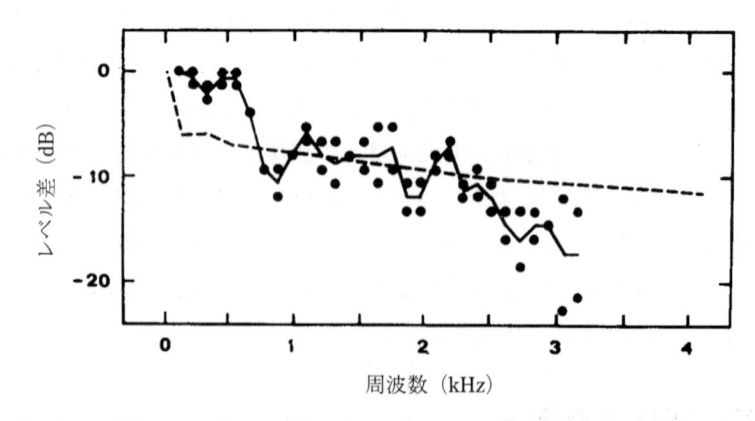

図8.1 話者の耳と口の前で録音した2つのスペクトルの差。振幅は約500 Hzまで同じように上昇するが，その後，耳での倍音の振幅は前方で放射されるよりも約10 dB弱くなる。点線は，von Békésy（1960）による，いくつかの母音の平均値を示す（Sundberg and Gauffin, 1974より）。

は，部屋の中の高い周波数の反射がどれくらい少ないかによる。もし部屋の中が穴の開いた表面で覆われていたら，この反射は非常に少なくなるだろう。極端な場合，衣服がかかっている衣装部屋やクローゼットでは，私たち自身の声は非常にぼんやりと聞こえる。反対に，浴室では固いタイルの壁のため，あらゆる周波数の音が効率よく反響する。そのような部屋では，高周波数成分が非常に大きく聞こえるのである。

　第2の理由は，音声は話し手と聞き手とでは異なることである。発声器官から出た声は，空気だけでなく，話者の身体の組織の中にも伝わる。発声中に声道の音圧レベルは非常に高く，少なくとも，10倍または20 dB，痛覚閾値よりも高い。もし私たちが話し手の口に入ることができるくらい小さくなれるとしたら，発声中に耳が痛くなるだろう。つまり，聴覚はそのような音の大きさによっても損傷を受ける可能性がある。例えば，騒々しい隣人の音が家の壁を通して聞こえるように，高い振幅の音は声道の壁から頭部組織へ伝わることは疑う余地がない。したがって，声道からの音は，かなりの振幅で聴覚器官に届くことになる。これは，われわれ自身の聞く音の一部分が声道からただちに聴覚器官へと伝わる（気導に対し）骨導とよばれるものである。骨導の音は，気導音と重要な点で異なる。すなわち，高周波数になるほど，受け取られる骨導の音スペクトルは気導音よりも1オクターブに6 dBの比率で速く低下するため，高周波数における骨導音は気導音よりもそれほど効率的でない。口が開いて声が放射される場合には6 dB/octaveで音声スペクトルが増加するので，気導音よりも骨導音では高いスペクトル部分音が低下する。

　声は，聞き手にその声の持ち主と同じように聞こえることは，ありえないと結論づけてよい。この事実は，声の訓練を複雑にさせる。例えば，理想的な声の音色をもつ歌手の声を聞いた学生が，この音色を身につけようとする。もしこの学生が自分の耳で聞いた理想的な声と同じ音色を発声したとしても，その学生の声は聞き手として耳で聞く音は理想的な音色の声とは一致しない。

　このジレンマから抜け出すには2つの方法がある。1つは，聞き手の聞く声の音色と自分自身の耳で聞いた声との間をつなぐ解釈を学ぶことである。もう1つは，すぐに見ていくように，発声を調節するために補完的に働くフィードバック信号を見つけることである。

　聴覚フィードバックは，部屋の音響や聞き手によって聴取される音が異なるため，歌手にとって信頼できるものではない。プロの歌手は，実体のない自分の声の聴覚イメージから徐々に自立するようになり，ほかのフィードバックの方法に頼るようになっていく。壁や天井，床からの音の反響で生ずる通常の成分音が不足する無響室で歌う場合でも，高度に経験を積んだ歌手たちは，他の被験者よりも当惑することは少ない。

　しかし，歌手が聴覚フィードバックを無視するのはいい考えではないだろう。例えば，ピッチ上昇後の調節前後において，言い換えれば，旋律の急激な変化においては，明らかに聴覚フィードバックが極めて大切である。また，音を耳で聞くことにより歌手は自分に聞こえる音と，他人が聞いている音とを対応させることが可能な，十分に信頼できる"音

色の翻訳者"としての能力を発達させることができるだろう。

身体の振動

歌手は発声を調節するために，聴覚以外の他のフィードバックを使うことが可能であると述べてきた。では，他の信号とは何であろうか。頭や胸での振動はそうした信号の1つであるかもしれない。これらの振動も，部屋の音響からは独立しているという利点をもっている。

私たちは発声しているとき，鼻，頭，唇，喉，胸のような身体のさまざまな部分での振動を感じることが多い。Kirikae et al.（1964）は発声によって起こるそのような振動を測定した。図8.2に示すように，顎の開きの幅が大きくなるにつれ，頭頂部での振幅は小さくなる。これまでの章で示したように，第1フォルマントの周波数は顎の開きに対して特に敏感である。したがって，第1フォルマント周波数は頭骸骨の発声による振動の振幅に重要であると考えられる。

彼らの研究では，頭頂部だけでなく，身体の表面の40以上もの異なる位置において同様に起こる振動を考察した。いくつかの結果を図8.3に示す。額と頬の上では，振動の振幅はかなり小さい。さらに，喉頭ではすべての位置で母音との相関関係が強いが，喉頭と胸骨の上ではすべての母音で同じような振幅で振動していた。母音の区別は声道において実現されるため，これは不思議なことではない。

後に，Pawlowskiと同僚らが，歌手の首と顔の振動パターンを視覚化するのにホログラフィを用いた（Pawluczyk et al., 1982；Pawlowski et al., 1983）。この方法は，断層撮影像が垂直距離を示すのと同じ方法で，皮膚上での振幅の分布を示す。唇や喉頭では振幅が大

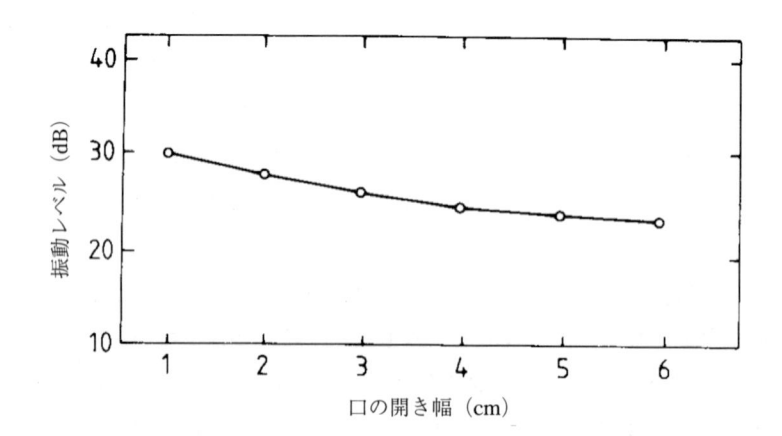

図8.2 さまざまな顎の開きに応じて観察された頭部の振幅。顎の開きが小さいほど振幅が大きくなることは，第1フォルマント周波数が低い場合は大きな振幅を引き起こすことを示す（Kitikae et al., 1964より）。

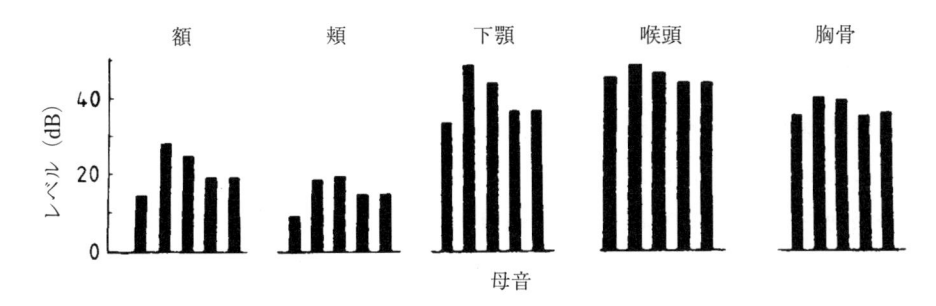

図8.3 さまざまな母音の発声中に，身体のいろいろな位置で測定した振動の振幅。各グループの柱は左から順に/a:, i:, u:, e:, o:/の母音を示す。母音への依存は，喉頭の部位で大きい（Kirikae et al., 1964より）。

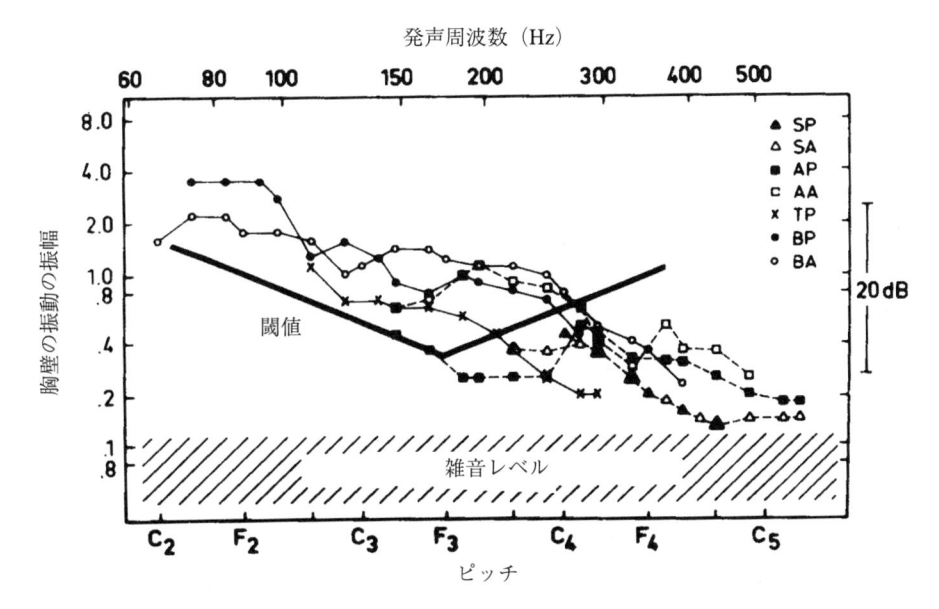

図8.4 7名の歌手の胸骨の上でμmで録音した振動の振幅（peak-to-peakの変位）。被験者の記号の最初の文字は声種（S=ソプラノ，A=アルト，T=テノール，B=バス），次の文字はその歌のレベル（P=プロ，A=アマチュア）を示す。太い実線は，被験者が感知できる最も小さい胸骨の振幅の評価を示す。発声時の胸骨振動は高い発声周波数では感知することができない（Sundberg, 1979bより）。

きいという結果が得られた。発声周波数が上昇するにつれて振幅は減少し，変化は歌手や母音に相関することがわかった。

要約すると，頭蓋骨の振幅は母音に依存しており，発声だけではなく調音をも反映することが明らかになった。言い換えれば，頭蓋骨の振幅は発声のみに単純に関与しているのではない。

著者も胸壁における発声による振動を検討した（Sundberg, 1983）。胸壁の上で位置を変えて測定した振動の振幅は，図8.4に示すように，周波数が上昇するにつれて減少すること

がわかった。振動感覚の閾値は何とか感知できた振幅に対応しており、周波数を対数目盛でプロットしたとき、V字型になる。感度が大きいのは180 Hz付近である。この周波数領域より上では閾値が上昇するため、感度は減少する。同じ図において、胸壁振動を引き起こす発声の振幅は発声周波数が上昇するにつれて減少することもわかる。実際に、これらの胸壁の振動曲線の全体的な傾斜は、180 Hzより下の振動感覚の閾値と同様である。180 Hzより上では、周波数が上昇するにつれて振動感覚の閾値は上がり始めるとともに、発声時の振動は減少し続ける。それゆえ、D4のピッチに近づく300 Hzよりも高い発声周波数では、胸壁の振動を感じることは困難である。そのため、ソプラノ歌手にとって、発声周波数の領域の下の部分を除き、胸壁の振動はほとんど助けにはならない。ちなみに、この発声周波数の領域は胸声としてしばしば言及されている。

一体、何によって、胸壁に振動が起きるのだろうか。著者らの研究で、音源のスペクトルの最も低い成分、すなわち声の音源の基本波が、胸壁の振動に関与することを明らかにした。この基本波が強いほど、胸壁の振動も強くなる。4章では声の音源について扱ったが、この部分音の振幅は、喉詰め発声を一方の端とし、気息性発声をもう一方の端とする発声様式の次元の中での位置を決め、気流発声は最も喉詰めが少なく漏れのない発声である。これは、男性歌手が発声様式を変化させると（女性は発声の周波数領域が高いのでほとんど感じないが）、胸壁の振動の変化を感じることができることを意味している。もし発声周波数が300 Hzをはるかに下回ったにもかかわらず胸壁の振動の感覚が消失したら、歌手は発声を喉詰め発声へ変えたと考えられる。強い振動の感覚は、発声がD4の高さよりも下で、非常に喉を詰めた声でない場合に限り感じられる。

身体の振動は、多くの場合、音に寄与すると考えられている。しかしながら、胸壁の振動の振幅は、歌手から放射される音に影響を与えるほど十分ではない。つまり、口から放射される音がとても大きいので、胸壁からの弱い音は打ち消されてしまうだろう。

胸壁において振動を感じる場合、その発声は、好ましい発声方法で行った発声からはほど遠いということを強調しておかなければならない。例えば、明らかに強い基本波の音源スペクトルをもつ気息性発声では、胸壁の振動が非常に大きい。定常的に気息性である発声は、歌唱教育においては理想的な発声と考えることはできず、コンサートホールやオペラの劇場では仕事にならない。そのため、歌手は自分の発声を評価するために他の基準をもっていなければならない。

声の音源の高音域スペクトルの振幅、言い換えれば、気流グロトグラムの閉鎖速度率は、顔の前方部分の感覚を生じさせる。少なくとも、声の教師や歌手の間では、音は「顔の中に」響かせるという考えが広まっている。以前にも述べたとおり、頭部の振動は母音に大きな影響を受けるし、発声の質をむしろややこしい方法で伝えるのである。それに対して、顔の中に響かせるという感覚は、発声によって生じる力強い振動による血液の供給の変化に起因する可能性も考えられる。しかしながら、現在のところ証拠はなく、単なる推論に

すぎない。

ビブラート

物理的属性

ビブラートを物理的に記述する前に，ビブラートには異なる型があり，物理的視点が異なることを強調したい。ここでは，西洋のオペラ歌唱で起こるビブラートに焦点を絞る。

ほとんどすべてのオペラ歌手は，ビブラートについて考えることも積極的に身につけようとすることもなく，ビブラートを自然に身につけてしまう（Björklund, 1961）。したがって，多かれ少なかれ声の訓練がうまく進めばビブラートは勝手に付加されるようになる。ビブラートのいくつかの知覚的な性質に入る前に，ビブラートの物理的属性と，ビブラートの生じる要因として考えられることについて述べてみよう。

物理学的には，ビブラートは周期性があり，正弦波のような形状をもち，発声周波数を変調している（Schultz-Coulon and Battmer, 1981）。この変調の規則性は，歌手の声の技術を示すもので，ビブラートが規則的であるほど，その歌手は熟練していると考えられている。さらに，非常に訓練された歌手は，聴覚フィードバックが雑音でマスクされたときでさえ，それほど影響を受けない（Schultz-Coulon, 1978）。ビブラートが発声周波数の規則的な振動に一致している場合，2つのパラメータ，つまりその速さ（rate）と深さ（extent）で特徴づけられる[1]。ビブラートの速さは毎秒の振動数で表す。深さは，ビブラート1周期にどのくらい周波数が上下するかで説明する。

周波数変調の速さは一般的に歌手の中では一定であると考えられている。つまり，歌手は通常はビブラートを変えることができない。訓練によってビブラートの速度を変えることは不可能というわけではないが，難しい。中には，ビブラートの速度を意識的に変えることができる歌手もいる。

一般的にビブラートの速さが毎秒5.5回よりも遅いものはビブラートと認められず，毎秒7.7回以上になると神経質に聞こえる傾向があるようだ。しかしながら，ビブラートの速さは，歌手の感情の関与による影響を受けるようである（Shipp et al., 1980）。

振動の深さはWinckel（1953）によれば，発声の大きさによって変化する。一般的に，その程度は±1半音または±2半音（平均律における半音は，約6％の周波数の差に対応することを思い出してほしい）である。±0.5半音よりも小さいビブラートは歌手よりも管楽器に見られ，±2半音よりも大きいビブラートは下手に聞こえる傾向がある。特に，ゆっくりした速さと組み合わさったものは，残念なことであるが，高齢にもかかわらずまだ歌

---

[1] 訳注：AM, FM変調との関連性から，ビブラートのrateは，「周波数」，extentは「振幅」という日本語がしばしば用いられるが，本書では，音楽でより一般的に用いられる「速さ」「深さ」の訳語を用いることとする。

っている人々に典型的に見られるものである。

　歌唱における発声周波数の変調には2つのタイプ，すなわちトレモロとトリルがあり，ビブラートと類似している。Schultz-Coulon and Battmer（1981）によれば，トレモロは規則性が少なく，速度の速い振動が特徴であるが，その速度は毎秒7回以上の振動である。トリルは一般的に±2半音振幅の振動である。

　発声周波数の変調により，すべての倍音の周波数にも，規則的で，発声周波数変調に同期した変調が見られる。これらのすべてのスペクトル上の部分音の周波数における変調は，全体の振幅の変化を伴う。このことを不思議でないとする2つの理由がある。第1の理由は，母音の全体の振幅は，スペクトル上の最も強い部分音，すなわち第1フォルマントの最も近くにある部分音の振幅に一致する。第2の理由としては，よく知られているように，スペクトルの部分音の振幅はフォルマント周波数からの距離によって決定される（とりあえず，音源の重要性については考えないこととする）。つまり，もし部分音がフォルマントに近づけば，その部分音の振幅は増加し，他の部分も等しくなる。

　ビブラートは，音全体の振幅を変える原因になると推論できる。すなわち，基本周波数

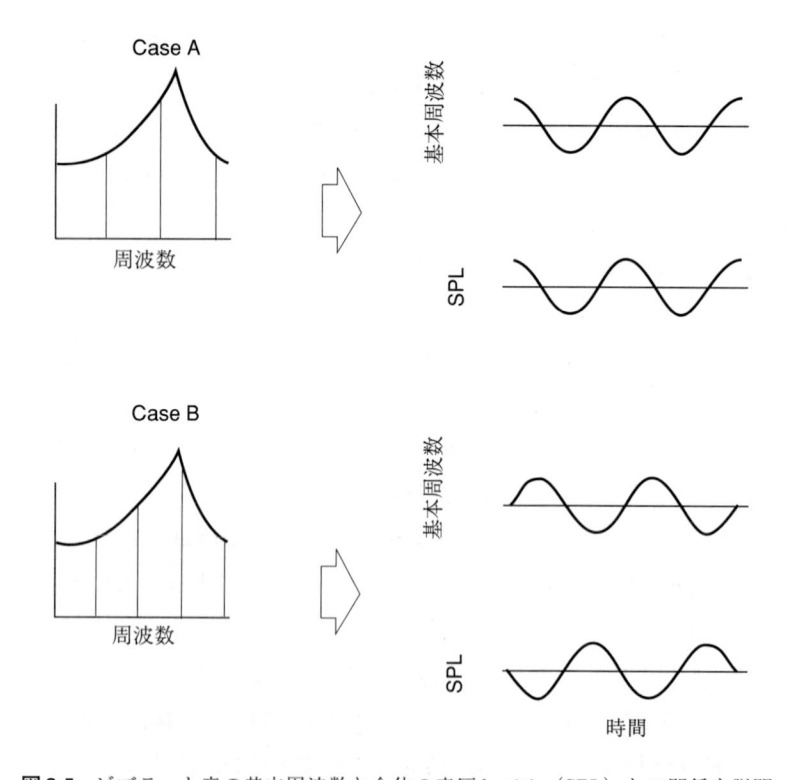

図8.5　ビブラート音の基本周波数と全体の音圧レベル（SPL）との関係を説明した図。SPLは主に最も強いスペクトル上の部分音，すなわち，通常は第1フォルマントに最も近くにある部分音によって決まる。もし，周波数が上昇するときこの部分音が近くにあれば，振幅と周波数は位相や逆位相でも変化する。

がビブラートの1周期で上昇したとき，最も強い周波数の部分音が第1フォルマントに近づき，その結果，部分音の振幅と全体の音圧レベルが増加する場合がある。あるいは，第1フォルマントから部分音がかなり離れることもある。これらの両方のケースを図8.5で説明している。ある場合には基本周波数と全体の振幅は一致して揺れている（増加と減少の両方が同期している）が，反対の場合では逆位相で変化し，増加すれば他方は減少する。どちらの場合も，最も強い倍音が第1フォルマントよりも高いか低いかに依存している。

3つ目の場合も起こり得る。つまり，最も強い部分音の周波数は第1フォルマント周波数の周辺で対称的に振動する。そのとき，ビブラートの振幅は，ビブラートの振動数の2倍の速さで変化する。いずれにせよ，ビブラートの振幅と振動の位相の関係は，第1フォルマントと最も強いスペクトル部分音の関係に依存している。

ビブラートにおける振幅の知覚的な意味は，多くの場合過大評価されている。ビブラートの主な知覚的効果は，周波数の変調によって決まる。合成母音を用いた非公式な聴取によるテストを行った著者の経験によると，振幅の変動に聴取者の注意を向けることは困難である。実際に，周波数の振動の重要性はとても大きいので，振幅のビブラートが周波数のビブラートの2倍の速さの場合でさえ，正常なビブラートの聴覚イメージは持続する。また，もし振幅のビブラートが非常に小さかった場合—第1フォルマントから最も強い部分音が遠くに離れても，その印象は，最も強い部分音が第1フォルマントに非常に近接した場合やビブラート振幅が結果的に大きいときと同じになる。これらのことから，ビブラートの振幅部分は知覚に重要ではないということが裏づけられる。

生理的属性

ビブラートはどんなメカニズムで起こるのだろうか。これについても，確定した答や明らかな事実はない。しかしながら，ビブラートに伴って同時に発生する変化が，2つのシステム，喉頭筋（主に輪状甲状筋）と呼吸システムにおいて観察されており，どちらも発声周波数に影響を及ぼす。

喉頭筋群に関して，歌手の筋電図測定によるデータがいくつかある（Vennard et al., 1970）。筋電図は，輪状甲状筋，声帯筋，外側輪状披裂筋に電極を刺したものである。これまで述べてきたように，輪状甲状筋は声帯を引き伸ばし，声帯筋は声帯の緊張を高め，外側輪状披裂筋は声帯を内転させる（図2.7，図2.8，図2.9を参照）。図8.6にその典型的な例を示す。前述の3つの筋で発声周波数に同期した活動が見られ，特に声帯筋で顕著に見られる。

発声周波数と筋電図活動との同期性は，特に興味深い。発声周波数がビブラート周期において最小になった瞬間，特に声帯筋は筋電図の活動が最大になる。収縮が最大のときには，逆になる。少なくとも，輪状甲状筋，声帯筋に対しては驚くべきことではない。なぜなら，地声ではこれらの筋は発声周波数の上昇につれて活動するからである。これらの結果は，Shipp et al.（1982）によって確認されている。彼の筋電図の研究では，歌手のビブ

8　知覚に関するラプソディ

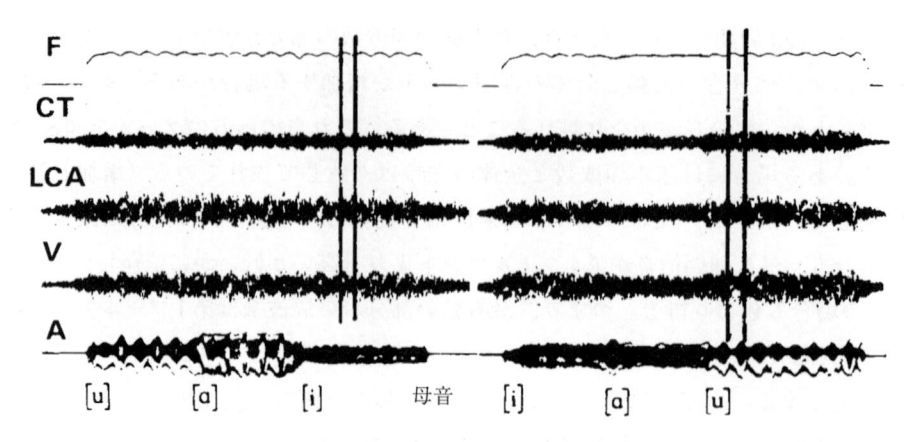

図8.6　プロ歌手がC4の音を母音で歌ったときの輪状甲状筋（CT），外側輪状披裂筋（LCA），声帯筋（V）の筋電図活動。図の下は音圧（A）を示す。図の一番上の曲線は，発声周波数（F）を示す。発声周波数曲線で最小の時点で，すべての筋の収縮が始まる傾向がある（Vennard et al., 1967 より）。

ラートを伴う発声において，基本周波数の変動の谷に同期して輪状甲状筋の筋活動は最大値をとる。

　これらの喉頭筋におけるビブラートの振動は，顎舌骨筋のような喉頭から離れた他の筋における同様の変動をしばしば伴う（Mason, 1965）。ビブラートと関連して生じる振動など筋収縮の振戦に似た振動は，近接した組織や筋にも伝わる。Ondrackova（1969）による歌手のX線映像や，最近では軟口蓋，舌，咽頭壁のような音声器官の多くの組織のファイバースコープによる動画（e.g., Selkin, 1982）で，ビブラートに同期したリズミカルな変動が起きていることが観察された。歌手の中でも特に女性は，舌や下顎がビブラートと一緒に揺れるのを肉眼で観察することができる。このように周辺に生じる調音組織の振動は，歌唱技術が下手な証拠であるとみなされることもある。それでも，私がテレビを見て得た非公式な体験によれば，間違いなく国際的にトップクラスにある女性歌手でもこの種の震えが観察されることがある。

　図8.6で見られる筋電図活動の振動は，外側輪状披裂筋のような内転筋にも関連がある。内転の力における振動は，結果として声門抵抗での振動が起こるはずである。すなわち，もし内転が強まれば，声門抵抗も増大しなければならない。声門の抵抗が増せば，声の音源の基本波の振幅は減少する。したがって，ビブラートは，基本波の振幅のような声の音源の特性量の振動と関係があると思われる。残念ながら，声の音源と主な喉頭筋の活動を並列して考察を行った研究はまだ行われていない。

　声門抵抗について述べたので，次は声門下システムについて考えなければならない。ビブラートの発声中に，声門下圧はどのように変化するのだろうか。ここでは，Rubin et al.（1967）によって報告されたデータが参考になる。図8.7に示すように，多くの場合，振動は声門下圧と気流の両方において観察される。これらは位相が合うこともあるし，ときに

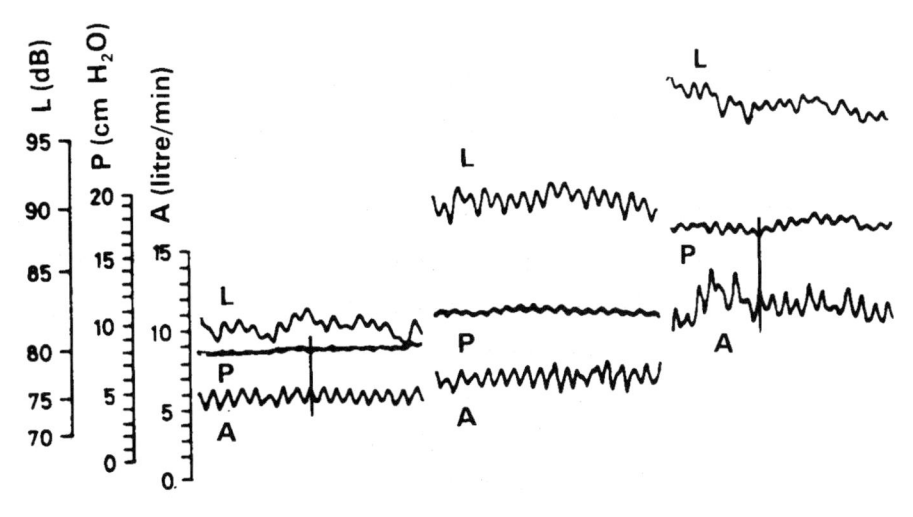

図8.7 全体の音レベル（L），声門下圧（P），気流（A）の同時録音の3つの異なる例。気流と圧力は位相が一致するときと，逆位相になるときがある（Rubin et al., 1967より）。

　は逆位相にもなることもある。このような声門下圧の振動はビブラートに起因するのであるが，実際には，声門下圧の振動がビブラートを引き起こすことも可能である。なぜなら，声門下圧の変動は発声周波数の変動を引き起こすからである。気流と声門下圧の位相の関係を調べることが必要であろう。

　圧力と流量の振動が同期している場合，声門下圧の変動は流量の変動の原因となり得る。すなわち，他の条件が同じなら，声門下圧が高くなることは，流量が増す原因となる。この場合，内転筋における筋活動の振動が起きるかどうかは不明である。しかしながら，圧力と流量が逆の位相で変化した場合には，内転筋の振動した活動が起きると考えられる。すなわち，内転筋が収縮すると，声門抵抗が増し流量は減少し，声門下圧が増すと考えられる。しかしながら，同位相でも，逆位相でもどちらでも振動は起きているようであり（図8.7），これらの問題に結論を導き出すことはできない。

　しかし，声門下圧の変動のみでビブラートを引き起こすことは到底不可能である。音声器官を完全に模したモデルを用いた実験で，Scully and Allwood（1983）は声門下圧の変動によってビブラートを生成し，音を図示することによりその結果を発表した。このような方法で生成されるビブラートの音は，非常に特殊なタイプで，ポップスの歌唱には用いられるがオペラの歌唱では使われない。このタイプのビブラートの特徴の1つは，本質的に速さが変化してしまうので，オペラのビブラートには見ることができないと思われる。

　例えば，筋電図測定から，特定の筋肉の収縮によって引き起こされる組織の動きを正確に推測することは容易ではない。筋システムの複雑さがその理由である。例えば，ある特定の筋肉の活動が，特定の組織の動きに関与し，原因となっているように見えても，その筋活動は，本当の原因となっている別の筋肉の収縮に対しての反応としての活動を単に示

しているだけかもしれない。言わば，どちらが鶏でどちらが卵かを決めるのは難しいということなのである。もし，ある筋群が声門下圧を下げる場合，他の筋群はその圧力を復元しようとすることもある。ビブラートのもととなる主な原因は，音の調整システム全体であるとも考えられる。

どうしてビブラートが起こるのか，そのメカニズムの疑問に一条の光を投じるには，発声周波数や声門下圧，流量，そして喉頭や呼吸器官の筋からの筋電図信号の同時記録がある。残念ながら，発声周波数のデータはRubin et al.（1967）の報告には欠けており，Vennerd et al.（1970）には声門下圧のデータがない。このようにすべてを含んだ研究が不足している限りは，ビブラートの原因について決定的なことは何もいえない。

なぜビブラートが起こるのか，に関してさらに混乱を増すことになるだろうが，2つのことについて言及しておきたい。第1には，呼吸システムに起こる約6 Hzの共鳴であり，正常なビブラートの速さにほぼ一致している。ビブラートに対するこの共鳴の関与は，まだよくわかっていない。

第2の事柄はDeutsch and Clarkson（1959）の研究にあり，ビブラートの速さが聴覚フィードバックによって影響を受けるということである。彼らは聴覚フィードバックを遅らせて，わずかに遅れのある自分の声を被験者に聞かせた。ビブラートの平均の速さは，図8.8に示すように，遅れが増すにつれてかなり遅くなった。彼らは，次の研究（Clarkson and Deutsch, 1966）でも同じ点について検討した。ここでは，まず，歌手でない人にビブラートをつけて歌わせた。それから，ピッチの差を検出する能力を一時的に減らし，同じタスクをもう一度行わせた。これらの演奏を比較すると，被験者がピッチの違いを正常に聞くことができない場合には，ビブラートの深さは有意に減少した。これらの結果から，聴覚

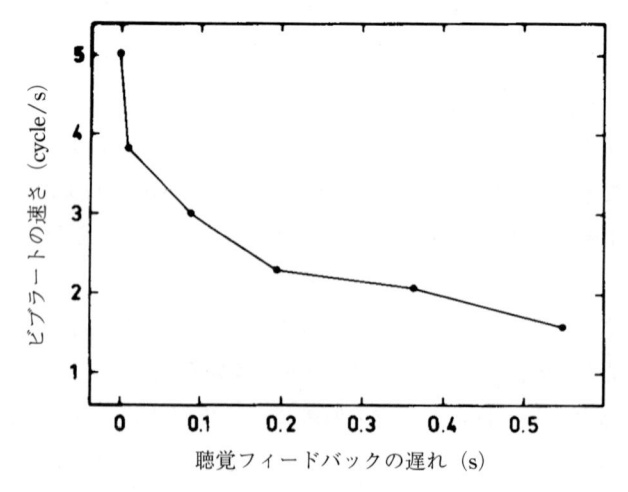

図8.8 素人のビブラート速度における聴覚フィードバックの遅れの影響。フィードバックの遅れが増すと，ビブラートは非常に遅くなる（Deutsch and Clarkson, 1959より）。

フィードバックは発声周波数のコントロールを反映すると考えた。つまり，ビブラートによって生じる発声周波数の変化を聴覚システムが聞き取ると，これらの変化を脳で補正するために音の制御機構に指令を出す原因となるのである。もしこれが事実なら，聴覚フィードバック機構の特有の遅れがビブラートのもっともな原因と見ることができる。

　DeutschとClarksonによって報告されたビブラートの速さは非常に小さく，最も小さいのは毎秒1.5回の振動である。これは，通常のビブラートの変動範囲を著しく下回っている。そのため，Shipp et al.（1984）は歌手を被験者とした実験を繰り返した。図8.9に示すように，少し異なった結果が観察された。これらの歌手たちの正常なビブラートは，聴覚フィードバックの遅れが約300 msの場合，基本的に遅れの影響は受けない。加えて，ビブラートの振動の上にゆっくりした振動が乗ることも観察された。これらのゆっくりした振動の速さはDeutschとClarksonによって報告されたビブラートの速さと同様であった。このゆっくりした振動は，歌手が目的の音の高さを探す結果，起こるようである。DeutschとClarksonが示唆するように，聴覚フィードバックは確かに関係する。この結果の違いは，歌手と素人の違いにもよるが，歌手では聴覚フィードバックがビブラートを引き起こす原因ではないようである。

　Large and Iwata（1971）は，歌手に同じ音をビブラート音のある/なしの条件で歌わせた。母音の音圧レベルを同じになるようにした。その結果，図8.10で示すように，ビブラート音ではビブラートのない音よりもたくさん空気が消費される。流量は声門抵抗によって決定され，また，声門抵抗は，内転の活動の程度によって決まる。そのため，ビブラートなしの音では，声門抵抗や内転活動が高くなることが示唆される。

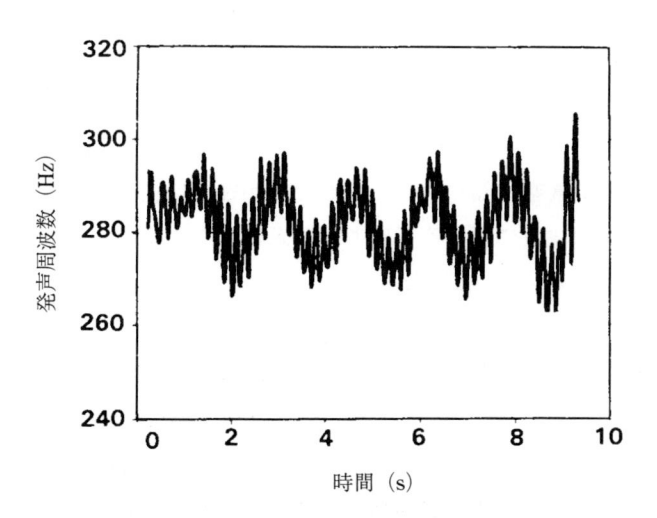

図8.9 Shipp et al.（1984）による，300 ms遅らせた聴覚フィードバックで歌手が歌った発声周波数の録音。歌手はビブラート速度を保持しているが，ゆっくりとした周期の"探索"運動を発声周波数に乗せている。

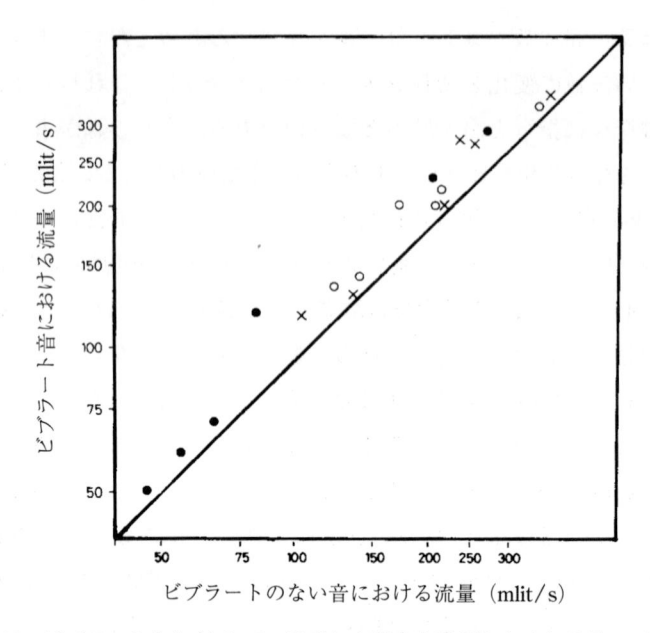

図8.10　ビブラートあり/なしで，歌唱した場合を計測した空気流量。ビブラートありの音は縦軸に，ビブラートなしの音は，横軸にとってある。ビブラートなしの音の場合は，ビブラートありの音の場合よりも，歌唱中の空気の消費量が少ない（Large and Iwata, 1971 より）。

ビブラートとピッチ

　これまで見てきたように，ビブラートは基本周波数の周期的な波のような変動に対応している。ご存知のように基本周波数は通常，知覚されるピッチを決定する。この基本周波数が一定でなく連続的に変化する場合は，どんなピッチが知覚されるのだろうか。これはビブラート音のピッチの知覚に関する1つの疑問であるといえる。しかし，疑問はほかにもまだある。ビブラート音から知覚するピッチはビブラートなしの音から知覚するピッチと同じくらい正確かつ厳密に知覚されるのかどうか疑問に感じるだろう。ビブラートを付加した音では，発声周波数に関する正確さの要求が少なくなるならば，歌手はビブラートを用いるよい口実を手にすることになる。

　著者は，音楽教育を受けた被験者が，先行して提示されるビブラートありの音のピッチと一致するように，ビブラートなしの音の基本周波数を調節するという研究を行ったことがある（Sundberg, 1978a）。刺激を，完璧にコントロールするために，すべてにおいて合成された歌声を用いた。図8.11に描かれているように，被験者は応答用の音の周波数を，数セント以内の誤差で，基本周波数が揺れるビブラートの周波数の線形平均と一致させたという結果となった。また，本質的に同じ結果がShonle and Horan（1980）およびIwamiya et al.（1983）でも得られた。ただし，彼らの研究では，知覚されるピッチに対応させて，ビ

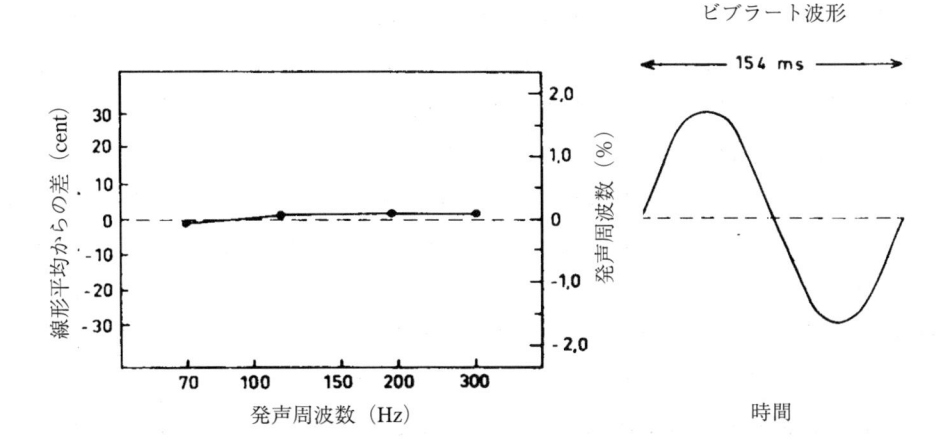

図8.11 ビブラートのある音のピッチのマッチングで，被験者はビブラートのない反応用の音を，それに続くビブラートのある音と正確にピッチが一致するように調整する。被験者の反応は数セントの誤差範囲で，基本周波数の変動するビブラートありの音の基本周波数の線形平均と一致した。

ブラート音の周波数の平均は，線形平均ではなく対数平均が実際に用いられた。

　著者の研究では，同じ実験手続きが2回繰り返され，最初，被験者はビブラートありの音のピッチと同じになるように基本周波数の調節を行い，次に，その被験者はビブラートなしの音のピッチと同じになるように基本周波数の調節を行った。このような方法を用いることにより，ピッチ知覚の精度がビブラートによってどの程度影響を受けるのかを明らかにすることが可能である。被験者の同じ刺激に対するピッチのマッチングは，ビブラートの有無にかかわらずほとんどすべてにおいて一定であった。明らかにわかるように，被験者のピッチ知覚の確からしさはビブラートによって損なわれることはなかった。

　ビブラートは，音楽演奏においてどのような役割を果たしているのだろうか。上の結果を正しく解釈するために重要な点は，上記の実験は単旋律的であるいうことである。つまり，最初，被験者は刺激音を聞き，それからピッチマッチングのために調節するためのビブラートのない音を（同時ではなく）提示されるのである。したがって，導き出された結論は，単独で鳴っている単音のピッチを聞いた場合にのみ，適用可能である。

　西洋音楽文化においては，通常，いくつかの音が同時に鳴っているので，このように単音が鳴っているという状況はめったにない。このような状況では，発声周波数の調節に正確さを欠くと，知覚されるピッチとしてだけでなく，協和音程においてはうなりとして現れる。協和音程の例としては，オクターブ，5度，4度，長短3度および6度などがある。合唱に関する章で見たように，歌声のように調波構造をもつ楽器は，基本周波数比が，理想的な値である1:2，2:3，3:4，4:5，5:6，3:5，5:8などから，少しずれただけで，たちまちうなりが生じる。音程が理想値からずれればずれるほど，うなりは速くなり，最終的には音色としてざらざらした音になる。

しかしながら，協和音程にある1つ音の片方あるいは両方にビブラートがかかっていてもうなりは起きない。これは，音が1つ以上鳴っている多声的な状況においては，1つの音をビブラートをかけて歌ったり演奏すれば，協和音程が完全に合っていなくても，うなりが出現することは避けることができるということを意味している。明らかにこれは歌唱においても一般的な音楽においてもビブラートを用いることの音響的な大きな利点である。表現目的で芸術的に用いる基本周波数の選択に関し，音楽家の自由度は増えるのである。

　ほかの視点から述べておくべきことがもう1つある。これまでに見てきたように，ビブラートは喉頭筋群の筋電信号上にも現れる。このことから，ビブラートの有無は，歌手の喉頭にある筋肉の状態ある状態についての情報を提供していると言ってよいかもしれない。Sundberg and Askenfelt（1983）で得られた知見は，歌手が発声に関する問題を抱えている場合，ビブラートがしばしば消失することである（もちろん，芸術的な表現としてビブラートをかけない場合もある）。Large and Iwata（1971）によると，歌手がビブラートをかけなかった場合は，おそらく，内転に強い力がかかっているのではないかと考えることができる。このことから，ビブラートの歌唱における発声は，ある意味，ビブラートをかけない発声よりも1つの極端な発声である気流発声（第4章を参照のこと）により近いのではないかと考えることができる。ひょっとすると，歌手はビブラートが高い音あるいは他の意味で発声が難しい音にビブラートをかけることによって，観客に発声に問題がないことを知らせている（すなわち，喉詰め声とはかけ離れた発声なので）のではないか，というような考えが思い浮かぶのである。言い換えると，ビブラートは聴取者に歌手が難しい発声の課題を，苦労することなく歌っていることを知らせるために用いられているのかもしれないということである。難しい課題が一見何なく演奏されているということは，おそらく美学的に芸術的に満足いく結果を生み出す基本条件なのであろう。

ビブラートと母音明瞭性

　よく知られているように，基本波は，ビブラートにより周波数が変動している，スペクトルにおける唯一の部分音ではない。喉頭音源のスペクトルは調波構造をもつ部分音の列をなし，どの部分音の周波数も基本波の周波数と同期して変化するので，n番目の部分音は，どんなときも基本周波数のn倍の周波数をもっている。スペクトルにおける部分音の振幅は，何番目の部分音であるかということに加えてその部分音とフォルマントとの距離とによって決まる（大きい番号の部分音であるほど喉頭音源のスペクトルにおいて振幅が小さくなることを思い出そう）。部分音がビブラートによりフォルマントに近づくとき，振幅は大きくなり，またその逆も同様である。1つのビブラートの周期の中で基本周波数が上昇するとき，強い部分音の振幅が著しく大きくなったとすれば，その場合，その部分音の周波数より少し高い周波数の領域にフォルマントが存在していることを意味する。言い換

えると，部分音の周波数や振幅の変化が同期している場合は，図8.5に描かれているように，最も近いフォルマントは変動する部分音よりも高い周波数領域にある。逆に，1つのビブラートの周期の中で基本周波数が上昇するとき，強い部分音の振幅が小さくなった，すなわち，逆位相の場合，その部分音の周波数より少し低い周波数の領域にフォルマントが存在していることを意味する。これらのことから，ビブラートのある音については，ビブラー

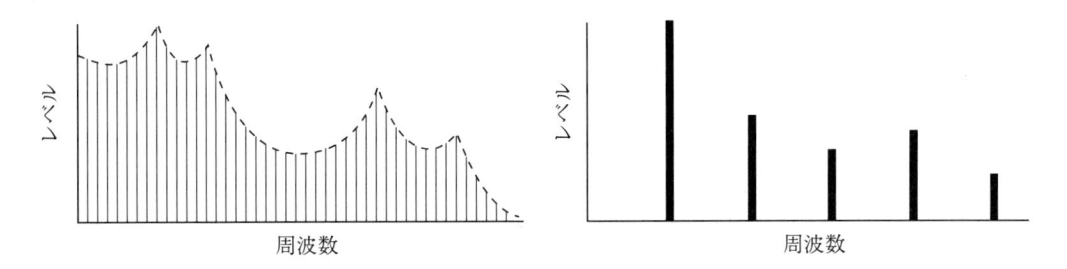

図 8.12 高いピッチの母音のフォルマント周波数を決定するのが困難であることを図示した。左図に示すように，通常の発声のように発声周波数が低いとフォルマント周波数はスペクトルから容易に決定することが可能である。女性歌手の歌唱のように発声周波数が高い場合，右図に示すように困難が生じる。ここに示した2つのスペクトルのフォルマント周波数がまったく同じであることを読み取ることはほとんど不可能である。

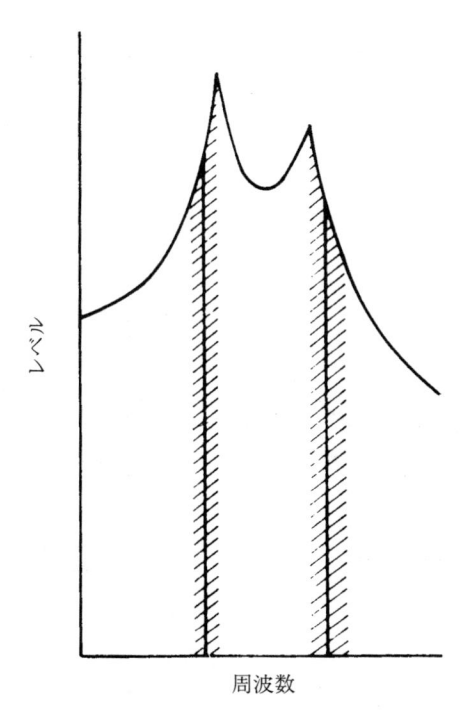

図 8.13 ビブラートが高いピッチの母音の判別を助けるのではないかというアイデアを図示したもの。高い周波数の部分音がスペクトルを周波数方向に上下に動き，理想的なスペクトル包絡，ひいてはフォルマント周波数に更なる情報を与える。

8 知覚に関するラプソディ

トのない音よりも，フォルマント周波数に関する情報がたくさん得られると推測できる。

多くの場合，スペクトルを目視することによってフォルマント周波数がどこにあるかを見ることは結構簡単である．図8.12の左の図に描かれているように，フォルマントはスペクトル包絡のピークによって表される．しかし，女性歌手の歌唱のように，発声周波数が非常に高い場合は，見えにくくなる．4, 5個の部分音とほぼ同じ数のフォルマントがあるような場合，同図の右側に見られるように，フォルマント周波数がどこにあるのかを推測するのは困難である．図8.13は，どうしてこのような仮定をもち出すのかということの理由を示している．調波が周波数軸上，高くなったり低くなったりすると，それに応じて振幅も変化し，フォルマント周波数がどこにあるかということに関する情報を与えることになる．

著者は，合成母音を用いた実験を行い，この問題について研究を行った（1978b）．発声

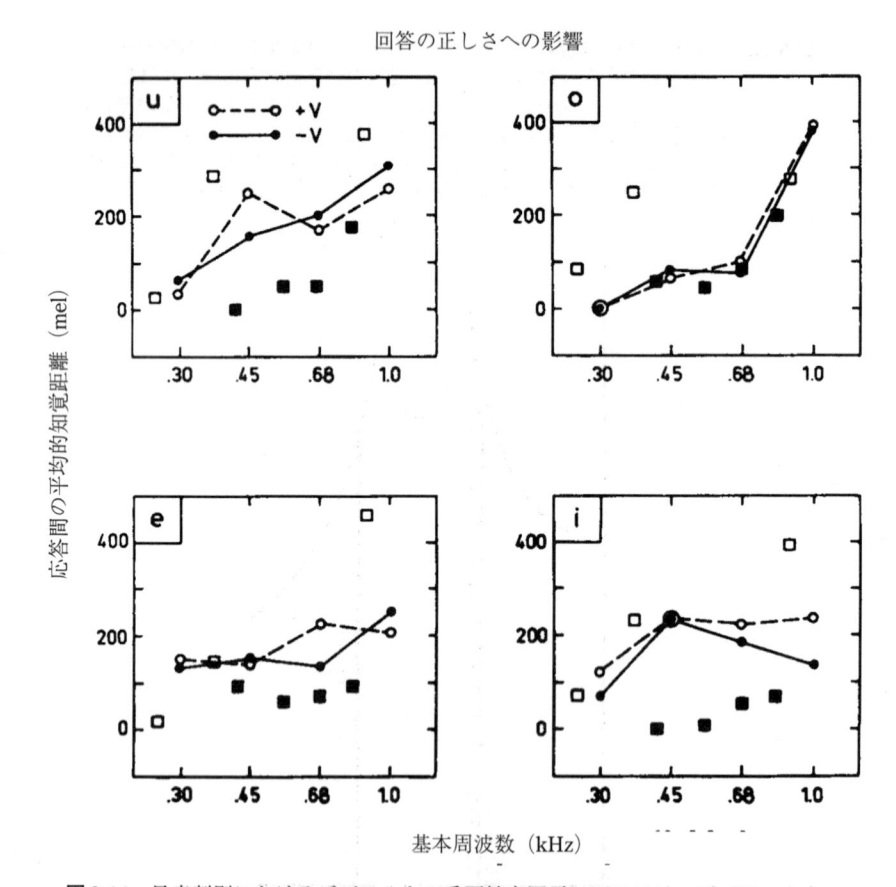

図8.14 母音判別におけるビブラートの重要性を図示．グラフは，ビブラートありの母音（○）とビブラートなしの母音（●）を聴取したときの聴取者の回答の類似度を表している．母音は，さまざまなピッチの合成音を用い，フォルマント周波数はグラフそれぞれ左上にある母音のものを与えた．□（ビブラートあり），■（ビブラートなし），はStumpf（1926）に報告されている実際の母音に関する対応するデータを表している．

周波数を 300 Hz から 1000 Hz まで変化させた。フォルマント周波数は，ソプラノ歌手が C4 のピッチで母音を歌ったときのものを用いた。C4 は，約 260 Hz の発声周波数に相当する。母音は，音声学の訓練を受けた聴取者たちに，ビブラートのある/なしの条件で提示した。課題は受聴した母音を判別することである。結果を図 8.14 に示す。軸は，発声周波数と聴取者の回答の正しさを表している。図に見られるように，ビブラートの有無によって，結果に大きな差はなかった。ビブラートのある場合もない場合も，聴取者の回答の誤りはほぼ同じである。ビブラートは聴取者にどの母音が歌われているかを推測させることに関して役に立っていないという結論が得られる。

　Stumpf（1926）の，実際の歌唱による母音を用いた同様の実験のデータを同じ図 8.14 に示した。フォルマント周波数を実際にソプラノ歌手が歌ったものとした場合，母音判別が容易になっている。第 5 章で述べたように，ソプラノ歌手の歌声のフォルマントは，極端な場合は通常のフォルマント周波数と 1 オクターブ以上異なることがある。ここで面白い結論に行き着く。女性歌手が自分の声域の高い方の領域で，発声周波数に合わせてフォルマント周波数を調整し，低い発声周波数で用いるフォルマント周波数を保ったまま高い声を出した場合よりも母音の明瞭性が損なわれないように実際にはしているのである。これは，とても喜ばしい偶然であるといえる。ピッチ依存でフォルマントの周波数を選択することによって，母音が大きくなるだけでなく，母音の明瞭性さえも向上しているのである。

　しかしながら，ビブラートと母音の明瞭性の話はこれですべてではない。レコードに録音された音のサンプルで，Chowning（1980）は，高いピッチの合成母音の明瞭度は，順番に並んだ正弦波の列として現れた部分音たちが同期して動き始めると，劇的に向上することを示した。実際，ビブラートが付加される前は，部分音の集合は，単に電気的な音として聞こえ，声にすら聞こえなかったのである。合成母音を用いて，McAdams（1984）は，ビブラートが母音判別を実際に向上させる別の例を提示した。

　最後に，非常に高いピッチにおける母音の判別は，母音が子音−母音の連続した文脈で提示された場合，劇的に向上するということを指摘する必要があるだろう。よって，現実には非常に高いピッチで歌われた母音の判別は，ここに述べた結果の示すものよりもはるかに容易である。次の節で，もう一度この話に触れたいと思う。

特別に高いピッチにおける母音の判別

ソプラノが高い音を歌う場合，ビブラートは母音の判別に関係するほどまで付加されるわけではない。ソプラノが歌う高い声では，フォルマント周波数は，通常の話声と比較して，まったく異なったものとなる。とはいうものの，歌手は，自分がどの母音を意図して歌ったのかを正しく言い当ててもらえるような努力を行っている。一方，多くの人が，おそらくソプラノの高い音域で歌われた母音を，隣接する子音なしに提示された場合はなお

8　知覚に関するラプソディ

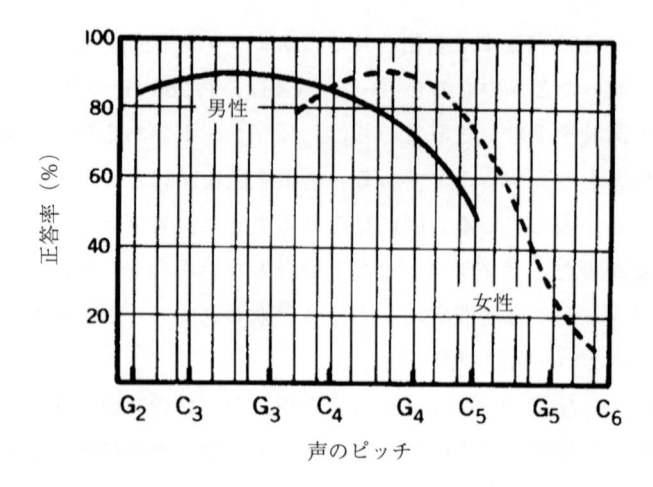

図8.15　さまざまな発声周波数で歌われたシラブルの明瞭性。女性の場合は，C5より上のピッチで，判別が著しく困難になる（Morozov, 1965より）。

　さらに，いとも簡単に間違って聞き取ってしまったという経験をもっているだろう。なお，同様の間違いは，男性歌手においては，声域の最高域で歌った場合ですら，めったに起こらない。

　歌唱における音節の明瞭度に関しての本格的な研究は，Morozov（1965）によって行われた。聴取者たちは，プロの男性および女性の歌手によって歌われた音節を判別するように指示された。図8.15に結果を示す。男性も女性も声域の下の方の周波数領域では，母音の判別は簡単で正確であった。G4（発声周波数は390 Hzくらい）より上のピッチで，男性歌手の声に関して判別が困難になった。面白いことに，女性の歌手が同じピッチで歌った場合は，同じような深刻な問題は現れなかった。男性歌手はこのG4あたりのピッチで，母音の調音を調整し始めているのではないかということで，性差が説明できるかもしれない。この390 Hzあたりのピッチでは，母音によっては第1フォルマントと基本波が重なるのである。図の曲線は男性と女性とでかなり違うことを確認してほしい。女性歌手に対する曲線は，勾配は急でより下の方まで伸びており，B5のピッチでは10％まで正答率が落ち込んでいる。これは，スペクトル上にある部分音がとても少なく，聴取者が判断の材料とするにはあまりにも貧弱な信号となってしまった結果であるといえる。

　図8.15は，おそらく多くの人にすでに知られていることを，明確なデータで示したものである。F5よりも上のピッチでは，音節の判別がどうなるかは，適当に推測するしかない。しかしながら，単独で持続発声した母音に関していえば，Nelson and Tiffany（1968）で示されたように，隣接する子音により明瞭性が向上する。後に，Smith and Scott（1980）が，さまざまな方法で自由に実際に歌われた母音を用いて，母音の明瞭度は，どのような歌い方をするかによってかなり左右されることを明らかにした。したがって，異なる歌唱方法を用いる歌手の間では，母音の明瞭度もいくらか異なる。別の言い方をすれば，ある歌手

が高いピッチで歌っても，ほかの歌手と比較して，非常に簡単に母音が判別できるということも考えられる．しかし，この結果から，聴衆が作曲者の努力の結晶である作品を聞いているときに，図8.15に描かれた現実が，ふと心に浮かんで，作曲家にこの図を見せるべきかどうか悩むことになるかもしれない．

音を合わせる，外す

　ビブラートは伴奏から音が少し外れて生じる協和音程におけるうなりを消すということを除けば，歌手の発声周波数の誤りを消し去る働きはビブラートにはないように思える．よって，伴奏がない場合，音楽的に聞こえるためには，正しい発声周波数での歌唱，あるいは，正しい発声周波数から外れたとしても，意図的に音を外していることが少なくとも要求される．これまでのいくつかの研究によって，聴覚はこの点については，非常に厳格であることが示されている．音楽的に最も優れた耳は，発声周波数が3セントを超えて外れると判別することができ，音楽的に訓練された聴取者は，発声周波数の0.3％の誤差に相当する5セントの誤りを聞き取ることができる．これは，歌声のピッチがA4（発声周波数 = 440 Hz）のとき，1 Hzの範囲内という理想的な範囲に歌手の発声周波数の平均値が収まることを意味している．このようなことを可能にするために，発声周波数を制御して歌うための練習はどうしたらできるのだろうか．

　歌手がビブラートをかけずに，ビブラートのかかっていない伴奏の音と一緒に歌う場合は，さらに厳しい要求が課せられる．この場合，上に述べた周波数の差の閾値が限界となるのではなく，前述したように，うなりの検知能力が誤差の検知の限界を決めるのである．うなりは基本波だけでなく歌声のスペクトルにある上音と伴奏音の上音の間にも同様に起こる．

　このことについて例を挙げて考えてみよう．2人の歌手が，長3度に相当する200 Hzと250 Hzの発声周波数で歌う．この場合，およそ5 centあるいは0.6 Hzの精度で，音を合わせなければならない．もし2人がビブラートなしで歌うと，ほぼ同一の周波数にある強い部分音同士がうなりを生じさせることとなる．200 Hzで歌われた歌声の10番目の部分音は，2000 Hzであり，250 Hzで歌われた歌声の8番目の部分音もまた2000 Hzである．この部分音は，/i:/や/e:/の母音では，強い振幅をもつと考えられる．歌手の発声周波数が200.5 Hz，あるいは4 centずれていたら，10番目の部分音は2005 Hzであり，250 Hzの8番目の部分音と毎秒5回うなりを生じさせることを意味している．これは，おそらく聞き取れるはずである．うなりが聞こえなくなるためには，誤差はおそらく0.1 Hzまで小さくなる必要がある．ビブラートなしで歌唱する場合は，実に大変なのである．

　このようなレベルの高い要求は，もちろん，声門下圧の制御についても同じくらいレベルの高い要求が課されるということを意味している．第3章で見たように，声門下圧は，

特に発声のラウドネスと関連して，歌唱中に連続的に変化する．またこれも前に述べたように，声門下圧の変化は発声周波数に影響を与える．歌手が間違って声門下圧を例えば1 cm H_2Oずらすと，感知できるピッチの誤りが生じるであろう．

しかし，これはいずれもピッチの正確さに対する理論的な考察である．では，実際にはどうなのだろうか．Lindgren and Sundberg（1972）は，伴奏あり伴奏なしの両方の条件で，実際に歌われた歌声を録音したテープを継ぎ合わせたものを，音楽的な訓練を受けた被験者に聞かせ，音が外れているかどうかを判定させた．被験者は音高から外れていると判定した楽譜にあるすべての音に印を付ける．この実験の結果から特にわかったことは，音が外れていると判断された音が，発声周波数の誤りの大きさから予想できる数よりも少なかったということである．しかしながら，平均律の正しい値と比較して，発声周波数の平均がおよそ20 cent以上ずれた場合，特に低い方にずれた場合は，ただちにピッチは外れていると判定されたのである．

ところが，20 cent以上外れている発声周波数も，問題なく受け入れられたのである．この現象は，(1) 音が弱拍の場合，(2) 音楽が悲劇的な雰囲気の場合，(3) 誤差が正つまり発声周波数が上の方にずれた場合，に頻繁に起きた．また，聴取者は，発声周波数がゆっくりと変化し，最後に目標とする（正しい）周波数になった場合も，容認する傾向が見られた．ビブラートのあるソロの歌唱の場合，歌唱の音高に関する要求は結局それほど厳しいものではないことが明らかになったのである．

このことに関連して，ビブラートをかけないで歌う合唱に起こる現象について考察をすることは興味深い．ビブラートを用いない歌声による合唱の有名な例に散髪屋合唱（barbershop singing）がある．4人の男性歌手が歌い，高い方から2番目の高さの歌手が旋律を歌い，一番高いパートの歌手は裏声声区で歌う．散髪屋合唱においては，調波成分は顕著であり，考えるまでもなく，正確な音高で歌唱することが重要である．熟練した散髪屋合唱の歌手が歌ったさまざまな和音における音の間の音程を計測した研究がある（Hagerman and Sundberg, 1980）．結果を図8.16に示す．

歌唱の正確さは実際に，非常に高いことがわかる．平均した音程の，誤差平均は3 centよりも小さい．音程の大きさとの関連でいえば，図から，音程は純正調に非常に近いことがわかる．純正調の音程はうなりを生じさせないことを思い出しておこう．

短3度のうちの1つの歌唱に現れる値が特に興味深い．属7和音の5の音と7の音で起きる音程である．この3度の音程の歌唱の平均値は，276 centくらいの小ささで，これは，平均律の短3度よりも24 cent小さく，純正調の3度よりも50 cent（半音の半分）小さい．このことは，うなりの起こらない，純正調の歌唱に求められることと，どのような整合性をもつのだろうか．

実は，これはとても理に適っているのである．属7の和音を可能な限りうなりが起こらないように音を合わせようとすると，和音の中の5の音と7の音を，調波構造の中の5番目

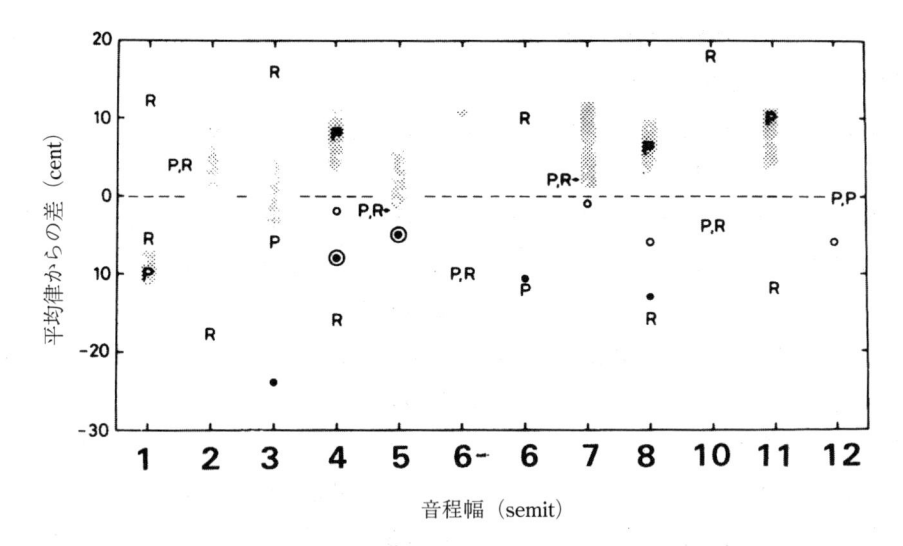

図8.16 高度な技術をもつ散髪屋合唱の歌手によって歌われた主和音（○）や，転調和音（●）のさまざまな音程の平均値を半音を単位として表したもの（6-は減5度，6は増4度）。Pはピタゴラスと Rは純正調の音程を示す。網掛けは，楽器の演奏に現れる音程を表す（Sundberg, 1982a より）。

の部分音と7番目の部分音との音程と等しくなるように，音を合わせなければならないのである。この音程は 267 cent で，平均律の短3度よりも 33 cent 小さい。9 cent（33 cent ではなくて 24 cent のずれなので）のずれを見逃すことにすれば，散髪屋合唱はこの基準に従っているといってもよいだろう。この誤差は発声周波数でいえば，0.5% よりも小さく，G5（約 390 Hz）のピッチにおいて 1.8 Hz の誤差である。ビブラートのない合唱では，発声周波数の正確さについての要求は高くなるが，訓練された歌手はこれらの要求を満たすように歌っていると結論づけることができる。

そして，ビブラートなしの歌唱においては，ビブラートありの歌唱よりもピッチの正確さに関する要求は高いと結論づけられる。先ほど，見てきたように，基本周波数が，平均律で定義された正しい音高よりも，20 cent 以上外れるときにのみ，音楽的に訓練された聴取者によって音が外れていると判断される。一方，散髪屋合唱では，またこれも先ほど見てきたように，純正調の音程と十分に近くするために，平均律から 24 cent ほど外れる。これらの知見を踏まえれば，平均律が歌声の音が合っているかどうかを判断する正しい音律であるかが疑問になる。

先に述べたビブラートありの音に関する実験に話を戻すと，結論からすれば，ビブラートありのソロの歌唱では，音を合わせることに関しては，それほど要求は厳しくないように思えた。さて，この結論が間違いかもしれないということについて考えてみたい。ピッチの正確さに対する要求はビブラートの歌唱においても非常に高い可能性があるのである。Lindgren と Sundberg の研究においては，参照した音律は，平均律のみであった。先ほど見

たように，平均律は理想的な値とは一致していない。さらに，音楽の演奏練習においては，理論的に正しい基本周波数から，音楽的表現を行うために意図的に外れることがある（Makeig and Balzano, 1982）。音楽的経験の深い聴取者が考える音が外れるということは，聴取者が予測したピッチから予測できない方向に外れることをいうのであろう。

　別の視点で考えてみよう。なぜ，歌うときに音が外れるのか。このことについては，体系的な研究はなく，少し楽しみながら推論をしてみよう。音が外れる原因として，いくつかの状況を考えることができる。ピアノ演奏での旋律が，ピアニストの筋活動を反映しているように，発声周波数の変化は歌手の筋活動を反映している。よって，ピッチの変化は歌手の喉頭や呼吸器官の筋活動の変化の結果である。

　実際に，少なくともゆっくりとした聴覚フィードバックの経路を考える場合，音が外れる間違いを正すためには許される時間はあまりない。跳躍進行のある旋律を歌う歌手の発声周波数の記録から，最初の主なピッチの変化に続く，二度目のピッチの変化を観察することができる。通常は 200 または 300 ms 遅れて起こる。このことは，ピッチの変化はただちに正しい目標値に到達するということを主張している。歌手は，筋肉を動かす前に，正確にどの筋肉をどの程度まで収縮させるかを「知って」おり，ピッチの変化が起きる前に目標とする音高を正確に知っているに違いない。このことを音楽的に表してみると，歌手はピッチの変化を開始する前に，想像の中で次の目標とするピッチを「聞いて」いるのである。また，経験や練習によって得られる「筋肉の記憶」を作り上げることの重要性を強調したい。

　ピッチの変化に関する戦略が完璧に遂行される場合，歌手は正しく想像した音程すべてを身につける必要がある。よって，歌手は作品の最初のピッチを聞いたら，ただちに，歌手の頭の中に，その調性にあるすべての音階の音のピッチを思い浮かべて準備をしなければならない。このような方法で，ピッチを想像する能力に乏しい人もいるだろうし，結果として，それは音を合わせることに問題を生じさせることになるだろう。このような歌手は，意図はしたものの誤ったピッチの目標に到達することになる。

　これが，歌唱において音が外れることの唯一の理由ということではない。どれくらい一生懸命に音を合わそうと努力しているかは別にして，高度な音楽教育を受けた指揮者，ヴァイオリニスト，ピアニストに，正しく音を合わせて歌えない人も時々いる。このような例では，音階における音を正しく想像する能力が欠けているという考え方は信頼性がないように思える。この場合は，脳が正しい命令を正しい筋肉に出しているが，歌おうとすると同時に不適切な喉頭筋が一定の収縮をしてしまい，聞こえてくる結果は意図したものとは異なったものになってしまうという説明をするとよいだろう。このような，邪魔で余計な筋肉の収縮は結果を無残なものとする。同様の例として，歌手が風邪のために，正しい音高で歌えなくなるということがある。すべての発声に関係する筋肉への神経からの命令が正しかったとしても，声帯が腫れたことにより，間違った発声周波数で応答してしまう

のである。

　要約すると，音の外れた歌唱の原因の1つは，歌手が次の音のピッチがどうなるのかを実際に事前にわかっていないことだと考えられる。これは歌手がピッチの変化を起こす前に次のピッチを想像していないということである。2つ目の理由は，歌手が正しくないピッチを想像しているということだと考えられる。間違ったピッチを想像してそこに到達してしまうのである。3つ目の理由は，訓練の不足である。歌手は想像した次の目標にピッチを変化させて合わせるために必要な筋肉活動を，計算し間違えてしまうということである。

9 声の障害

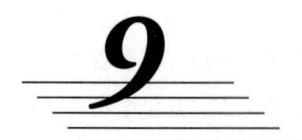

　会話や歌唱により声を痛めるということは，しばしば起こる。なぜこんなことが起きてしまうのかを説明する理論が特にあるわけでもない。おそらく，発声器官は，発声するためにあるのではなく肺を守るために存在するのであって，したがって，あまり頻繁に発声に用いると痛めてしまうのであろう。いずれにせよ，この章では，声の障害について説明しようと思う。

　著者は，音声専門医や喉頭科医と比べると，さまざまな声の障害に関連しては，音響信号の特性に関することを除く他の観点においてはいくらか知識があるのみなので，この章を書くにあたって，友人である音声専門医のBjörn Fritzellおよび喉頭科医のPeter Kitzingに多大な助言を得たことをお断りしておく。一方，著者は，歌手，俳優，声に関する指導者やその他熟達した声の機能を必要とする人たちが読むことが予想されるこのような本において，声の障害に関する章を設ける必要性を強く感じていた。知識が不足していることによって，彼らは声に問題を生じさせる危険性があるからである。この章の主な目的は，声の問題を音響的に明らかにすることのみならず，どのようにして声に問題が生じるか，また，それを避けるにはどうしたらよいかを示すことである。

　発声器官において，音は2つのステップで生成される，つまり，喉頭での発声と調音である。この音の生成についての説明方法は，この2つのステップに関して独立に起きてくる声の障害を取り扱うには，論理的に妥当であると思われる。しかしながら，声の障害の多くは発声に関するもので，ここでは，これら発声の障害について集中的に述べることとする。

　発声の障害には2種類ある。1つは，腫れや，結節の形成など，喉頭の組織の変化に関係するもの。このような組織の変化に端を発する声の障害を器質的とよぶ。喉頭の組織に視認し得る変化はないが，不適切な発声方法により生じる障害を，機能的とよぶ。間違った発声方法はしばしば組織の変化へとつながり，器質的と機能的障害の間に，明確な境界があるわけではない。とはいえ，実用上はこの分類は有用である。

原　因

　器質的発声障害の原因は非常に多様である。障害に最も多く共通する原因は，急性喉頭炎である。風邪に関係して起きることがあり，風邪をひいている間，または，治ってすぐのときに，無理して声を出すと，喉頭炎に発展する危険性は大きくなる。喉頭炎では，声帯は赤く腫れる。症状がいくらか継続的なものとなり，慢性になることもある。このような慢性喉頭炎の場合は，通常，上気道の炎症の影響あるいは喫煙や飲酒が，またしばしば，習慣的に発声にかかわる筋肉を過度に動かすことが組み合わさることが原因となる。慢性喉頭炎では，ざらざらとした，詰まった，シューという息漏れした声となり，癌へと発展する可能性さえある。

　40歳代の女性で，職業や習慣的に声を特によく用いる人では，しばしば慢性的な浮腫を声帯の粘膜層に生じてしまうことがある。この浮腫のことを，ラインケ浮腫[1]とよぶ。声質はざらざらして，発声周波数は異常なほど低くなる。また，声帯は腫れぼったくなる。

　声帯ポリープは，声帯の腫瘍によるものである。場合によっては喉頭炎となっている上気道の炎症時に，声を無理に用いることがしばしば原因となる。声は，息漏れ声となる。接触性潰瘍は，披裂軟骨の領域にある声帯の端の部分に生じる。発声中の過度な内転動作が原因と考えられている。他の種類の器質的変化には，良性腫瘍，悪性腫瘍が含まれる。

　これらの器質的発声障害の治療法には，声の休養（全く発声をしない），音声訓練があり，腫瘍の場合には，しばしば外科的手術が行われる。

　器質的発声障害のやや特殊な例として，反回喉頭神経麻痺がある。反回神経は，輪状甲状筋を除く他の喉頭筋すべてを制御している。例えば，細菌感染や外科手術によって反回神経が損傷を受けた場合，その損傷に対応して声帯に麻痺が生じ，内転も外転も十分に行えなくなる。したがって，声帯が接触しにくくなり，声は極端に息漏れで，明瞭性を欠くものになる。損傷した神経が再生することもあり，その場合は正常な発声機能が回復する。それ以外には，麻痺した声帯にテフロンを注入することにより，正常な声が出るように発声機能が戻ることがある。この場合，声門間隙が注入前のおよそ半分くらいになるまで声帯が接近する。

　機能的発声障害は，不適切な発声方法が原因で，器質的なものへと変化することがある。8歳から12歳の児童の多くは，特に男子の場合，程度の違いはあれ恒常的に擦れ声（hoarse voice）である。これは，過度に叫ぶことが一般的に原因となっていて，最初は，上気道の炎症を伴っている場合がある。擦れた声以外にも，喉を詰めたような声や，シャーと息漏れした声になり，症状としては，披裂部における不完全な声門閉鎖に加え，小さい結節なども見受けられる。発声をせず休養することで状況は改善されるが，一方で，無

---

[1] 訳注：ラインケ浮腫をポリープ様声帯と呼ぶこともある。

理な発声は症状をさらに悪化させる。

　思春期に喉頭が成長する際，変声が起きる。女子の場合よりも男子の方が，喉頭の成長はずっと大きく，声域内の声区変換点での声の途切れは，男子の方が顕著である。変声に関係して発声障害が現れることがある。少年は，サイズが大きくなった喉頭に求められる発声周波数の領域を見つけ，その発声周波数に合わせて発声しようと努力する際，問題に直面する。声帯は，声門の真ん中あたりの閉鎖がうまくいかず，この症状は声帯筋の不十分な活動によるものだと考えられている。

　音声衰弱は，声の疲労を記述する際に用いられる用語である。患者は，喉に疲労感を覚え，分泌物の増加に加え，喉に痛みや，熱さ，物が喉につっかえている感覚が組み合わさって感じられ，繰り返し咳払いする必要を感じる。声を使うときに問題は増大し，声を出さないでいるときには問題は減少する。

　発声の観点からこれらの声の問題を見ると，共通の生理学的要因を見出すことができる。声帯が無理な力によって振動させられたり，あまりにも長時間振動させられたりすることで，声帯に過度な負担がかかり，それにより，声帯にさまざまな反応が起きるのである。

　運動や摩擦に対する人間の組織の反応を，われわれはよく知らないわけではない。われわれの掌の肌が反応を起こすのは，例えば，あまりにも長時間，木を並べて割るというような作業をして，過大な負荷が課される場合である。両側の声帯が互いにあまりにも多くの回数，あまりにも激しく衝突する場合，声帯も掌の肌の例と同様の反応を起こすであろうと予想される。強い内転運動，高い声門下圧，輪状甲状筋と声帯筋の高い活動（高いピッチ）などの条件下では，発声によって不必要な過度な負荷が声帯にかけられるであろう。内転–外転の動作をそれぞれの音符で行うコロラトゥーラの歌唱（「アハハハハハハ」型のコロラトゥーラ）が，内転に関連し頻繁に起きる声帯のおびただしい回数の強烈な衝突により健康を損なうということは，歌唱の教師の多くが認めるところである。

　この，発声中の声帯振動に連動した機械的な衝撃に対する声帯の反応と密接に関連し，発声器官の保湿の失敗がある。声帯が問題なく動くためには，最大限に湿った空気が必要とされる。もし声帯が乾燥していたら，声帯の機能はただちにおかしくなる。歌唱の指導において推奨される鼻を通した静かな吸気は，空気を湿らせるには最良の方法である。実際，呼吸に関する章で述べたように，鼻は，広い面積が粘膜で覆われており，優れた空調装置なのである。

　喉頭管の壁もまた粘膜で覆われている。声門を通り過ぎる空気の速度が大きいと，空気流は喉頭の粘膜を乾燥させるので，吸気の際に声門を通り過ぎる空気の速度が小さいことは都合がよい。吸気中の声帯における空気の流速は，2つの要因によって変化する。(1) どれくらい強く呼吸をするか，と (2) 声門面積の大きさ，である。声帯が吸気中に完全に開き切っていないと，声門を通過する空気の流速は大きくなり，声帯を乾燥させる危険性が高くなる。

歌手や俳優が特に重要視しなければならないことは，風邪をひいているとき，また風邪から回復した直後にはしばしば，粘膜は乾燥する傾向があるということである。さらに，アルコール摂取の結果，呼気に含まれるエチルアルコールの蒸気は，粘膜を乾燥させる作用があると一般的には考えられている。多くの専門家が，喫煙の問題点は，主に声帯の組織に直接作用する化学物質であると考えているが，喫煙もまた粘膜を乾燥させる働きがあるといってよい。

歌手や声に深く関係している人たちが気をつけなければならない，とても重要なことがもう1つある。それは，発声器官の耐久性は，個人によって非常に大きな差があるということである。ある人たちが，他の人と同じ時間の長さを歌い続けることができないとしても，それは，その人たちが，どれくらい経済的な声の使い方をしているかを示すものではないし，歌手Aが歌手Bと同じようにたくさん歌えなかったとしても，それは必ずしも発声技術の質に差があるという証拠にはならないのである。

個人の声の耐久性は，いろいろな要因に依存している。例えば，風邪をひいているときや風邪から回復してすぐのときは，実際に，声の丁寧な取扱いの必要性が大きくなる。典型的な例として，音楽学校での最初の学期を過ごした若い歌手は，風邪がほぼ完治しかけたときに歌うことを開始して，予期せぬ声の障害が発生し，音声専門医のところに行くということがある。音楽学校入学前の歌手が，それまでに声に問題が起きたことがないならば，自分の声をたくさん使うにつれて，より注意を払うということを遵守し，声を使うのであれば特に問題はないだろう。声がよい状態にあるとき，1日に数時間は声を使ってもよいが，風邪やその他の声を悪くする危険要因が考えられる場合は，どんな短い時間であっても声を使わない方がよい。

同じ論理が，一般的な意味での声の健康についても適用できるだろう。何事も過度なことは声にとって不健康であるといえる。ある点では，その逆もまた一般論として適用することが可能である。つまり，何事もほどほどであれば発声しても害はない，といえる。しかしながら，過度とは何であり，歌唱すること特有の性質でないことは何だろうか。とても高く大きい音で歌う場合も，無理のない範囲であれば，害はないだろうが，あまりに繰り返し高く大きい声で歌うと，発声の技術が優れていたとしても害があるだろう。また，通常の状態で害のない高さや大きさも，風邪のあとや，飲酒のあと，喫煙のあとなどでは，2倍害を及ぼす危険性があるだろう。また，ある状態で，どうやって歌うかだけでなく，どれくらい歌うかを学ぶことが歌手を職業とする上で無視できない側面であるということは，あまり取り上げられることがないが，まぎれもない事実である。

もちろん，これはどれくらい声を使うことができるかということについて，発声の技術が，意味ある効果をもたないということをいっているのではない。逆にむしろ，技術はどれくらい声を使うことができるかということにおいて最も重要な要因であろう。あまりにも未熟な技術であれば，声を用いる時間がどれくらいであれ，健康な声を保つには長すぎ

るといえるだろう。歌手は常に発声の技術を改善することに努力しなければならないのである。

　要約すると，声をたくさん使えば使うほど，より賢く，より経済的に声を用いる必要があり，風邪をひいているときや回復した直後は，通常の発声の技術では声の障害が悪化する危険性が高い。アルコールの摂取や，喫煙や乾燥した空気は，一般的に発声器官にかける負担を増大させ，経済的かつ適切に声を用いることをさらに要求することになる。

発声障害時の声帯振動

　自明なことであるが，通常の声帯振動は，声帯組織における腫瘍や結節のような器質的変化により，影響を受けたり消失したりもすることがある。例えば，結節は声帯の閉鎖を妨げ，それにより発声は気息性発声になる。一般的に，喉頭鏡による視察ではこういった変化を推測するのは難しい。一方，発声障害には，目で見てわかる声帯の変化に関連していないものもある。例えば，両側の声帯において質量や張力が非対称で，それにより両側の声帯が同一の振動を行わないということがある。さまざまな声の変化についての研究がDunker and Schlosshauer（1961）でなされており，彼らの結果について，これから見ていこう。

　DunkerとSchlosshauerは，正常，異常，特殊技巧発声[2]について，高速度撮像を行った。声帯の動作の平行性，対称性について分析し，声帯振動の異なる周期について，声帯の動作の類似性について検討を行った。

　図9.1は，プロの歌手による特殊技巧発声の例を示している。左のグラフの重なっている曲線は，同じ音のサンプルからとった2つの周期を比較したもので，声帯の前後径の中心の部分における声門の開口幅を表している。54番目の周期に見られるパターンと65番目の周期に見られるパターンはほぼ一致しており，ほとんど完全に同じものであることがわかる。図の右で比較されている曲線は，両側の声帯の動きがどれくらい対象に動いてるかを描いたものである。声門の前方，中央，後方のすべてが，実質的に同じ曲線を描いている。したがって，声門の前方，中央，後方はほとんど完全に同期して開いており，特殊技巧発声では高い精度で同じ振動パターンが繰り返されている。言い換えると，声門は，振動の一周期を通して，楕円形というよりはむしろ三角形をしていると考えることができる。

　障害のある音声の対応するデータについて見てみよう。図9.2，9.3に，障害のある音声についてのデータを示した。両方のデータにおいて，ある周期の様子と，それに続く周期の様子とは，特に一致しているわけではない。声帯は各周期で同じようには動いていない。さらに，声帯のさまざまな部分の運動には，それほど強い類似は見られない。

---

　[2] 訳注：supranormal voice: 通常の発声では用いられない特殊な，あるいは声を使うことを職業とする人の技巧的な発声のことをいう。ここでは特殊技巧発声という訳語をあてる。

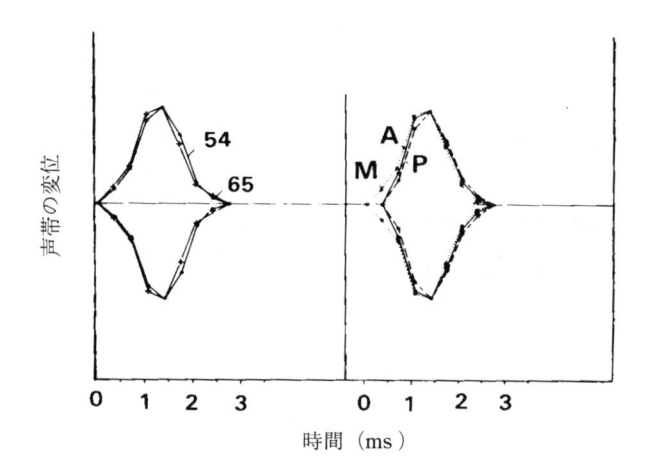

図9.1 プロの歌手の声帯運動のパターン。左の曲線は，1つの母音の発声における54番目と65番目の周期の，声門の前後径の中心の声門開口幅を示している。右のグラフの曲線は，1周期内の声門の前方（A），中央（M），後方（P）それぞれの1点の動きを表している。特殊技巧発声では，声帯は両側でほぼ対象的に動いており，同じパターンがほぼ正確に繰り返される。（Dunker and Schlosshauer, 1961 より）

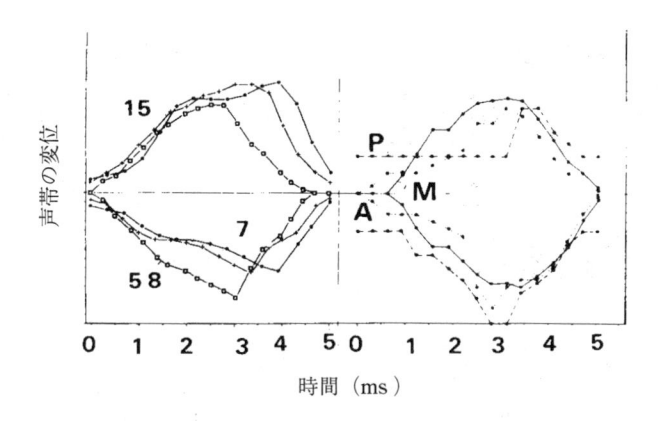

図9.2 声の不調を訴える患者の声帯振動パターン。図の構成は図9.1と同様。この声の例では，声門の後方部分が定常的に開いており，異なる周期で，声帯振動パターンは異なっている（Dunker and Schlosshauer, 1961 より）。

　また，これらの例において声帯が声門の後部で閉鎖していたものはない。声門には部分的に隙間が存在していたのである。図9.2では，異なる周期間に弱い類似性があるが，図9.3では，どの周期の間にもいかなる類似性をも認めるのは難しい。声帯は，カオス的に運動しており，明らかに両側で，まったく独立の振動を行っている。

　図9.4は，正常音声と「不調」な声とを，発声の起声部における声帯の運動について比較したものである。正常音声では，声帯は声門がしっかりと閉じる前に数周期振動を行い，その後，声門を閉じる。各周期における最小声門面積は周期ごとに小さくなるが，11周期

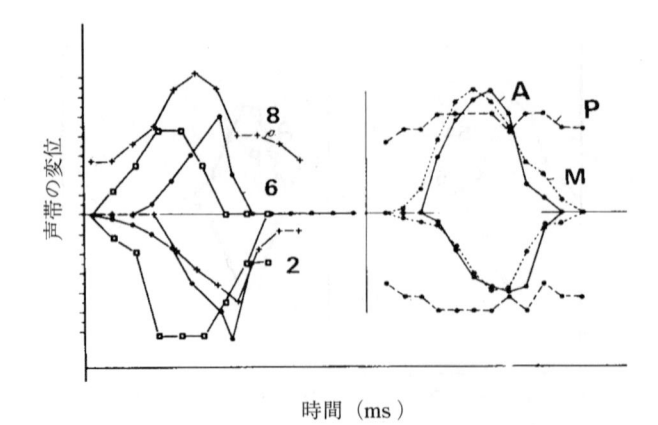

図9.3 かすれた声でかつ二重声であると記述される患者の声帯振動のパターンで，図の構成は図9.1と同様。この声の例では，声帯は明らかに両側が独立に振動しており，異なる周期間の振動パターンに，はっきりした類似性は見られない。声門の後方は，まったく振動をしていないように見える（Dunker and Schlosshauer, 1961より）。

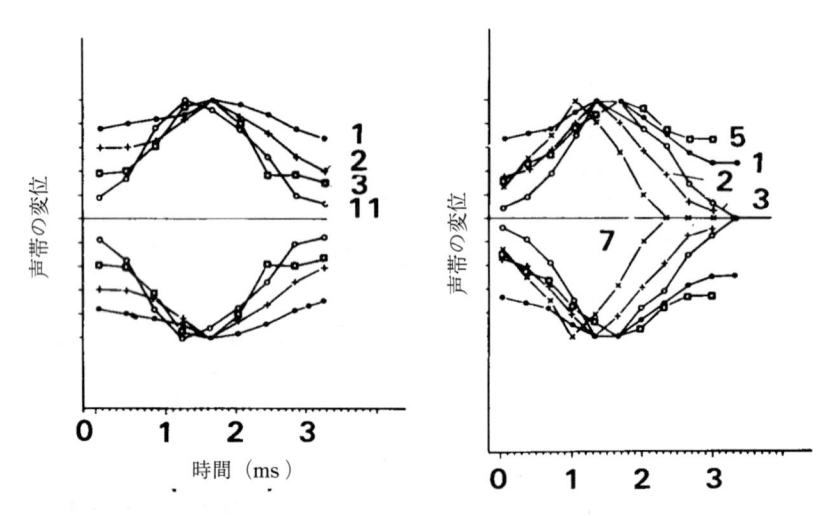

図9.4 正常音声（左）と，障害（「不調」）のある声（右）の声帯の運動パターン。曲線の構成は図9.1と同様。正常音声では，声帯はすべての周期ごとに，次第に閉鎖は強くなっていく。障害のある声では，5番目の周期，以前，以後で声門閉鎖に成功しているにもかかわらず，5番目の周期において，声門閉鎖に失敗している（Dunker and Schlosshauer, 1961より）。

目においても，まだ声門は完全には閉鎖していない。不調な音声の対応するデータはもっと不安定に見える。3周期目に声門は閉鎖しているが，5周期目では閉鎖していない。また7周期目には閉鎖が再び起こっている。各周期に類似は認められず，ある周期では声門閉鎖が見られるが，ある周期では声門閉鎖に失敗している。

　ここで説明しておきたいことは，DunkerとSchlosshauerの研究にある正常音声はおそら

く歌手に関するものではないということである。ベル研究所で1950年代に撮影された高速度映像のフィルムには，声帯が巧みにコントロールされた最初あるいは2番目の運動において完全に接触している様子が映し出されている。この高速度映像にあるような音声の起声部は，歌手に広く用いられている。このような起声は，声門上下圧差の生成と声帯の内転の開始における同期によって特徴づけられる。つまり，声帯がほぼ完全に内転したときに，空気流が発生するという状態になっているのである。図9.4における例の起声部では，空気流がやや早く始まり，音声は帯気雑音（短い/h/の音）から始まる。

図9.5は，声帯振動が，高い周期性を示している例である。各周期で，同じ振動パターンが繰り返されている。一方，両側の声帯の運動に関しては，強い非対称性が見られる。別の言い方をすれば，左側の声帯の最大開口時刻と右側の声帯の最大開口時刻とが，一致していない。この様子は，左と中央のグラフに見られる。右のグラフでは，右側の声帯が1周期で，正中面からの変位が2回極大値をとり，左側の声帯で変位が極大となるのは，ほぼ1回となっている。

まとめると，母音において，声帯は正常音声と障害音声では，周期ごとの振動の類似性に関して違いがあり，また，両側の声帯の振動の対称性についても違いがある。

発声障害における喉頭音源

前節の図にあったように，明らかに，声帯振動の不規則性は，その不規則な声帯振動による喉頭音源から生成される音声にも影響を及ぼす。一般的に，声帯振動の不規則性は，発声周波数の不規則性を導く。喉頭音源の第4章で見たように，閉小期において，声門が通過する空気流をどれくらいの速さで阻止するかによって，喉頭音源の上音成分は決まる。声帯振動が周期ごとに正確に同じパターンを繰り返していなければ，それぞれの周期で声門が閉じる速度は異なると考えられる。よって，周期ごとに上音成分は異なるはずである。

周期ごとに起こる喉頭音源パルスにおける，上音成分の変化は，発声障害に典型的に見られ，ソナグラム，声紋型のスペクトログラムで，その変化を確認することが可能である。前に見たように，この手のスペクトログラムでは，縦軸で周波数を横軸で時間を表し，黒さは強さを表す。それぞれの音声パルスは，縦方向の直線として表され，直線の太さ（濃さ）は，フォルマント周波数で一番太くなっている。図9.6の2つの例に見られるように，音声パルスが，時間軸で接近して出現するので，スペクトログラム上で，縦方向の直線は密なパターンを作り，フォルマントは黒い陰となって見える。

音声パルスの上音成分が周期ごとに異なる場合は，これらの音声パルスに対応する縦方向の直線のパターンは，当然，不規則になっている。図9.6は，正常音声と気息性発声の音声のスペクトログラムを比較したものである。上音の強さの違いが，明らかに見て取れる。代替方法になり得る前述の高速度撮像法は扱いは大変で，発声のこのような特性が，簡便

9 声の障害

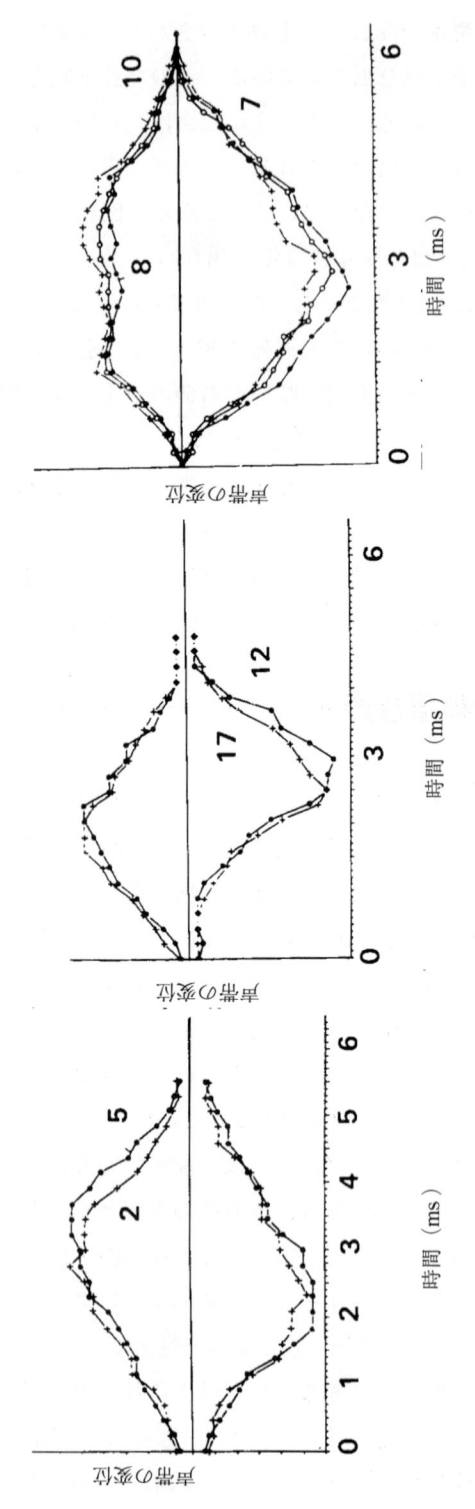

図9.5 かすれ声と記述される3つの音声の声帯振動。曲線は図9.1と同様に描かれている。左右の声帯は、異なるパターンで運動を行っている。右のグラフでは、一方の声帯が2回、逆側の声帯は1回、はためいている (Dunker and Schlosshauer, 1961 より)。

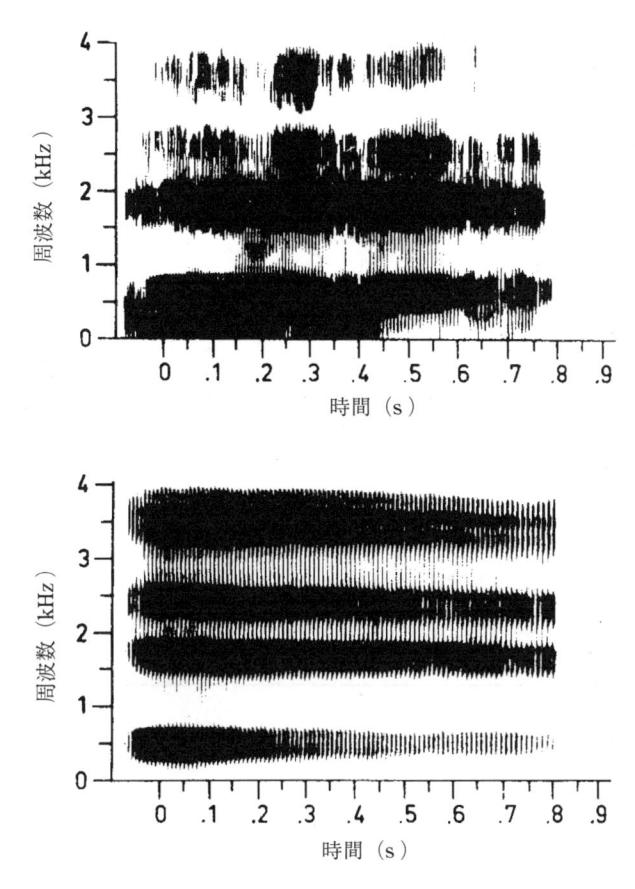

図 9.6 気息性発声の声（上）と正常発声（下）の時間スペクトログラム。気息性発声の声では，各声門パルスで，上音成分は異なり，特に高域で顕著に，不規則なパターンが見られる。

なスペクトログラムから読み取れることは有用である。

喉頭音源の平均した上音成分についての直接的な情報は，また，別の分析方法，すなわち，長時間平均スペクトル分析で得ることができる。正常発声では，10 秒または 20 秒の長さでも，非常に安定した平均スペクトルが得られることがわかる。よって，発声者が何を発声しているかに関係なく，時間変化する音声のスペクトルへの寄与は安定した平均値に収束する。長時間平均スペクトルの複数のピークの中心周波数は，発声者個人の平均的なフォルマント周波数によって決まる。例えば，喉頭音源に関する情報は，治療の前後で音声を録音するなどして，患者の長時間平均スペクトルのさまざまな周波数帯域におけるレベルを比較することにより得ることができる。

図 9.7 は，正常な音声と，反回神経麻痺の患者の声との違いを典型的に示している。300 Hz から 5 kHz までの周波数の領域で，顕著なレベル差があることに注目してほしい。片側の声帯が麻痺している場合，声帯は声門閉鎖を作ることができず，各周期において声門を

9 声の障害

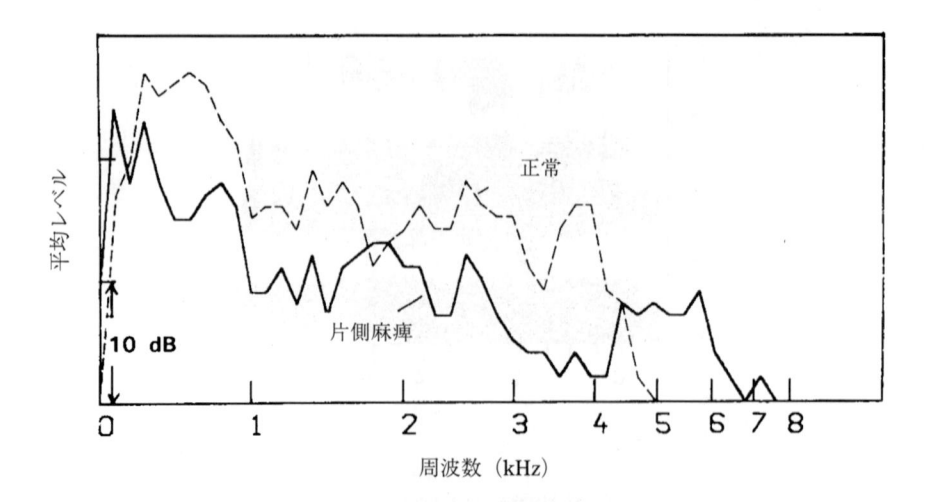

図9.7 正常発声（破線）と片側反回神経麻痺の声（実線）の有声音の長時間平均スペクトル。麻痺した声帯が，声門閉鎖の障害となり，喉頭音源のスペクトルは，基本波に支配されている。声門間隙によるノイズ成分が，スペクトルの高域に見られる。

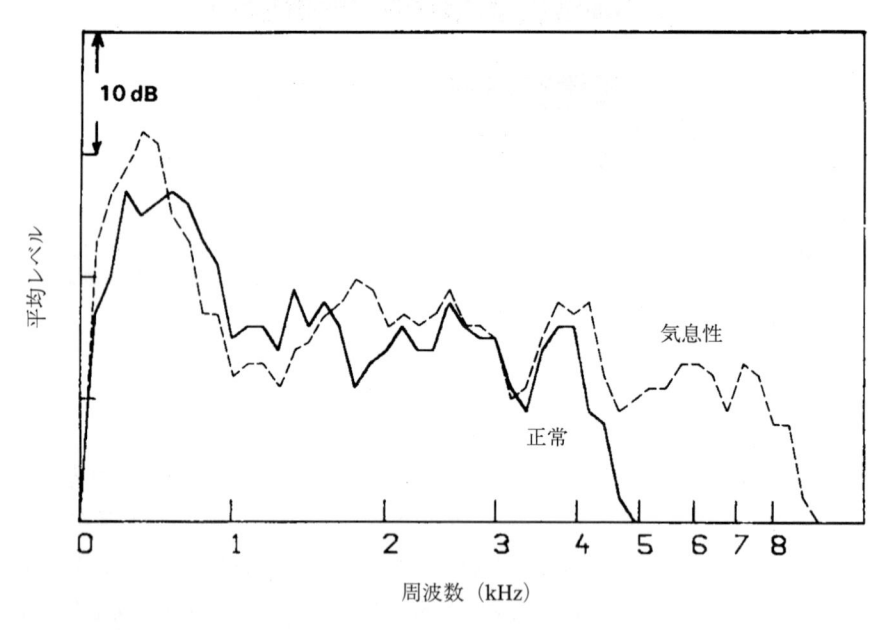

図9.8 通常発声（実線）と気息性発声（破線）による，話声の有声音の長時間平均スペクトル。声門間隙に起因する雑音は，スペクトルの高い周波数領域に現れている。

閉じる速度は非常に遅い。よって，上音は非常に弱くなり，基本波が喉頭音源のスペクトル全体を支配することになる。図は，病的音声では基本波は強いピークを作り，正常音声のスペクトルにおけるものよりもはるかに強いものとなっていることを示している。

改めて確認しておきたいのは，喉頭音源の基本波が弱いのは，喉詰め発声に典型的に見

られ，強い基本波は，気流発声や気息性発声に見られることである。図9.7から，気息性発声と気流発声とは上音成分に違いがあり，その違いは長時間平均スペクトルにより示されると推測できる。

気息性発声の喉頭音源では，雑音成分は乱流により生成される。高い周波数領域において，雑音成分はスペクトルの調波成分に比べて非常に強くなる。このような雑音成分を作り出す発声方法は，気息性発声だけではない。多くの無声子音もまた，高い周波数領域において，かなり強い雑音成分をもつ。長時間平均スペクトルの解析をする音声信号から無声子音を取り除いたときのみ，5 kHz以上の周波数領域における周波数成分の強さが声門間隙に関係する有益な情報を与えることになる。図9.8はその典型的な例について示したものである。

ウォームアップ

完璧な声の働きを必要とする人の多くは，声を使う大変な仕事の前にウォームアップを行う。ウォームアップでどういうことが起きているのか，また，なぜ，ウォームアップが重要なのかはよくわかっていないが，推測できることを述べてみたい。

多くの歌手がウォームアップを必要としている。ウォームアップなしでは，声はウォームアップした場合のようにはうまく出ない。急いでウォームアップしたり，間違った方法でウォームアップしたりすると，通常よりも声の働きが悪くなる。ウォームアップ不足の声は，適切にウォームアップした声よりも持続性で劣るであろう。

ウォームアップの方法は個人によって異なる。多くの人は，低い発声周波数で柔らかく歌い，1日の最初の発声練習においては，課題の間に長い休息を挟むことにしている。ほかには，高い発声周波数で大きい声で歌い，それから休息をとるという人もいる。リンゴやミカンなどの食べ物を練習中に摂取する人も多い。ウォームアップの方法は多様であり，各自が自分にとって最適な方法を見つけなければならない。

ウォームアップ中に声帯に何が起こるのであろうか。声帯は，主に筋組織によって構成されている。他の筋肉の場合と同様，声帯は良好な機能および粘性を得るために，十分な血液の循環を必要とする。適切な方法でウォームアップを行うことにより，良好な血液の循環が実現するだろうと考えられる。完璧に筋肉を動かす必要のあるバレーダンサーやスポーツ選手などの人々も，はじめにウォームアップを行っている。これらの人々は，筋肉を動かしたりマッサージすることによってウォームアップを行う。声帯を直接マッサージすることは難しいので，その代わりに柔らかい発声をしマッサージ同様の効果を得るのである。重要であるにもかかわらずあまりにもよくわからないことが多い，このウォームアップというテーマについて，注目した研究がすぐに始まることを期待したい。

治療と展望

前述したように，外科的手術は，声の障害を治療する1つの戦略である。機能的でない障害の場合，医師は手術による治療を行うことを考えるだろう。これは，納得できる考え方である。しかしながら，まずい発声技術の結果として問題が起きた場合は，手術をしたとしても，患者の発声習慣が向上しない限り，その後，遅かれ早かれ，再び声の問題が生じるであろう。

薬物による治療は，もう1つの重要な治療方法である。プロとして声を使う人は，多くの薬物が声に問題を生じさせるような作用をもっていることを理解しておくことが重要である。これは，発声の問題に対して用いる薬だけでなく，他の薬（睡眠薬の類や避妊用のピルなど）も，また，個人によっては，発声や声の制御に影響を与えるものがあることを理解しておく必要がある。したがって，歌手やプロとして声を使う人は，主治医に声を用いる仕事をしていることをきちんと説明し，そのことを考慮して処方してもらわなければならない。この話題についてさらに情報を知りたい人は，Proctorの"Breathing, Speech, and Song"（1980）「呼吸，発声，歌唱」を見られたし。

セラピーすなわち音声訓練は，声の問題の治療をするために，おそらく最も重要な方法である。歌唱指導者や声の専門家の間で，何が最適な声の治療方法で何がセラピーにおける最適な療法か，何が最適な発声の技術なのかということに関する議論は，何世紀もの間議論されてきたが，近い将来にこの問いの答えが得られる望みは薄いと思われる。実際，提示された質問の仕方そのものが適当でない。声を用いることに関してある1つの方法だけが，他のどの方法よりも優れているということはあり得ないだろう。個人の形態，性別，レパートリー，歌唱スタイル，その他さまざまな要因が，大きな意味をもって関係してくるからである。

すべての方法が等しく有効で適切であるといっているのではない。実際は，方法の中には，実用的でなかったり，有害だったり，あるいはその両方だったりするものもあるだろう。新しい発声指導者が町にやってきて，レッスンを始めたという単純な理由で，声の問題で喉頭科医のところへ通う患者の数が増加するなどということも，しばしば起こるのである。いい発声指導者を見つける賢い方法は，過去にその指導者がどのように実績を積んできたかを知ることである。2人生徒がいれば，その2人がまったく同じということは，もちろん，あり得ない。しかし，一般論として，ある指導者が，他の指導者よりも生徒を指導することにおいて実績があるということはわかるはずである。著者は，指導者と生徒の個人的な関係が，よい指導となる要因として一般的に軽視されていると思っている。感情や気分は，発声動作に大いに影響を与えるからである。

何がよい方法であり，よい技術であるかを判断するのは難しい。しかしながら，声の特性に関する客観的な尺度が判断の助けになってくれるだろう。客観的かつ適切な尺度は，

薬理学や医学などの他の分野におけるさまざまな方法の評価においても不可欠なものとされている。

　発声方法に関する議論を閉じる前に指摘しておかねばならないのは，発声方法とは，必ずしも教育方法を意味するのではなく，むしろ達成する目標を意味するということである。言い方を換えれば理想的な声の使い方を意味するのである。方法という言葉が使われるときは，この意味で用いられ，この意味では当然のことであるが，よりよい方法と，よくない方法とが存在する。とはいうものの，生理学的な視点から最適だと思われるただ1つの発声方法があるのかないのかは，よくわからない。とにかく，将来，明らかにすべき問題である。すべてのレパートリーに等しく適している1つの発声の方法や，声の使い方があるかどうかはさらに疑わしい。ロックを聞く人と，オペラを聞く人に，どんな声の使い方が音楽的に最もよいかということについて，意見を一致させることは非常に困難であろう。

　つまり，明らかに発声指導者の特徴はさまざまであり，また，さまざまな発声方法の特徴もさまざまである。どの発声方法がよいのか悪いのかという質問に答えるのは簡単ではなく，おそらく，生徒の性格や発声習慣を考慮する必要がある。著者は，よい発声方法とは，きちんと生理学的な知見に合致した発声方法であると考える。長い目で見れば，大多数の生徒にとって，実際に身体に起こることと一致した指示の方が，理解するのが容易なはずである。生徒は，たまたま，「左肘に音を感じなさい」というような指示の意味することを発見するかもしれないが，この手の指示を実践することは，より具体的で現実的な指示から学ぶよりも，多くの時間が費やされることとなるだろう。

参考文献

Some abbreviations used in the list of references:

FP   *Folia Phoniatrica*
JASA   *Journal of the Acoustical Society of America*
JSHR   *Journal of Speech and Hearing Research*
KTH   *Kungliga Tekniska Högskolan* (Royal Institute of Technology)
MIT   *Massachusetts Institute of Technology*
Z   *Zeitschrift*

Ågren, K., and J. Sundberg. 1978. An acoustic comparison of alto and tenor voices. *J Research in Singing* 1: 26–32.

Appelman, D. R. 1967. *The science of vocal pedagogy.* Bloomington: Indiana University Press.

Baer, T. 1979. Reflex activation and laryngeal muscles by sudden induced subglottal pressure changes. *JASA* 65: 1271–75.

Baldwin, E. A., A. Cournand, and D. Richards. 1948. Pulmonary insufficiency. *Medicine* 27: 243–78.

Bartholomew, W. T. 1934. A physical definition of "good voice quality" in the male voice. *JASA* 6: 25–33.

von Békésy, G. 1960. *Experiments in hearing.* New York: McGraw-Hill.

Bennett, G. 1981. Singing synthesis in electronic music. In *Research Aspects of Singing* (pp. 34–50). Stockholm: Royal Swedish Acad. of Music.

van den Berg, J.-W. 1962. Modern research in experimental phoniatrics. *FP* 14: 81–149.

———. 1968. Register problems. In *Ann. New York Acad. Sciences* 151, article 1, ed. M. Krauss, M. Hammer, and A. Bouhuys, 129–34.

Björklund, A. 1961. Analysis of soprano voices. *JASA* 33: 575–82.

Bloothooft, G. 1985. Spectrum and timbre of sung vowels. Ph.D. diss., Vrije Universiteit te Amsterdam.

Bouhuys, A., J. Mead, D. F. Proctor, and K. N. Stevens. 1968. Pressure-flow events during singing. *Ann. New York Acad. Sciences* 155, article 1, ed. M. Krauss, M. Hammer, and A. Bouhuys, 165–76.

Bouhuys, A., D. F. Proctor, and J. Mead. 1966. Kinetic aspects of singing. *J Appl. Physiol.* 21: 483–96.

Brandl, F. 1985. Bewegungen des Kehlkopfes bei männlichen Berufssängern in Abhängigkeit von der Tonintensität. *Sprache—Stimme—Gehör* 9: 54–58.

Carr, P. B., and D. Trill. 1964. Long-term larynx excitation spectra. *JASA* 36: 575–82.

Childers, D. G., J. J. Yea, and E. L. Boccheri. 1983. Source vocal tract interaction in speech and singing synthesis. In *Proc. of Stockholm Music Acoustics Conference 1983* (SMAC 83) (no. 1), ed. A. Askenfelt, S. Felicetti, E. Jansson, and J. Sundberg, pp. 125–41. Stockholm: Royal Swedish Acad. of Music.

Chowning, J. M. 1980. Computer synthesis of the singing voice. In *Sound generation in winds, strings, computers* (pp. 4–14). Stockholm: Royal Swedish Acad. of Music.

Clarkson, J. and J. A. Deutsch. 1966. Effect on threshold reduction on the vibrato. *J Exp. Psychol.* 71: 706–10.

Cleveland, T. F. 1976. *The acoustic properties of voice timbre types and their importance in the determination of voice classification in male singers.* Ph.D. diss., University of Southern California.

———. 1977. Acoustic properties of voice timbre types and their influence on voice classification. *JASA* 61: 1622–29.

Cleveland, T., and J. Sundberg. 1983. Acoustic analysis of three male voices of different quality. In *Proc. of Stockholm Music Acoustics Conference 1983* (SMAC 83) (no. 1), ed. A. Askenfelt, S. Felicetti, E. Jansson, and J. Sundberg, pp. 143–56. Stockholm: Royal Swedish Acad. of Music.

Clynes, M. 1983. Expressive microstructure in music, linked to living qualities. In *Studies of Music Performance* (pp. 76–181). Stockholm: Royal Swedish Academy of Music.

———. 1969. Precision of essentic form in living communication. In *Information processing in the nervous system*, ed. K. M. Leibovic and J. C. Eccles. New York: Springer Verlag.

———. 1980. Transforming emotionally expressive touch to similarly expressive sound. *Proc. Tenth Int. Acoust. Congr.*, Sydney.

Coleman, R. F., J. H. Mabis, and J. K. Hinson. 1977. Fundamental frequency—sound pressure level profiles of adult male and female voices. *JSHR* 20: 197–204.

Coleman, R. O. 1976. A comparison of the contributions of two voice quality characteristics to the perception of maleness and femaleness in the voice. *JHSR* 19: 168–80.

Crystal, D. 1969. *Prosodic systems and intonation in English.* Cambridge: Cambridge University Press.

Deutsch, J. A., and J. K. Clarkson. 1959. Nature of the vibrato and the control loop in singing. *Nature* 183: 167–68.

Dmitriev, L., and A. Kiselev. 1979. Relationship between the formant structure of different types of singing voices and the dimension of supraglottal cavities. *FP* 31: 238–41.

Draper, M. H., P. Ladefoged, and D. Whitteridge. 1959. Respiratory muscles in speech. *JSHR* 2: 16–27.

Dunker, E., and B. Schlosshauer. 1961. Unregelmässige Stimmlippenschwingungen bei funktionellen Stimmstörungen. *Z. fuer Laryngologie, Rhinologie, Otologie* 40: 919–34.

Erickson, D., T. Baer, and C. Harris. 1983. The role of the strap muscles in pitch lowering. In *Vocal fold physiology: Contemporary research and clinical issues*, ed. D. M. Bless and J. H. Abbs, 279–85. San Diego, Calif.: College-Hill.

Estill, J., T. Baer, K. Honda, and K. S. Harris. 1983. Supralaryngeal activity in a study of six voice qualities. In *Proc. of Stockholm Music Acoustics Conference 1983* (SMAC 83) (no. 1), ed. A. Askenfelt, S. Felicetti, E. Jansson, and J. Sundberg, pp. 157–74. Stockholm: Royal Swedish Acad. of Music.

参考文献

Fant, G. 1959. Acoustic analysis and synthesis of speech with applications to Swedish. *Ericsson Technics* 1: 1–108. Reprinted in G. Fant: *Speech sounds and features*. Cambridge: MIT Press.

———. 1960. *Acoustic theory of speech production*. The Hague: Mouton.

———. 1968. Analysis and synthesis of speech processes. In *Manual of phonetics*, ed. B. Malmberg, 173–277. Amsterdam: North Holland Publishing Company.

———. 1975. Nonuniform vowel normalization. *Speech Transmission Laboratory Quarterly Progress and Status Report* (KTH, Stockholm) 2–3: 1–19.

———. 1979. Glottal source and excitation analysis. *Speech Transmission Laboratory Quarterly Progress and Status Report* (KTH, Stockholm) 1: 85–107.

Fant, G., L. Qi-guang, and C. Gobl. 1985. Notes on glottal flow interaction. *Speech Transmission Laboratory Quarterly Progress and Status Report* (KTH, Stockholm) 2–3: 21–45.

Flanagan, J. L. 1965. *Speech analysis, synthesis, and perception*. New York: Springer.

Fonagy, I. 1962. Mimik auf glottaler Ebene. *Phonetica* 8: 209–19.

———. 1967. Hörbare Mimik. *Phonetica* 16: 25–35.

———. 1971. Synthèse de l'ironie. *Phonetica* 23: 42–51.

———. 1976. La mimique buccale. *Phonetica* 33: 31–44.

———. 1981. Emotions, voice, and music. In *Research Aspects of Singing* (pp. 51–79). Stockholm: Royal Swedish Acad. of Music.

Fonagy, I., and S. Bérard. 1972. "Il est huit heures." Contribution à l'analyse semantique de la vive voix. *Phonetica* 26: 157–92.

Fonagy, I., and K. Magdics. 1963. Emotional patterns in intonation and music. *Z. fuer Phonetik* 16: 293–326.

Fritzell, B. 1973. Foniatri för medicinare. Stockholm: Almqvist & Wiksell.

Fujisaki, H. 1981. Dynamic characteristics of voice fundamental frequency in speech and singing—Acoustical analysis and physiological interpretations. In *Proceedings of the 4th F.A.S.E. Symposium*.

Gauffin, J., and J. Sundberg. 1980. Data on the glottal voice source behavior in vowel production. *Speech Transmission Laboratory Quarterly Progress and Status Report* (KTH, Stockholm) 2–3 (1980): 61–70.

Gibian, G. L. 1972. Synthesis of sung vowels. *Quarterly Progress Report* (MIT) 104: 243–47.

Goodwin, A. 1980. Acoustic study of individual voices in choral blend. *J of Res. in Singing* 3(2): 15–36.

Gould, W. J. 1977. The effect of voice training on lung volumes in singers and the possible relationship to the damping factor of Pressman. *J of Res. in Singing* 1: 3–15.

Gould, W. J., and H. Okamura. 1974. Interrelationships between voice and laryngeal mucousal reflexes. In *Ventilatory and phonatory control systems*, ed. B. Wyke, 347–60. London: Oxford University Press.

Hagerman, B., and J. Sundberg. 1980. Fundamental frequency adjustment in barbershop singing. *J Research in Singing* 4: 3–17.

Harvey, N. 1985. Vocal control in singing: A cognitive approach. In *Musical structure and cognition*, ed. P. Howell, I. Cross, and R. West, 287–332. London: Academic Press.

Hirano, M., W. Vennard, and J. Ohala. 1970. Regulation of register, pitch, and intensity of voice. *FP* 22: 1–20.

Hixon, T. J. 1976a. Dynamics of the chest wall during speech production: Function of the thorax, rib cage, diaphragm, and the abdomen. *JSHR* 19: 297–356.

———. 1976b. Respiratory function in speech. In *Normal aspects of speech, hearing and language,* ed. F. D. Minifie, T. J. Hixon, and F. Williams, 73–125. Englewood Cliffs, N.J.: Prentice-Hall.

Hixon, T. J., and C. Hoffman. 1978. Chest wall shape in singing. *Transcripts of the 7th Symposium Care of the Professional Voice,* ed. L. van Lawrence, 9–10. New York: Voice Foundation.

Hollien, H. 1974. On vocal registers. *J of Phonetics* 2: 125–43.

———. 1983. The puzzle of the singer's formant. In *Vocal fold physiology: Contemporary research and clinical issues,* ed. D. M. Bless and J. H. Abbs, 368–78. San Diego: College-Hill.

Hollien, H., and G. P. Moore. 1960. Measurements of the vocal folds during changes in pitch. *JSHR* 3: 157–65.

Howell, P. 1985. Auditory feedback of the voice in singing. In *Musical structure and cognition,* ed. P. Howell, I. Cross, and R. West, 259–86. London: Academic Press.

Howell, P., and D. J. Powell. 1984. Hearing your voice through bone and air: Implications for explanations of stuttering behavior from studies of normal speakers. *J of Fluency Disorders* 9: 247–64.

Ishizaka, K., and J. L. Flanagan. 1972. Synthesis of voiced sounds from a two-mass model of the vocal cords. *Bell System Technical Journal* 51: 1233–68.

Isshiki, N. 1964. Regulatory mechanism of voice intensity variation. *JSHR* 7: 17–29.

———. 1965. Vocal intensity and airflow rate. *FP* 17: 92–104.

Iwamiya, S., K. Kosygi, and O. Kitamura. 1983. Perceived pitch of vibrato tones. *J Acoust. Soc. Japan* 4: 73–82.

Johnson, A., J. Sundberg, and H. Willbrand. 1983. "Kölning": A study of phonation and articulation in a type of Swedish herding song. In *Proc. of Stockholm Music Acoustics Conference 1983* (SMAC 83) (no. 1), ed. A. Askenfelt, S. Felicetti, E. Jansson, and J. Sundberg, pp. 187–202. Stockholm: Royal Swedish Acad. of Music.

Johansson, C., J. Sundberg, and H. Willbrand. 1983. X-ray study of articulation and formant frequencies in two female singers. In *Proc. of Stockholm Music Acoustics Conference 1983* (SMAC 83) (no. 1), ed. A. Askenfelt, S. Felicetti, E. Jansson, and J. Sundberg, pp. 203–18. Stockholm: Royal Swedish Acad. of Music.

Karlsson, I. 1976. Vokalers spektrumlutning in tal. In *Avdelningen för fonetik.* Umeå University, Publication no. 10, 68–72.

Kirikae, J., T. Sato, H. Oshima, and K. Nomoto. 1964. Vibration of the body during phonation of vowels. *Revue de laryngologie, Otologie, Rhinologie* 85: 317–45.

Kitzing, P. 1985. Stroboscopy, a pertinent laryngological examination. *J of Otolaryngology* 14: 151–57.

Kotlyar, G. M., and V. P. Morozov. 1976. Acoustical correlates of the emotional content of vocalized speech. *Sov Phys Acoust* 22: 208–11.

Kramer, E. 1963. Judgments of personal characteristics and emotions from nonverbal properties of speech. *Psych Bull* 60: 408–20.

Large, J., and S. Iwata. 1971. Aerodynamic study of vibrato and voluntary "straight tone" pairs in singing. *FP* 23: 50–65.

Leanderson, R., J. Sundberg, and C. von Euler. The role of diaphragmatic activity during singing. *J. Appl. Physiol.* 62(1): 259–70.

Leanderson, R., J. Sundberg, C. von Euler, and H. Lagercrantz. 1983. Diaphragmatic control of the subglottic pressure during singing. *Transcripts of the 12th*

Symposium Care of the Professional Voice, ed. L. van Lawrence, 216–20. New York: Voice Foundation.

———. 1984. Effect of diaphragm activity on phonation during singing. *Speech Transmission Laboratory Quarterly Progress and Status Report* (KTH, Stockholm) 4: 1–10.

Lieberman, P., and S. B. Michaels. 1962. Some aspects of fundamental frequency and envelope amplitude as related to the emotional content of speech. *JASA* 34: 922–27.

Lindblom, B., and J. Sundberg. 1971. Acoustical consequences of lip, tongue, jaw, and larynx movements. *JASA* 50: 1166–79.

Lindgren, H., and A. Sundberg. 1972. Grundfrekvensförlopp och falsksång. Stockholm University, Inst. för musikvetenskap. Stencil.

Löfqvist, A. 1975. A study of subglottal pressure during the production of Swedish stops. *J phonetics* 3: 981–93.

Lottermoser, W., and Fr.-J. Meyer. 1960. Frequenzmessungen an gesungenen Akkorden. *Acustica* 10: 181–86.

McAdams, S. 1984. *Spectral fusion, spectral parsing, and the formation of auditory images.* Ph.D. diss., Stanford University.

McCurtain, F., and G. Welch. 1983. Vocal tract gestures in soprano and bass: A xeroradiographic-electrolaryngographic study. In *Proc. of Stockholm Music Acoustics Conference 1983* (SMAC 83) (no. 1), ed. A. Askenfelt, S. Felicetti, E. Jansson, and J. Sundberg, pp. 219–38. Stockholm: Royal Swedish Acad. of Music.

Makeig, S., and G. Balzano. 1982. Octave tuning—Two modes of perception. Res. symp on psychology and acoustics of music. (Preprint.)

Marshall, A. H., and J. Meyer. 1985. The directivity and auditory impressions of singers. *Acustica* 58: 130–40.

Mason, R. M. 1965. A study of the physiological mechanism of vocal vibrato. Ph.D. diss. Urbana: University of Illinois.

Monoson, P., and W. R. Zemlin. 1984. Quantitative study of whisper. *FP* 36: 53–65.

Morozov, V. P. 1965. Intelligibility in singing as a function of fundamental voice pitch. *Soviet Physics Acoustics* 10: 279–83.

Moses, P. J. 1954. *The voice of the neurosis.* New York: Grune & Stratton.

Navratil, M., and K. Rejsek. Lung function in wind instrument players and glass blowers. *Ann. New York Acad. Sciences* 155, article 1, ed. M. Krauss, M. Hammer, and A. Bouhuys, 276–83.

Nelson, H. D., and W. R. Tiffany. 1968. The intelligibility of song. *National Association of Teachers of Singing Bulletin,* December, 22–33.

Nordström, P.-E. 1977. Female and infant vocal tracts simulated from male area functions. *J Phonetics* 5: 81–92.

Ondrackova, J. 1969. Some remarks on the analysis of sung vowels: X-ray study of Czech material. Phon. Soc. of Japan. *Study of Sounds,* no. 14, 407–18.

Pawlowski, Z., R. Pawluczyk, and Z. Kraska. 1983. Epiphysis vibrations of singers studied by holographic interferometry. In *Proc. of Stockholm Music Acoustics Conference 1983* (SMAC 83) (no. 1), ed. A. Askenfelt, S. Felicetti, E. Jansson, and J. Sundberg, pp. 37–60. Stockholm: Royal Swedish Acad. of Music.

———. 1982. Holographic vibration analysis of the frontal part of the human neck during singing. In *Proc. Int. Conf. Optics in Biomedical Sciences,* ed. G. v Bally, and P. Greguss. Heidelberg: Springer Verlag.

Pawluczyk, R., Z. Kraska, and Z. Pawlowski. 1982. Holographic investigations of skin vibrations. *Appl. Optics* 21: 759–65.

Peslin, R., C. Duvivier, and M. Mortinet Lambert. 1972. Réponse en frequence du système mécanique ventilatoire total de 3 à 70 Hz. *Bull Physio-Path Resp.* 8: 267–79.

Proctor, D. F. 1968. The physiologic basis of voice training. In *Ann. New York Acad. Sciences* 155, article 1, ed. M. Krauss, M. Hammer, and A. Bouhuys, 208–28.

———. 1974. Discussion. In *Ventilatory and phonatory control systems,* ed. B. Wyke, 292–95. London: Oxford University Press.

———. 1980. *Breathing, speech and song.* New York: Springer-Verlag.

Rossing, T. D., J. Sundberg, and S. Ternström. 1986. Acoustic comparison of voice use in solo and choir singing. *JASA* 79: 1975–81.

———. 1985. Acoustic comparison of soprano solo and choir singing. *Speech Transmission Laboratory Quarterly Progress and Status Report* (KTH, Stockholm) 4: 43–58.

Rothenberg, M. 1968. The breath-stream dynamics of simple-released plosive production. *Bibliotheca Phonetica* 6: 1–117.

———. 1973. A new inverse-filtering technique for deriving the glottal airflow waveform during voicing. *JASA* 53: 1632–45.

———. 1981. The voice source in singing. In *Research aspects of singing,* pp. 15–33. Stockholm: Royal Swedish Acad. of Music.

———. 1985. *Cosi fan tutte* and what it means: Nonlinear source-tract interaction in the soprano voice and some implications for the definition of vocal efficiency. Paper given at Fourth Internat. Vocal Fold Physiol. Conf. New Haven, Conn.: Haskins Laboratories.

Rubin, H. J., M. LeCover, and W. Vennard. 1967. Vocal intensity, subglottic pressure, and airflow relationships in singers. *FP* 19: 393–413.

Ruth, W. 1963. The registers of the singing voice. *Nat Assoc of Teachers of Singing Bull,* May, 2–5.

Rzhevkin, S. N. 1956. Certain results of the analysis of a singer's voice. *Soviet Physics Acoustics* 2: 215–20.

Sacerdote, G. G. 1957. Researches on the singing voice. *Acustica* 7: 61–68.

Sawashima, M., H. Hirose, K. Honda, H. Yoshioka, S. R. Hibi, N. Kawase, and M. Yamada. 1983. Stereoendoscopic measurement of the laryngeal structure. In *Vocal fold physiology. Contemporary research and clinical issues,* ed. D. M. Bless and J. H. Abbs, 264–76. San Diego: College-Hill.

Scherer, K. R. 1979. Non-linguistic vocal indicators of emotion and psychopathology. In *Emotions in personality and psychopathology,* ed. C. E. Izard. New York: Plenum Press.

Schoenhard, C., H. Hollien, and J. W. Hicks. 1983. Spectral characteristics of voice registers in female singers. *Transcripts of the 12th Symposium Care of the Professional Voice,* ed. L. van Lawrence, 7–11. New York: Voice Foundation.

Schönhärl, E. 1960. *Die Stroboskopie in der praktischen Laryngologie.* Stuttgart: Georg Thieme Verlag.

Schultz-Coulon, H.-J. 1978. The neuromuscular control system and vocal function. *Acta oto-lar* 86: 142–53.

Schultz-Coulon, H.-J., and R.-D. Battmer. 1981. Die quantitative Bewertung des Sängervibratos. *FP* 33: 1–14.

Schultz-Coulon, H.-J., R.-D. Battmer, and H. Riechert. 1979. Die 3-kHz-Formant—ein Mass fuer die Tragfähigkeit der Stimme? I. Die untrainierte Normalstimme. II. Die trainierte Singstimme. *FP* 31: 291–313.

Schutte, H. K. 1980. *The efficiency of voice production.* Ph.D. diss., Universität Gronigen.

Schutte, H. K., and D. G. Miller. 1985. The effect of F0/F1 coincidence in soprano high notes on pressure at the glottis. *J Phonetics,* forthcoming.

Scully, C., and E. Allwood. 1983. Simulation of singing with a composite model of speech production. In *Proc. of Stockholm Music Acoustics Conference 1983* (SMAC 83) (no. 1), ed. A. Askenfelt, S. Felicetti, E. Jansson, and J. Sundberg, pp. 247–60. Stockholm: Royal Swedish Acad. of Music.

Sedlacek, K., and A. Sychra. 1963. Die Melodie als Faktor des emotionellen Ausdrucks. *FP* 15: 89–98.

Seidner, W., H. Schutte, J. Wendler, and A. Rauhut. 1983. Dependence of the high singing formant on pitch and vowel in different voice types. In *Proc. of Stockholm Music Acoustics Conference 1983* (SMAC 83) (no. 1), ed. A. Askenfelt, S. Felicetti, E. Jansson, and J. Sundberg, pp. 261–68. Stockholm: Royal Swedish Acad. of Music.

Selkin, S. G. 1982. *Flutes, horns, singers.* Videofilm.

Shearer, W. M. 1979. *Illustrated speech anatomy.* Springfield, Ill.: Charles C Thomas.

Shipp, T., T. Doherty, and P. Morrissey. 1979. Predicting vocal frequency from selected physiologic measures. *JASA* 66: 678–84.

Shipp, T., and K. Izdebski. 1975. Vocal frequency and vertical larynx positioning by singers and nonsingers. *JASA* 58: 1104–6.

Shipp, T., R. Leanderson, and S. Haglund. 1982. Contribution of the cricothyroid muscle to vocal vibrato. *Transcripts of the 11th Symposium Care of the Professional Voice,* ed. L. van Lawrence, 131–33. New York: Voice Foundation.

Shipp, T., R. Leanderson, and J. Sundberg. 1980. Some acoustic characteristics of vocal vibrato. *J Research in Singing* 4: 18–25.

Shipp, T., P. Morrissey, and S. Haglund. 1983. Laryngeal muscle adjustments for sustained phonation at lung volume extremes. In *Proc. of Stockholm Music Acoustics Conference 1983* (SMAC 83) (no. 1), ed. A. Askenfelt, S. Felicetti, E. Jansson, and J. Sundberg, pp. 269–77. Stockholm: Royal Swedish Acad. of Music.

Shipp, T., J. Sundberg, and S. Haglund. 1984. A model of frequency vibrato. *Transcripts of the 13th Symposium Care of the Professional Voice,* ed. L. van Lawrence, 116–17. New York: Voice Foundation.

Shonle, J. I., and K. E. Horan. 1980. The pitch of vibrato tones. *JASA* 67: 246–52.

Smith, L. A., and B. L. Scott. 1980. Increasing the intelligibility of sung vowels. *JASA* 67: 1795–97.

Sonninen, A. 1956. The role of the external laryngeal muscles in length-adjustment of the vocal cords in singing. *Acta Otolaryngologica,* Suppl. 130.

Strohl, K. P., and J. M. Fouke. 1985. Dilating forces on the upper airways of aenesthetized dogs. *J Applied Physiology* 58: 452–58.

Stumpf, C. 1926. *Die Sprachlaute.* Berlin: J. Springer.

Sundberg, J. 1970. Formant structure and articulation of spoken and sung vowels. *FP* 22: 28–48.

———. 1972. Production and function of the singing formant. In *Report of the 11th Congress of the International Musicological Society,* vol. 2., ed. H. Glahn, S. Sorenson, and P. Ryom, 679–88. Copenhagen: Edition Wilhelm Hansen.

———. 1973. The source spectrum in professional singing. *FP* 25: 71–90.

———. 1974. Articulatory intepretation of the "singing formant." *JASA* 55: 838–44.

———. 1975. Formant technique in a professional female singer. *Acustica* 32: 89–96.

———. 1977a. The acoustics of the singing voice. *Scientific American,* March, 82–91.

———. 1977b. Singing and timbre. In *Music, room, acoustics* (pp. 57–81). Stockholm: Royal Swedish Acad. of Music.

———. 1977c. Vibrato and vowel identification. *Archives of Acoustics* 2: 257–66.

———. 1977d. Studies of the soprano voice. *J Research in Singing* 1: 25–35.

———. 1978a. Effects of the vibrato and the singing formant on pitch. *Musicologica Slovaca* 6: 51–69.

———. 1978b. Vibrato and vowel identification. *Archives of Acoustics* 2: 257–66.

———. 1978c. Synthesis of singing. *Swedish Journal of Musicology* 60: 107–12.

———. 1979. Maximum speed of pitch changes in singers and untrained subjects. *J Phonetics* 7: 71–97.

———. 1981. To perceive one's own voice and another person's voice. In *Research Aspects of Singing,* 80–86. Stockholm: Royal Swedish Acad. of Music.

———. 1982a. In tune or not? The fundamental frequency in music practice. In *Tiefenstruktur der Musik, Festschrift Fritz Winckel.* ed. C. Dahlhaus, M. Krause, and P. Freuzel. Berlin: Technische Universität und Akademie der Kunste, 69–98.

———. 1982b. Perception of singing. In *The psychology of music,* ed. D. Deutsch, 59–98. New York: Academic Press.

———. 1983. Chest wall vibrations in singers. *JSHR* 26: 329–40.

———. 1984. Using acoustic research for understanding various aspects of the singing voice. *Transcripts of the 13th Symposium Care of the Professional Voice,* ed. L. van Lawrence, 90–104. New York: Voice Foundation.

Sundberg, J., and A. Askenfelt. 1983. Larynx height and voice source: A relationship? In *Voice physiology,* ed. D. M. Bless and J. H. Abbs, 307–16. San Diego: College-Hill.

Sundberg, J., and J. Gauffin. 1974. Masking effects of one's own voice. *Speech Transmission Laboratory Quarterly Progress and Status Report* (KTH, Stockholm) 1: 35–41.

———. 1979. Waveform and spectrum of the glottal voice source. In *Frontiers of speech communication research, Festschrift for Gunnar Fant,* ed. B. Lindblom and S. Öhman, 301–20. London: Academic Press.

———. 1982. Amplitude of the voice source fundamental and the intelligibility of super pitch vowels. In *The representation of speech in the peripheral auditory system,* ed. R. Carlson and B. Granström, 223–38. New York: Elsevier Biomedical Press.

Sundberg, J., R. Leanderson, C. von Euler, and H. Lagercrants. 1983. Activation of the diaphragm in singing. In *Proc. of Stockholm Music Acoustics Conference 1983* (SMAC 83) (no. 1), ed. A. Askenfelt, S. Felicetti, E. Jansson, and J. Sundberg, pp. 279–90. Stockholm: Royal Swedish Acad. of Music.

Sundberg, J., and P.-E. Nordström. 1983. Raised and lowered larynx: The effect on vowel formant frequencies. *J of Research in Singing* 6: 7–15.

Terhardt, E. 1974. On the perception of periodic sound fluctuations (roughness). *Acustica* 30: 201–13.

Ternström, S., and J. Sundberg. 1984. Acoustical aspects of choir singing. *Transcripts of the 13th Symposium Care of the Professional Voice,* ed. L van Lawrence, pp. 48–52. New York: Voice Foundation.

———. 1986. Acoustics of Choir Singing. In *Acoustics for Choir and Orchestra,* ed. S. Ternström, Stockholm: Royal Swedish Acad. of Music, 12–22.

参考文献

―――. Intonation precision of choir singers. Forthcoming.

Ternström, S., J. Sundberg, and A. Colldén. 1983. Articulatory perturbation of pitch in singers deprived of auditory feedback. In *Proc. of Stockholm Music Acoustics Conference 1983* (SMAC 83) (no. 1), ed. A. Askenfelt, S. Felicetti, E. Jansson, and J. Sundberg, pp. 291–304. Stockholm: Royal Swedish Acad. of Music.

Tiffin, J. 1931. Some aspects of the psychophysics of the vibrato. *Psychol Rev Monogr* 41: 153–200.

Titze, I. 1973 and 1974. The human vocal folds: A mathematical model. Parts 1 and 2. *Phonetica* 28: 129–70; *Phonetica* 29: 1–21.

―――. 1983. The importance of vocal tract loading in maintaining vocal fold oscillation. In *Proc. of Stockholm Music Acoustics Conference 1983* (SMAC 83) (no. 1), ed. A. Askenfelt, S. Felicetti, E. Jansson, and J. Sundberg, 61–72. Stockholm: Royal Swedish Acad. of Music.

Titze, I., and D. T. Talkin. 1979. A theoretical study of the effects of various laryngeal configurations on the acoustics of phonation. *JASA* 66: 60–74.

Trojan, F. 1952. Experimentelle Untersuchungen über den Zusammenhang zwischen dem Ausdruck der Sprechstimme und dem vegetativen Nervensystem. *FP* 4: 65–92.

Trojan, F., and F. Winckel. 1957. Elektroakustische Untersuchungen zur Ausdruckstheorie der Sprechstimme. *FP* 9: 168–82.

Vennard, W. 1967. *Singing, the mechanism and the technique.* New York: Carl Fischer.

Vennard, W., M. Hirano, J. Ohala, and B. Fritzell. 1970. A series of four electromyographic studies. *National Assoc Teachers of Singing Bull*, vol. 27, no. 1, 16–21; no. 2, 30–37; no. 3, 26–32; no. 4, 22–30.

Wang, S. 1983. Singing voice: Bright timbre, singer's formant, and larynx positions. In *Proc. of Stockholm Music Acoustics Conference 1983* (SMAC 83) (no. 1), ed. A. Askenfelt, S. Felicetti, E. Jansson, and J. Sundberg, 313–22. Stockholm: Royal Swedish Acad. of Music.

Ward, D., and E. Burns. 1978. Singing without auditory feedback. *J of Research in Singing* 1: 24–44.

Watson, P. J., and T. J. Hixon. 1985. Respiratory kinematics in classical (opera) singing. *JSHR* 28: 104–22.

Williams, C. E., and K. N. Stevens. 1972. Emotions and speech: Some acoustic correlates. *JASA* 52: 1238–50.

―――. 1969. On determining the emotional state of pilots during flight: An exploratory study. *Aerospace Med.* 40: 1369–72.

Winckel, F. 1953. Physikalischen Kriterien für objective Stimmbeurteilung. *FP* 5: (Separatum): 232–52.

Wolf, S. K., D. Stanley, and W. J. Sette. Quantitative studies of the singing voice. *JASA* 6: 255–66.

Wyke, B. D. 1974. Laryngeal neuromuscular control systems in singing. *FP* 26: 295–306.

Zemlin, W. R. 1968. *Speech and hearing science.* Englewood Cliffs, N.J.: Prentice-Hall.

訳者あとがき

　この本は，Johan Sundberg, "The Science of the Singing Voice", Northen Illinois University Press, 1987の全訳である。

　歌声に関する研究書の決定版ともいえる本書は，生理学，音響学，歌唱教育の学際的視点から，西洋の伝統的な歌唱法について，幅広くかつ詳細にこれまでの研究成果について解説を行ったものである。本書は，単に研究者にとって有用な本であるだけでなく，広く歌唱指導者や声楽家，声楽を学ぶ学生にとって良い参考書となると期待される本であり，そう感じたことは，本書を翻訳しようと思い立った大きな動機となっている。この本でまとめられている歌声の科学的研究の成果が，わが国において，歌声に関係するさまざまな領域で活躍する人に客観的な知識を与え，その知識が共通の言葉となり，わが国における学際的な交流に貢献することを期待してやまない。また，本書に刺激を受けて，歌声の研究をする若い人が現れることも大いに期待したい。

　原著書であるヨハン・スンドベリは，1936年生まれで，ウプサラ大学において音楽学で博士号を取得し，長年，スウェーデンのKTH（王立工科大学）で音楽音響研究グループの教授として（現在は名誉教授）後進の指導にあたってきた。研究内容は歌声の研究をはじめ，音楽の演奏法，歌声の合成モデルに至るまで幅広く，本書以外にも音楽音響に関する入門書を英語で出版している。スンドベリ氏は日本にも多くの友人をもち，これまで数回来日した経験をもつ。2004年に京都で開催された国際音響学会では，歌声研究のセッションの座長として来日し，桜咲く京都に集った世界中にいる氏の弟子や友人とともに京料理を満喫された姿は，個人的な記憶として新しい。身長2メートル以上の長身で髭を蓄え優しい目をしておられ，またユーモアに溢れた話しぶりは知り合った人を魅了してやまない。その人柄は，本書に滲み出ている独特のユーモアと学問に対する情熱からも読み取ることができるであろう。

　著者の名前，ヨハン・スンドベリの発音は日本語では，ヨアンとも，スンベリとも，スンバリとも表記しても構わないと思うが，これまでスンドベリと書かれることが多く，本書ではこれにならってスンドベリと表記することとした。

　なお原著はスウェーデン語で書かれた本の，著者による英訳で，スウェーデン語版は2000年に改訂され，今回の訳では，原著で曖昧な箇所のいくつかは，スウェーデン語の改訂版を参考にした。スウェーデン語の改訂版には，本書に含まれていない章や新しい結果

訳者あとがき

が含まれており，それらも本書で訳出して追加することも当初考えたが，現在著者自身が改訂版を英文に翻訳中であること，また，1987年英語版の原著は学際的な領域の研究者を対象とした専門書として，出版から20年経った今でもなお内容における新鮮さを十分に保っていると思われることなどから，基本的に1987年出版の英語による原著を極力忠実に翻訳することとした．

　本書の翻訳は，第4章，第8章を伊藤，第5章を伊藤と林，第7章を小西が担当し，それ以外の章の訳出および全体の用語等の統一を榊原が担当した．訳や用語におけるすべての責任は，最終的に作業を取りまとめた榊原にある．

　最後に，原著者のスンドベリ氏には，訳業の遅れで，長い間，心配をかけたが，この翻訳が出版されることとなったことで容赦していただくとともに，これまで研究者としてさまざまな場面で戴いた御助力，御助言に対する，多少なりともの恩返しになればと考える次第である．また，東京電機大学出版局の徳富亨さんは，この翻訳に訳者一同取り組んでいる間，取りまとめ役の私の職場がいろいろと変わる度に多大な苦労をおかけしたにもかかわらず，その度に遅滞する翻訳作業を辛抱強く激励して下さった．ここに深く感謝の意を表したい．

2007年2月　札幌にて

訳者一同を代表して　榊原健一

索引

■英数字

Ågren, K.　67, 68, 104, 106, 109
Allwood, E.　169
Appleman, D.R.　117
Askenfelt, A.　5, 92, 134, 173

Baer, T.　55, 92
Baldwin, E.A.　32
Balzano, G.　181
Bartholow, W.T.　119, 120
Battmer, R.D.　119, 164, 165
Berad, S.　156
Bernoulli　13
Björklund, A.　165
Boccheri, E.L.　121
Boothooft, G.　115, 116, 119, 124, 128
Bouhuys, A.　31, 35, 40
Burns, E.　61

Carr, P.B.　69
Childers, D.G.　121
Chowning, J.M.　177
Clarkson, J.　170-172
Cleveland, T.F.　36, 69, 110, 111, 120
Clynes, M.　148, 157
Coleman, R.F.　115, 116
Coleman, R.O.　103
Collden, A.　135, 145
Cournand, A　32
Crystal, D.　148

Deutch, J.A.　170-172
Dmitriev, L.　119, 131, 132
Doherty, T.　55
Draper, M.H.　31
Dunker, E.　188-191

Erickson, D.　55
Estill, J.　92

Fant, G.　21, 22, 72, 73, 82, 79, 94, 102, 111, 128
Flanagan, J.L.　91, 160
Fonagy, I.　155-158
Fouke, J.M.　28, 121
Fritzell, Björn　5, 184
Fujisaki, H.　55

Gauffin, J.　79, 81, 83, 84, 86, 87, 160
Gibian, G.L.　119
Goodwin, A.　142
Gould, W.J.　35, 60

Hagerman, B.　180
Haglund, S.　58, 167, 171
Harris, C.　55
Harris, K.　92
Hibi, S.R.　6
Hicks, J.W.　70
Hinson, J.K.　115, 116
Hirano, M.　54, 55, 57
Hirose, H.　6
Hixon, T.J.　31
Hoffman, C.　31
Hollien, H.　50, 53, 70, 119, 124
Honda, K.　92
Horan, K.E.　172
Husson, R.　14, 15

Ishizaka, K.　91
Isshiki, N.　42, 55
Iwamiya, S.　172
Iwata, S.　43, 172, 174
Izdebski, K.　98, 120

Johansson, C.　125, 128, 129

Karisson, K.　68
Kawase, N.　6
Kirikae, J.　162, 163

Kiselev, A.   119, 131, 132
Kitamura, O.   172
Kitzing, P.   64, 183
Kosygi, K.   172
Kotlyar, G.M.   154
Kramer, E.   148
Kraska, Z.   162

Ladefoged, M.H.   31
Lagercrants, H.   31, 47, 92
Large, J.   43, 172, 174
Leanderson, R.   31, 37, 47, 48, 91, 164-167
LeCover, M.   45, 46, 81, 168-170
lentoのテンポ   39
Lieberman, P.   148
Lindblom, B.   96, 98, 100, 101
Lindgren, H.   179, 181
Lottermoser, W.   137, 136

Mabis, J.H   115, 116
Magdics, K.   155
Makeig, S.   181
Marshall, A.H.   123, 142, 160
Mason, R.M.   168
McAdams, S.   177
Mead, J.   31
Meyer, Fr.-J.   136, 137
Meyer, J.   123, 142, 160
Michaels, S.B.   148
Miller, D.G.   128
Moore, G.P.   53, 54
Morosov, V.P.   153, 177, 178
Morrison, H.   152
Morrissey, P.   55, 58
Moses, P.J.   159

Navratil, M.   37
Nelson, H.D.   178
Nomoto, K.   162, 163
Nordström, P.E.   103, 113, 114

Ohala, J.   54, 55, 57
Olamura, H.   60
Ondrackova, J.   168
Oshima, H.   162, 163

Pawlowski, Z.   162
Pawluczyk, R.   162
Proctor, D.F.   27, 30, 31, 35, 37, 60, 196

Qi-guang, Li   128

Rauhut, A.   128
Rejsek, K.   37
Richards, D.   32
Riechert, T.   119
Rossing, T.D.   143, 144
Rothenberg, M.   32, 77, 78, 83, 85, 119, 128
Rubin, H.J.   41, 42, 45, 46, 81, 168-170
Ruth, W.   130
Rzhevkin, S.N.   119

Sacerdote, G.G.   135, 136
Sato, T.   162, 163
Sawashima, M.   6
Scherer, K.R.   148
Schlosshauer, B.   188-191
Schoenhard, C.   70
Schully, C.   169
Schultz-Coulon, H.J.   119, 164, 165
Schutte, H.   128
Scott, B.L.   178
Sedlacek, K.   148
Seidner, W.   128
Selkin, S.G.   168
Shearere, W. M.   6
Shipp, T.   55, 58, 98, 120, 165, 167, 171
Shonle, J.I.   172
Shutte, H.K.   89, 128
Smith, L.A.   178
Sonninen, A.   56
Stevens, C.E.   150-153
Stevens, K.N.   31, 35, 40,
Strohl, K.P.   28, 121
Stumpf, C.   176, 177
Sundberg, J.   5, 31, 36, 37, 47, 55, 56, 68, 71-74, 79, 81, 83, 84, 86, 135, 145, 160, 165, 167, 171, 172, 174, 175, 179-181
Sychra, A.   148

Talkin, D.T.   90, 91
Terhardt, E.   107
Ternström, S.   135-137, 139, 145
Tiffany, W.R.   178
Titze, I.   90, 91
Trill, D.   69
Trojan, F.   150

Van den Berg, J.W.   53, 55
van Euler, C.   31, 47, 48, 92
Vennard, W.   45, 46, 53-55, 57, 81, 167-170

von Bekesy, G.　160

Wang, S.　122, 130
Ward, D.　61
Whitteridge, D.　31
Williams, C.E.　150
Winckel, F.　150

Yamada, M.　6
Yea, J.J.　121
Yoshioka, H.　6

■あ

顎の開き
　　——と調音　24, 96-99
　　——と発声周波数　126, 127
　　——とフォルマント周波数　23, 96-99, 125
　　　-128
アダムの林檎　7
圧力計マノメータ
　　——空気圧を計測するときに使う　26
アルコールの摂取　187
アルト
　　——の歌声のフォルマント周波数　104, 105
　　——の音源スペクトル　67, 68, 70, 71
怒り
　　——と声門下圧　150
　　——と発声のテンポ　154
　　——における感情の影響　150-152, 156, 157
　　——における発声周波数　153
　　——の調音への影響　156
息漏れ発声　80, 81, 85
咽頭　1, 3, 9
　　——の個人の特徴　2
咽頭長
　　——と喉頭の高さ　114
　　——とフォルマント周波数　120, 121
イントネーション　148
ウォームアップ　195
歌声　1, 2
　　——における横隔膜の役割　31, 32
　　——における気流　38
　　——における声門下圧　35-37, 44
　　——における肺気量　32, 33, 35
歌声合成　134
歌声—話声との違い　48
宇宙航空学　148
うなり　173, 179
裏声声区　4, 42, 50

　　——声帯長　54
　　——と気流グロトラムの振幅　87-89
　　——における（での）発声　42, 88-90
　　——の音源のスペクトル　69, 70
横隔膜　27, 28
　　——による吸気　28
　　——の役割（歌唱における）　30, 48, 92
オーケストラ伴奏
　　——女性オペラ歌手に対する　127
　　——男性オペラ歌手に対する　122, 124
オーボエ　37
恐れ
　　——と発声のテンポ　154, 155
　　——における感情の影響　150-152
　　——における発声周波数　153
音
　　——の音色的な性質　20
　　——の知覚　18
　　——の伝達関数　65
音スペクトル
　　——と音の周波数　76, 77
　　——と声質　77
音伝達理論　94
音のレベル
　　発声の——　36, 45, 46
オペラ歌手
　　女性　124-130
　　男性　115-124
　　ビブラートと——　165
オペラの歌唱　95
音圧　76
音圧レベル　44
音響発振器　10
音源
　　——と声質　147
　　——における感情の影響　148
　　——の制御系　58-63
　　——の波形　76-91
　　——の波形の概念的表現　11
　　——発声障害　191-195
　　——分析における逆フィルタの利用　91, 92
音源スペクトル　65, 68
　　——と波形の関係　79, 80
　　——と発声周波数　72-74
音源の基本波
　　振幅　81, 82
　　——と胸壁の振動　164
音源のスペクトル包絡　65
音源波形　77
音声
　　——感情　148-154

211

索 引

　　——の種類　1
　　——の生成　1
音声医学者　148
音声訓練（セラピー）　196, 197
　　——呼吸に注意した　25
音声障害
　　——の予防　5, 196, 197
音声衰弱　186
音程合わせ　137-141, 173, 174

■か

開放期　79
外側甲状披裂筋
　　——の生命維持機能　56, 57
　　——の役割　56
　　声帯の制御における——　56
外側輪状披裂筋　16
外転　7, 15, 47, 55
　　——発声と　58, 59, 134
カウンターテノールの声質　104
「顔の位置（法）」「顔の中に」　119, 164
歌手のフォルマント　4, 117-119
　　——と声の種類　119
　　——と母音生成　121, 122
　　——における母音への影響　119, 120
　　——の振幅　119
　　——の生成における喉頭管の役割　120
　　——をもつ歌唱の優位性　123, 124
　　ソプラノ歌手に関する——　143, 144
歌唱
　　——オペラ　95, 115-129
　　——音を外す　179-183
　　——聴覚における自動観測の重要性　61
　　——における横隔膜筋の活動　47
　　——における（声の）ピッチ軌跡　148
　　——における腹壁筋の役割　47
　　——前のウォームアップ　195
　　感情表現と——　154, 155
　　呼吸法と——　92
擦れ声　185
合唱　180
合唱歌唱　4
　　——と音程合わせの精度　137-141
　　——と発声周波数の分布　135, 136
　　——と母音のピッチ　145, 146
　　——とユニゾン度　135, 136
　　——におけるうなり　173
　　——に関する研究　135-146
　　ソロと合唱の——　142-144
合唱の声
　　——と理想的な独唱の声　124

括約筋群　9
悲しさ
　　——と発声のテンポ　155
　　——における感情の影響　150　152
　　——における発声周波数　153
　　——の影響　150-152, 158
仮声帯　8
感情　4
　　——による身体の動きと音　157
　　——の影響　148-158
感情音声　148-156
感情的な発声の調音　156
感情発声　155, 156
感情表現
　　——を伴う歌唱　154, 155
気圧
　　——と音　18, 19
　　発声周波数と——　44, 45
機械的受容器　59, 60
気管　6
気管軟骨　8
気導　161
胸声区　51, 53, 164
　　——の音源スペクトル　70
　　——の特徴　53
喫煙　187
機能的残気量　27, 29, 33-35
基本波　19
　　——の振幅　80
逆フィルタ　66, 77, 82
　　——による音源の分析　92
急性喉頭炎　185
教会合唱歌唱
　　——発声周波数　140
胸郭　28
胸骨甲状骨筋
　　——と喉頭の位置　133, 134
共通部分音　138, 139
胸壁における発声による振動　163, 164
共鳴　13, 91
共鳴器　10-12
　　——内の音　12
　　——の特徴　12
気流
　　——の重要性　41
　　発声への——　41
気流グロトグラム　66, 77, 78
　　——概念　77, 78
　　——関係，声帯振動　79
　　——声の音響量との関連　79
　　——特徴　81

索　引

　　──と内転　　81, 83
　　──とラウドネスの変化　　83, 85
　　──の振幅　　80, 82, 85, 86
　　──閉小速度　　87, 89
気流発声　　80, 84, 173
金管楽器　　37
筋伸張機械的受容器（伸長を感知する）　　59
筋電図（EMG）　　53
　　──と喉頭筋の活動　　17, 55, 57, 58, 167, 174
　　──と発声の周波数　　168, 167
　　──を用いた研究　　55
空気圧　　26
　　──の値　　26
　　──の計測　　26
　　──発音への気圧の重要性　　36, 41
空気抵抗　　40
　　──の重要性　　40
　　発声時の──　　40
空気の圧力
　　──の変動　　19
空気流　　33
　　──の決定　　172
空気流量
　　発声周波数における──　　42
　　発声と──　　46
　　話声と歌声における──　　38
「暗い」発声　　86
グリッサンド
　　──音のレベル　　43
　　──声門下圧　　42
　　──と空気流量のレベル　　41
　　空気流量と──　　42
クレッシェンド
　　──と増加する空気流量　　41
　　──輪状軟骨　　57
形態的な差
　　声質における──　　2
頸椎　　9
外科的手術
　　発声障害治療の──　　195
後筋　　15, 16
口腔　　1, 3
　　──の個人的特徴　　2
口腔内圧　　44
硬口蓋母音の調音　　22, 23
甲状筋　　17
甲状声帯筋　　57
甲状軟骨　　7, 15–17
甲状披裂筋　　15
口唇

　　調音器官としての──　　21, 93
口唇の開き
　　──と音のスペクトル　　81
　　──と音の放射　　95
　　──と調音　　97, 99
　　──とフォルマント周波数　　100
喉頭　　4, 21
　　──と調音　　93, 97–99
　　──の機能　　47
　　──の軟骨　　8
喉頭炎
　　急性──　　185
　　慢性──　　185
喉頭音源　　10, 19
　　──と声道　　92
　　──と調音の系との関係　　92
　　──の制御　　52–58
　　──の声質特徴量　　65
　　──の定義　　50, 65
　　──の理論的モデル　　89–91
喉頭科医　　184, 196
喉頭蓋　　8, 9
喉頭管　　8, 9
　　──と発声周波数　　56, 57
　　──における性差　　106
　　──の役割（歌手のフォルマント生成における）　　120
喉頭鏡　　63, 155
喉頭筋群　　17, 18, 42
喉頭の高さ
　　──と咽頭長　　112
　　──と発声周波数　　97–99
　　──と発声の間の相互関係　　134
　　──とフォルマント周波数　　112–114, 134
後輪状披裂筋　　15, 16
声
　　──の感覚と聴取　　159–161
　　──の生成　　20
　　──の定義　　1–5
　　──の疲労　　186
　　──への感情の影響　　4, 147
声のテンポにおける感情の影響　　154
声の音色（声質）　　3, 49, 132
　　──と音スペクトル　　77, 107, 108
　　──と声種　　105, 107, 147
　　──とフォルマント周波数　　99, 101, 147
　　──における性差　　108
　　──年齢差　　109, 110
　　──の決定　　3, 4
　　個人の──　　2
声のピッチ　　157

213

索　引

　　──の制御　148
　　──の違い　2, 4
　　歌唱における──　148
呼吸　3, 25-48
　　──と気圧　26
　　──と声門抵抗　39, 40
　　──と肺気量と歌声　32, 33, 35
　　──と発声　47, 48
　　──の重要性　25
　　──のメカニズム　27-32
呼吸器官　9
呼吸器系
　　──の特徴（量）　3
呼吸動作　27, 28
呼吸パターン
　　──における感情の影響　148
呼吸法
　　──と歌唱　92, 121
　　──と腹壁の位置　31
個人の声の音色　2
骨導　161
子供　101-109
　　──の音源のスペクトル　21, 102
　　──の特徴　101-109
コロラトゥーラ歌唱
　　──と発声障害　186
　　──における声門下圧　37
コンプレッサ　10

■さ

雑音　11
残響音　142
残気量　32
散髪屋合唱　180, 181
自己受容記憶　62
舌
　　調音器官としての──　9, 21, 93
室襞（仮声帯）　8
周波数　11
主観的なラウドネス　36
腫瘍　184, 188
上音　19
上顎洞　9
女声
　　──オペラ歌手のフォルマント周波数　124-130
　　──声区　51
　　──における（の）フォルマント周波数　101-103
　　──の音源　68
　　──の音源スペクトル　71

　　──の声道長　21, 102
　　──の発声周波数　52, 104-106
　　──肺活量　33
女性歌手
　　独唱対合唱と──　143, 144
神経制御系　58-62, 63
人工喉頭　125
　　母音の調音計測のための──　125
身体の動き　157
靭帯のパラメータ　91
身長と肺活量　32, 33
振幅
　　音源における基本波の──　81, 82
　　歌手のフォルマントの──　119
　　基本波の──　80
　　気流グロトグラム──　80, 82, 85, 86
　　スペクトルにおける部分音の──　174
随意制御系　59
睡眠薬
　　──の発声や声の制御への影響　195
スタッカート　62
ストレス
　　発声障害の原因となる──　4
ストローバス　51
ストロボスコープ　64
スペクトル　19, 64-75
　　──における部分音の振幅　174
スペクトル包絡　94, 95, 118
　　──のピーク　118, 119
スペクトルマッチング　67
スペクトログラム　191-195
性
　　──と声区の違い　53
　　──と肺活量　32, 33
　　──とフォルマント周波数　101-109
　　──と母音の調音　133
制御
　　喉頭音源の──　52-58
声区　3, 50-52, 69, 70, 89, 90
　　──オーバーラップ　52
　　──の決定（声質からの）　52
　　──の制御　57
　　──の定義　50, 51, 70, 71
　　胸──　51, 53, 70, 164
　　中──　51, 53, 70
　　頭──　51, 53
　　パルス──（フライ）　51
　　ホイッスル──　51
声区変換　51
性差の存在　102, 106
声質

――と音源　147
――と声区の決定　52
――に対する発声周波数の関係　103, 104
――の違い　2, 68, 71, 108, 109, 115, 116
――の変化　91
声質を決定するフォルマント周波数　24
声種
　――と歌手のフォルマント　119
　――と声道長　131, 132
　――とフォルマント周波数　147
　多岐にわたる――　112
声帯　1, 8, 9, 11
　――ウォームアップの効果　195
　――粘膜層の浮腫　185
　――の機械的特徴　2
　――の内転と外転　15
　――の役割（発声周波数の制御における）　52-54
　――理論モデル　90, 91
声帯筋　18
　――と声区　53, 55
　――と内転の増加　42
声帯振動　10, 20, 50, 65
　――と気流グロトグラムとの関係　80
　――と発声の周波数　63, 64
　――の制御　15
　――のモニタリング　63
　発声障害時の――　188-191
声帯長
　――と発声周波数　54
　――とピッチ　6
　――における振動　53, 54
声帯発振器　19
声帯パラメータ　91
声帯ポリープ　185
声道　1, 10, 21
　――と喉頭音源　91, 92
　――内の音の減衰　12
　共鳴器としての――　19
　フォルマント周波数と――の形状の関係　4
声道共鳴　4
声道共鳴器　50
　――の概略図　12
声道断面積関数　21, 22, 93
　――調音の断面積関数への変換　100
　フォルマント周波数の――への依存性　21
声道長　21
　――と声種　131, 132
　――の決定　20
　――の違い　24, 101
　――のフォルマント周波数への影響　23, 104,

　130-132
　――変化　21
性方言　103, 105
声門　10, 12, 47, 191
　――と空気圧　26
声門下圧　16, 25, 26
　――基本周波数への影響　41, 40
　――決定　26
　――と怒り　150
　――と発声　46
　――と発声のラウドネス　36, 40, 41, 45, 50, 57, 85
　――と発声のラウドネスの制御　42
　――の影響，発声周波数への　46
　――の計測　36
　――の重要性，発声における　25
　――の保持　30
　歌唱における――　44
　ビブラート発声中の――　169, 170
　話声と歌声における――　35-37
声門下の粘膜における機械的受容器　59, 60
声門通過気流　77
声門通過流
　――の計測　82, 84, 85
声門抵抗　39, 42, 48, 168
　――と流量の決定　172
声門での息漏れ　39
声門の動きの測定　155, 156
声門幅　91
咳払い　1
舌形状とフォルマント周波数　21, 23, 96, 102
舌骨　8, 134
舌尖　101
舌体と調音　96, 97, 100
接触性潰瘍　185
全体的なイントネーション　148, 155
セント　62
前頭洞　9
全肺気量　32
創造的聴覚　159
ソナグラム　191
ソプラノ
　――と音源スペクトル　71
　――における歌手のフォルマント　131, 144
　――の発声周波数　125-127
ソロ対合唱　142-144

■た

帯域幅　135
帯気音　46
体振動　162-164

索　引

多様な発声　80, 81
男声
　　——の音源　68
　　——の音源スペクトル　71
　　——の声区　51
　　——の声質　67, 72, 73
　　——の声道長　21, 102
　　——の肺活量　33
　　——の発声周波数　52, 104-106
　　——のフォルマント周波数　102-109, 115-124
　　——ピッチ幅　2
男性歌手
　　独唱対合唱と——　143, 144
知覚
　　——音に合わせる、外す　179-183
　　——自分の感覚と聴取　159-161
　　——身体の振動　162-164
　　——特別に高いピッチにおける母音の判別　177, 178
　　——ビブラート　165-177
力強い声　150
地声声区　3, 51, 53
　　——と気流グロトグラムの振幅　88
　　——の音源スペクトル　69, 70
中声区　51, 53
　　——の音源スペクトル　70
中立
　　——と発声のテンポ　155
　　——における感情の影響　150-152
　　——における発声周波数　154
調音　4, 10, 93-109
　　——と喉頭音源　92
　　——とフォルマント周波数　120, 177
　　——の定義　93
　　感情的な発声の——　156
　　伝達関数の——への依存性　93-133
　　フォルマントと——　95, 99-102
調音運動機械的受容器　60
調音器官　4, 21
　　——とフォルマント周波数　21, 23
　　——の運動　21, 23
調音器官としての顎　93, 96
調音の多様性　134
聴覚障害者
　　聴覚自動モニタリングと——　61
聴覚の臨界帯域幅　107
聴覚フィードバック
　　——と聴覚　61, 161
　　——ビブラートの周波数　170-172
聴覚における自動観測　61, 62

　　——の重要性　61
　　歌唱学習時の——　61
聴取実験の試料　110, 111
調波列　19
テノール
　　——とフォルマント周波数　110-112
　　——における音源スペクトル　67, 68
　　——におけるフォルマント周波数　104, 105
伝達関数　65
　　——の予測可能性　65, 67
テンポ
　　感情と——　154
頭声区　51, 53
頭部共鳴　119
トーン　2
トリル　165
トレモロ　165

■な

内転　7, 15, 47, 54, 55
　　——の増加における声帯筋の役割　42
　　発声と——　58, 59, 168, 169
梨状窩　9
軟口蓋
　　調音器官としての　9, 21, 93
粘膜の機械的受容器　59, 60
粘膜波動　64
年齢
　　肺活量と——　32, 33
　　フォルマント周波数と——　101-109
ノート　2
喉詰め発声　48, 81, 82, 113, 134
　　——の特徴　80, 81, 87

■は

肺　27
肺活量　32, 33, 35
肺気量　28
　　——と朗読　34
　　音声と歌声における——　32, 33, 35
肺の中の空気の過剰な圧力　25
波形　76-91
発音　1, 2
　　——の習慣　24
発音障害
　　——時の声帯振動　188, 190
　　——の音源　191-195
発振器　10, 11
発声　10
　　——息漏れ　39, 80-82, 84
　　——音のレベル（声門加圧，および気流）　46

──気流　80, 85, 173
　　──「暗い」　86
　　──喉詰　80, 81, 85, 87, 88, 93, 114,
　　　　134
　　──喉頭の高さとの相互関係　134
　　──と呼吸　25, 47, 48
　　──と声門下圧　25
　　──の筋制御　15
　　──の周波数　41
　　──の神経制御系　58-62, 63
　　──の声門の状態　13, 15
　　──のラウドネス　36
　　裏声声区における──　42, 88-90
　　感情（的な）──　155, 156
　　気圧と気流と──　36, 41
　　緊張した──　158
　　身体の振動──　162-164
発声器官　1, 2
　　──機能に関する呼吸の重要性　25
　　──個人性　3
　　──生理　3, 9-24
　　──の解剖　6-10
　　──の構成　3
発声周波数　16, 45, 46, 49
　　──と音源スペクトル　72, 73, 75
　　──と筋活動　56, 57
　　──と喉頭の垂直方向の位置　98, 99
　　──と声質の関係　103, 104
　　──と声帯振動　63, 64
　　──と声帯パラメータ　91
　　──と輪状甲状筋　57
　　──における感情の影響　149, 150, 153,
　　　　156-158
　　──における空気流量の役割　42
　　──における声門下圧の影響　46
　　──の影響　5
　　──の決定　18
　　──の誤差推定　179-183
　　──の制御　16, 43, 52-55
　　──の分布　135, 136
　　声区間の──の違い　55
発声障害　184-197
　　──時の音源　191-194
　　──時の声帯振動　188-191
　　──の結果として現れるストレス　5
　　──の原因　185-187
　　──の治療　196, 197
　　器質的──　184
　　機能的──　184
発声のラウドネス　36
　　──と音源スペクトル　72, 73

　　──と筋活動　57
　　──と声門下圧　40, 45, 50, 57, 85
　　──の制御　42
　　声門下圧による──　42
発声時反射　59, 61
発声前の調整　61
発話習慣　2
反共振　67
バリトン
　　──と声道長　131, 132
　　──とフォルマント周波数　110-112
パルス声区　51
半音　62
反回喉頭神経麻痺　185
ピアニシモ　29, 30
ピアノ　36
　　──と音圧レベル　86
光グロトグラム　78
光ファイバー　77
鼻腔　1, 3, 9
ピッチ　4, 178, 182
　　──とビブラート　172-174
　　──と母音の判別　177, 178
　　──の筋肉記憶　62
ピッチ軌跡　16
ピッチ周波数のラベル付け　11
ビブラート　136-138
　　──とピッチ　172-174
　　──と母音明瞭性　174-177
　　──の生理的属性　167-172
　　──の物理的属性　165-167
微分グロトグラム極大振幅　79
披裂間筋　16
披裂軟骨　7, 8, 15-17
　　──と音声生成　7, 8
　　──と声帯長　53
披裂部　9
ヒンデンブルグ号　152
フォネトグラム　89
フォルテ　36
フォルティシモ　29, 30
フォルマント　4
　　──と調音　95, 99-102
フォルマント合成器　65, 67
フォルマント周波数　12, 13, 93
　　──調音器官の運動の影響　21, 23
　　──と顎の開き　99-101
　　──と咽頭長　120, 121
　　──と口唇の開き　100
　　──と喉頭の垂直方向の位置　112-114
　　──と声の音色　101, 147

索　引

　　——と声種　110-112, 147
　　——と舌形状　100
　　——と調音　120, 177
　　——と伝達関数　93
　　——とバス　110-112
　　——に依存する断面積関数　21
　　——における性差　101-109
　　——における声道の影響　23
　　——における年齢差　101-109
　　——の制御　20-24
　　——の役割（母音を決定する）　24
　　——母音の決定　24
　　女性オペラ歌手の——　124-130
　　男性オペラ歌手の——　115-124
副鼻腔炎　9
腹壁
　　——の位置取りと呼吸法　31
腹壁筋　27, 28
　　——の役割（歌唱における）　47
浮腫，声帯の粘膜層　185
物理的なラウドネス　36
部分音　19, 20
　　顔の中に響かせる——　164
フライ　108
フライ声区　51
閉鎖期　79
閉鎖子音　46
閉小速度　79, 89, 119
「ベリーアウト」方式　30, 31, 48
「ベリーイン」方式　30, 31, 48
ベルヌーイ効果
　　発声時の気流における——　80
ベルヌーイ力　13, 64
変声　186
母音　20, 21
　　——の音のレベル　81
　　——の固有ピッチ　145, 146
　　——の判別　177, 178
　　——のフォルマント周波数　126
母音生成　121, 122
母音調音（運動）計測のために使う振動器　125
母音の移住　117
母音の周波数
　　——における性差　110-112
母音の調音　128, 130
　　——と生理　145

　　——の性差　133
母音変化の規則　126
母音明瞭性とビブラート　174-177
ホログラフィ　162

■ま

麻酔，麻酔状態　60
慢性喉頭炎　185
メゾソプラノ
　　——と音圧レベル　86
　　——と声道長　131, 132
メゾフォルテ　36
物まね芸人　2
モルガニー洞　8

■や

薬物による治療　195
ユニゾン
　　——の度合
　　合唱歌唱における——　140
余分のフォルマント　117, 118
弱い声　150

■ら

ラインケ浮腫　185
リード楽器　37
輪状披裂筋　15
　　——と声区　53, 55
　　——と声帯長　54
　　——と発声周波数　57
　　——の機能　17
　　——の収縮　17
　　クレッシェンド時の——活動　57
肋間筋　27, 28

■わ

話声　1, 2
　　——と歌声の違い　48
　　——における気流　38
　　——における声門下圧　35-37
　　——における肺気量　32, 33, 35
　　——の音響的特徴　1, 2
　　——の生成　2
　　音響的な詳細——　2
笑い　1

〈著 者〉
　　Johan Sundberg（ヨハン・スンドベリ）
　　　　1936年スウェーデン生。ウプサラ大学において音楽学で博士号を取得。長年，スウェーデンのKTH（王立工科大学）音楽音響グループにおいて教授を務める（現在は名誉教授）。研究内容は歌声の研究をはじめ，音楽の演奏法，歌声の合成モデルに至るまで幅広い。スウェーデン音響学会の会長（1976-1981）を務め，アメリカ音響学会フェロー。また，2003年アメリカ音響学会より音楽音響におけるシルバーメダルを授与される。

〈監訳者〉
　　榊原健一
　　　　1968年生。京都大学大学院理学研究科数学専攻修了。NTTコミュニケーション科学基礎研究所を経て，現在，北海道医療大学心理科学部准教授。

〈訳 者〉
　　伊藤みか
　　　　1969年生。東京大学工学部電気工学科卒，ソニー株式会社D21ラボ音声研を経て，エジンバラ大学大学院言語学博士課程修了。Ph.D (Linguistics)。ダブリン大学トリニティカレッジを経て，UCLA耳鼻咽喉科音声研究グループ研究員。
　　小西知子
　　　　1967年生。東京大学大学院医学研究科博士課程修了。医学博士。東京大学医学部助手を経て，現在，札幌音楽専門学院音楽療法科・札幌文化アカデミー非常勤講師。
　　林　良子
　　　　1969年生。東京大学大学院医学研究科博士課程修了。医学博士。北海道医療大学心理科学部講師を経て，現在，神戸大学国際文化学部准教授。

歌声の科学

2007年3月20日　第1版1刷発行　　　　　　　ISBN978-4-501-62170-4　C3073
2018年11月20日　第1版4刷発行

著　者　Johan Sundberg
監訳者　榊原健一
訳　者　伊藤みか・小西知子・林　良子
　　　　Ⓒ Ken-ichi Sakakibara, Mika Ito, Tomoko Konishi, Ryoko Hayashi 2007

発行所　学校法人 東京電機大学　　〒120-8551　東京都足立区千住旭町5番
　　　　東京電機大学出版局　　　　Tel. 03-5284-5386（営業）　03-5284-5385（編集）
　　　　　　　　　　　　　　　　　Fax. 03-5284-5387　振替口座00160-5-71715
　　　　　　　　　　　　　　　　　https://www.tdupress.jp/

[JCOPY] ＜(社)出版者著作権管理機構 委託出版物＞
本書の全部または一部を無断で複写複製（コピーおよび電子化を含む）することは，著作権法上での例外を除いて禁じられています。本書からの複製を希望される場合は，そのつど事前に，(社)出版者著作権管理機構の許諾を得てください。また，本書を代行業者等の第三者に依頼してスキャンやデジタル化をすることはたとえ個人や家庭内での利用であっても，いっさい認められておりません。
［連絡先］Tel. 03-3513-6969, Fax. 03-3513-6979, E-mail：info@jcopy.or.jp

制作：(有)編集室なるにあ　　印刷：新灯印刷(株)　　製本：渡辺製本(株)　　装丁：福田和雄
落丁・乱丁本はお取り替えいたします。　　　　　　　　　　　　　　　　　Printed in Japan